イラスト
給食経営管理論

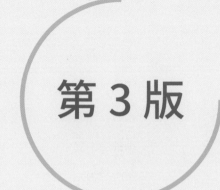

第3版

近江 雅代・内田 和宏・緒方 智宏・
中嶋 名菜・中野 眞弓・仁後 亮介 著

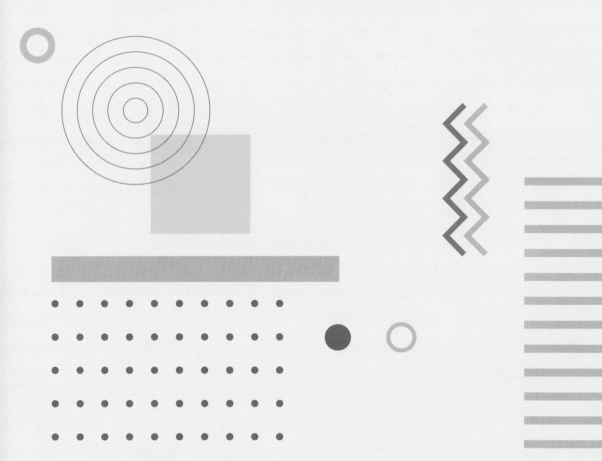

東京教学社

著者紹介

近江　雅代 （おうみ　まさよ）	中村学園大学　栄養科学部　栄養科学科	
内田　和宏 （うちだ　かずひろ）	中村学園大学　栄養科学部　栄養科学科	
緒方　智宏 （おがた　ともひろ）	西九州大学　健康栄養学部　健康栄養学科	
中嶋　名菜 （なかしま　なな）	熊本県立大学　環境共生学部　環境共生学科	
中野　眞弓 （なかの　まゆみ）	九州栄養福祉大学　食物栄養学部　食物栄養学科	
仁後　亮介 （にご　りょうすけ）	中村学園大学　短期大学部　食物栄養学科	

イラスト：梅本　昇

表紙デザイン：Othello

本書籍内において訂正や更新情報などがある場合は、
「東京教学社」ホームページの書籍紹介ページにて公開致します。
恐れ入りますが、右のQRコードよりご確認ください。

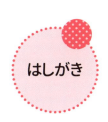

はしがき

　管理栄養士・栄養士は、良い食べ方を示すことで人びとの健康に寄与することが使命です。給食施設においては提供する食事が健康の保持増進や生活習慣病の予防に繋がるだけでなく、食事という媒体を通して喫食者へ栄養教育を行うという事も重要な役割です。平成25年から健康日本21も第二次を迎え、「周知」から「実践」の段階へと入っています。その中で栄養・食生活分野の目標に「利用者に応じた食事の計画、調理及び栄養の評価、改善を実施している特定給食施設の割合の増加」が掲げられ、特定給食施設の果たす役割は大きくなってきています。

　管理栄養士・栄養士の中心的な業務となる「特定給食施設における特定多数人に対する給食業務」について、食事摂取基準（2010年版）の給食管理を目的とした場合の基本的な考え方をふまえて、実務として活かせるように本書を作成しています。また給食管理だけでなく経営管理についても、理解しやすく日常業務に活かせるような内容としています。

　平成12年の栄養士法の改正において、管理栄養士の定義がより具体的に示され、管理栄養士の重要性がより明確になりました。ただ、管理栄養士の業務を栄養管理（人）へと、栄養士を給食管理（食事）へと分けた上で、ややもすれば管理栄養士を調理作業や給食管理業務から切り離す風潮がありますが、健康の基本は「食べること」であることを大切にし、給食業務の重要性を再度確認してほしいと願っています。

2014年2月　　　　　　　　　　　　　　　　　　　　　　　　　　　　　著者一同

第3版・改訂にあたって

　第2版の刊行後、令和6年には診療報酬・介護報酬の同時改定があり、令和7年には『日本人の食事摂取基準2025年版』が新たに策定されました。また、管理栄養士国家試験出題基準(ガイドライン)は内容の充実を図るために、概ね4年に一度改正されています。

　第3版では、ガイドラインに準拠した内容に見直し、かつ、制度の改定等に対応いたしました。また、新著者を迎えての改訂であり、初版製作時にご尽力いただきました岩本昌子先生、北野直子先生、星野隆先生、宮﨑貴美子先生に心より感謝申し上げます。今後も、給食経営管理を十分に理解しうる、より充実した教科書を目指して、改訂を重ねて参りますので、みなさまからの忌憚のないご意見を頂戴できましたら幸甚です。

2025年2月　　　　　　　　　　　　　　　　　　　　　　　　　　　　　著者一同

CONTENTS

第1章 給食の概念

1 給食の概要 …………………………………………………………………… 2
- 1 給食の意義と目的　2
- 2 健康増進法における特定給食施設　7
- 3 専門職業人としての職業倫理　11

2 給食施設の特徴と管理栄養士・栄養士の役割・関連法規 ……………… 14
- 1 医療施設　14
- 2 高齢者施設・介護保険施設　23
- 3 児童福祉施設　30
- 4 障害者福祉施設　33
- 5 学校　37
- 6 事業所　46

第1章 ○×問題　50

第2章 給食経営管理の概念

1 給食のシステム ……………………………………………………………… 52
- 1 給食システムの概念　52
- 2 トータルシステムとサブシステム　52

2 給食経営の概要と組織 ……………………………………………………… 54
- 1 経営管理の機能と展開　54
- 2 組織の構築と関連分野の連携　58
- 3 給食運営の外部委託　62

3 給食とマーケティング ……………………………………………………… 67
- 1 マーケティングの原理　67
- 2 マーケティングの基本戦略　68
- 3 給食におけるマーケティングの活用　72

4 給食経営の概要と組織 ……………………………………………………… 74
- 1 給食経営の資源　74
- 2 給食の原価構成と収支構造　75
- 3 給食運営における人的資源　83
- 4 給食従事者の教育・訓練　85

第2章 ○×問題　86

CONTENTS

第3章 栄養・食事管理

1 食事の計画と実施 ……………………………………………………………………… 88
1. 栄養・食事管理の意義・目的　88
2. 利用者の身体状況、生活習慣、食事摂取状況の把握　89
3. 給与栄養エネルギー量と給与栄養量、食事形態の計画　89
4. 食品構成、献立作成基準の意義　97
5. 献立の役割、機能　105
6. 個別対応の方法　110
7. 適切な食品・料理選択のための情報提供　110

2 栄養・食事管理の実施と評価 …………………………………………………… 111
1. 食事計画の評価と改善方法　111
2. 提供者側による評価　112
3. 利用者側による評価　113
4. 行政による評価　113

第3章 ○×問題　116

第4章 給食経営における品質管理、生産管理、提供管理

1 給食の品質と標準化 …………………………………………………………………… 118
1. 給食経営における品質と品質管理の意義　118
2. 給食の品質基準と献立の標準化　121
3. 献立の標準化　124
4. 調理工程と調理作業の標準化　126
5. 大量調理の特性の理解と大量調理機器を活用した品質管理　127

2 食材料管理 ……………………………………………………………………………… 131
1. 食材料の選択　131
2. 購買方針と検収方法　136
3. 食材料の保管・在庫管理　141

3 生産（調理）と提供 …………………………………………………………………… 145
1. 給食のオペレーションシステム　145
2. 生産計画と人員配置；調理工程、作業工程　148
3. 生産性とその要因　151

4 提供サービス …………………………………………………………………………… 152
1. 配膳・配食における精度管理、配食・配膳システム　152

2 食事環境の設備　155

第4章 ○×問題　157

第5章 給食の安全・衛生

1 安全・衛生の概要と運用 ……………………………………………………160
　1 給食における HACCP の運用　160
　2 衛生教育：一般的衛生管理プログラム　161
　3 大量調理施設衛生管理マニュアル　167
　4 安全・衛生のための施設と設備　175

2 事故・災害時対策 ……………………………………………………………190
　1 事故の状況と対応　190
　2 危機管理対策；インシデント、アクシデント管理の意義　201
　3 災害時の給食の役割と対策の意義　203
　4 災害時のための貯蔵と献立　206
　column　熊本地震　208

第5章 ○×問題　209

巻末資料 …………………………………………………………………………211
　1 健康増進法（抜粋）　211
　2 健康増進法施行規則（抜粋）　213
　3 大量調理施設衛生管理マニュアル（抜粋）　217
　4 入院時食事療養費に係る食事療養及び入院時生活療養費に係る生活療養の実施上の留意事項について　228

○×問題の解答　235

引用・参考文献　236

索　引　237

第1章

給食の概念

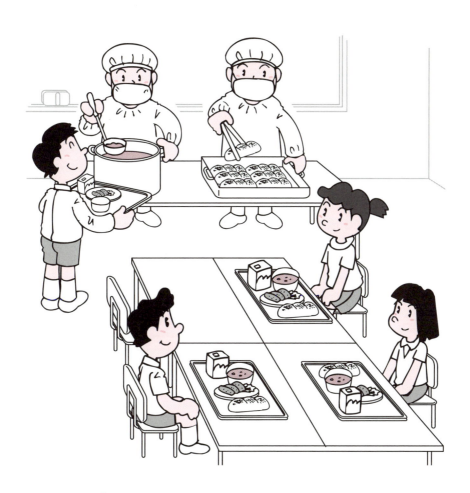

この章で学ぶこと

　管理栄養士・栄養士が担う大きな任務として、給食を利用する特定多数の人々の健康の維持・増進を図ることがあげられます。管理栄養士の業務内容は、「食」を中心としたものから、「人」を対象としたものへと、大きくシフトしていますが、管理栄養士・栄養士にはその基礎となる「食」で支える実践力が必要です。加えて、管理栄養士は「食」と「人」を対象とした総合的なマネジメント能力が期待されています。

　本章では、管理栄養士・栄養士の業務の基盤の1つとなる「給食」の意義ならびに目的について理解し、給食の概要を把握します。そして、健康増進法に定められる「特定給食施設」の意義及び役割を理解します。さらに、人と関わる管理栄養士・栄養士の職業倫理についても学びます。

1 給食の概要

1 給食の意義と目的

　私たちはライフステージのどこかで、誰でも「給食」の経験を持つ。給食を提供する施設として、保育所、義務教育諸学校、高等学校、大学、企業の社員食堂、寮、病院、高齢者施設などがあり、「給食」は私たちにとって身近なものであるといえる。

　近年、核家族化や少子高齢化が進行し、女性の社会進出による共働きや単身家庭が増加するなど、生活の価値観に変化が生じ、ライフスタイルの多様化が進んでいる。同時に、人々の食生活は多彩になり、食やグルメに関する話題や情報は世の中にあふれ、食事の利便性や簡便性が求められている。家庭での手作りの食事（家庭食）を摂る機会が減る一方、加工食品やインスタント食品の普及拡大、「外食」や調理済みの食品を購入して家庭で食する「中食」の利用が増加している。2019（令和元）年の国民健康・栄養調査によると、昼食における外食・給食・調理済み食を利用している者の割合は、男性45.3％、女性33.7％、総数39.2％であり、約4割の者が何らかの形で外食・中食産業を活用している（表1-1）。このような多種多様な食環境により、我が国における生活習慣病の罹患者数は増加しつつも、医学の進歩により平均寿命は延び、超高齢化社会を迎えている。

表1-1 朝・昼・夕別にみた1日の食事状況

		総数（%）	男性（%）	女性（%）
朝食	外食、給食	1.2	2.0	0.6
	調理済み食	5.9	6.8	5.1
	家庭食	80.7	76.9	84.2
	欠食	12.1	14.3	10.2
昼食	外食、給食	29.6	35.8	24.0
	調理済み食	9.6	9.5	9.7
	家庭食	56.8	50.4	62.6
	欠食	4.0	4.2	3.8
夕食	外食、給食	3.3	4.2	2.4
	調理済み食	5.1	5.6	4.7
	家庭食	90.7	89.3	91.9
	欠食	1.0	0.9	1.0

（資料：令和元年国民健康・栄養調査：第10表「朝・昼・夕別にみた食事状況」）

　2021（令和3）年度衛生行政報告例によると、特定給食施設の総数は51,087施設であり、各施設における管理栄養士・栄養士を配置している割合は異なり、病院、介護老人保健施設、介護医療院、老人福祉施設、自衛隊、社会福祉施設は90％以上であるが、それ以外の施設は充足していないのが現状である（表1-2、図1-1）。

　そこで、健康日本21（第三次）では、社会環境の質の向上として、「誰もがアクセスできる健康増進のための基盤の整備」を掲げている。国民の健康の維持・増進に寄与するためには、適切な栄養管理を行っている給食施設に対する期待は大きく、利用者に応じた食事を提供している特定給食施設を増加することが、健康増進のための基盤整備の目標となっている。その目標達成の指標として、2032（令和14）年までの10年間で、管理栄養士・栄養士を

配置している特定給食施設の割合を、現状値70.8％から目標値75％へと増やすこととしている。

表1-2 給食施設の種類別管理栄養士数・栄養士数

	総 数		管理栄養士のいる施設*		栄養士のみいる施設		管理栄養士・栄養士どちらもいない施設	
	特定給食施設	その他の給食施設	特定給食施設	その他の給食施設	特定給食施設	その他の給食施設	特定給食施設	その他の給食施設
学　校	15,369	1,995	7,217	371	3,726	324	4,426	1,300
病　院	5,535	2,592	5,529	2,479	6	55	—	58
介護老人保健施設	2,858	963	2,792	839	59	66	7	58
介護医療院	92	217	84	175	—	11	8	31
老人福祉施設	4,991	9,089	4,516	4,415	408	2,085	67	2,589
児童福祉施設	14,500	15,348	3,691	3,297	6,226	6,005	4,583	6,046
社会福祉施設	790	3,458	486	1,247	228	1,093	76	1,098
事務所	5,051	3,108	1,422	174	972	290	2,657	2,644
寄宿舎	526	1,176	131	117	166	149	229	910
矯正施設	105	39	51	5	2	2	52	32
自衛隊	200	51	165	15	24	19	11	17
一般給食センター	330	21	163	6	91	3	76	12
その他	740	5,532	232	1,102	254	1,290	254	3,140
総　数	51,087	43,569	26,479	1,4242	12,162	11,392	12,446	17,935

＊栄養士のいる施設を含む

（資料：厚生労働省「令和3年度衛生行政報告例」）

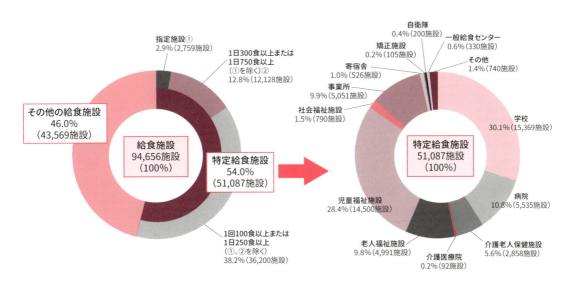

図1-1 給食施設・特定給食施設の構成割合

(1) 給食の定義

　給食とは、「特定多数の人々に継続的に食事を提供すること」である。**健康増進法 第5章 特定給食施設等 第20条**では、給食を提供する施設を特定給食施設（特定かつ多数の者に対して継続的に食事を提供する施設のうち栄養管理が必要なものとして厚生労働省令で定めるものをいう）と定義している。たとえば、病院、学校、福祉施設、社員食堂などの事業所などで提供される食事である。したがって、不特定多数の人々を対象とする一般の飲食店や宿泊施設などで提供される食事は「給食」とは大きく異なる。給食は適切な栄養管理に基づいて、日々の家庭での食事に代わって提供されるものである。

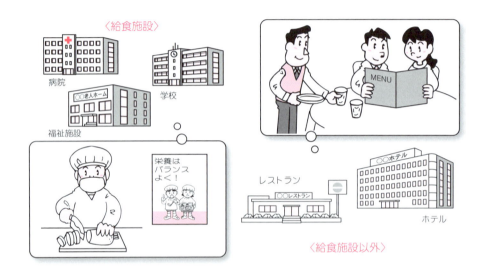

(2) 給食の目的

　特定給食施設で提供される給食の目的は、嗜好にも配慮した適切な栄養管理のもとに、「食」という媒体を介して栄養教育を行い、給食を利用する対象者の健康の維持・増進に寄与することである。したがって、特定給食施設では適切な栄養管理がその柱となる。

　「食」は生命の維持に欠かすことができないものであると同時に、空腹感や嗜好を満たし、満足感を得ることができる。また、給食は継続して提供されることから、その食事の適否は対象者の習慣的な摂取量に影響を与える。さらに、1回の提供食数が多いため、食中毒事件1件当たりの患者数が漸増する。すなわち、特定給食施設における給食は、人々の健康に直接的かつ大きな影響を及ぼすことから、対象者の特性に応じた適正な栄養量であり、安全かつ、健康な食習慣づくりの一翼を担うものでなければならない。

　給食は適切に栄養管理が行われた理想的な食事の見本であり、対象者はその食事を見て、食すことにより、自身にとって必要な食事量及び調味などを直に理解できる。すなわち、給食は栄養教育のための「媒体」としての役割ももっている。つまり、給食は単なる満腹感を得るためだけの食事ではなく、利用者の満足度を高め、最終的には人々の**生活の質（QOL**

の向上を図るものであることが望ましい。

　管理栄養士・栄養士は、**栄養士法**において、次のように定義されている（**表 1-3**）。栄養士法とは、管理栄養士・栄養士の身分や養成、免許などを規定しているものである。

表1-3　栄養士法

> **第1条**　この法律で栄養士とは、都道府県知事の免許を受けて、栄養士の名称を用いて栄養の指導に従事することを業とする者をいう。
> **2**　この法律で管理栄養士とは、厚生労働大臣の免許を受けて、管理栄養士の名称を用いて、傷病者に対する療養のため必要な栄養の指導、個人の身体の状況、栄養状態等に応じた高度の専門的知識及び技術を要する健康の保持増進のための栄養の指導、特定多数人に対して継続的に食事を供給する施設における利用者の身体状況、栄養状態、利用状況等に応じた特別の配慮を必要とする給食管理及びこれらの施設に対する栄養改善上必要な指導等を行うことを業とする者をいう。
>
> 制定：1947（昭和22）年12月29日／改正：2007年（平成19年）6月27日

（3）給食提供の対象者及び給食施設

　給食を提供する対象者は各ライフステージ（乳幼児期・学童期・青年期・成人期・妊娠・授乳期・壮年期・高齢期）ごとに存在する。加えて、対象者には健康人はもとより、傷病者や障害者、要介護者など、身体状況や症状は異なるため、それぞれに応じた適切な給食の提供が必要である。

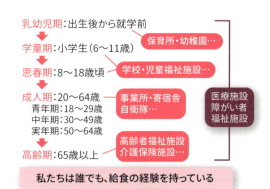

　給食が提供される施設には、傷病者の療養のための医療施設、保育所などの児童福祉施設、学童期を代表とする学校や給食センター、勤労者のための福利厚生の意味を持つ社員食堂としての事業所、寄宿舎、高齢者のための福祉施設、障害者のための福祉施設、少年院などの矯正施設、さらに自衛隊などがあり、人生を通じて、長短はあっても、どこかのライフステージで、何らかの施設に関わることになる。これらの施設のうち、**健康増進法**及び**健康増進法施行規則**の定義に合致するものを**特定給食施設**という。

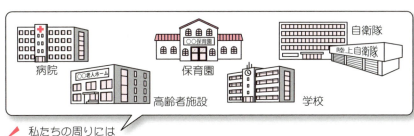

給食の回数は、施設の種類によって異なり、生活の場として、1日3食を提供する場合もあれば、1日1食を提供する場合もある。いずれにおいても、給食の目的は「利用者の健康の維持・増進に寄与する」ことであり、管理栄養士・栄養士による適切な栄養管理を実施せねばならない。

（4）特定多数人への対応

　給食施設で提供される食事は、特定多数人を対象としている。そのため、個々人全てに望ましい食事を提供することは困難であるものの、「日本人の食事摂取基準」を基礎として、献立作成基準であるエネルギー及び栄養素などの摂取量には幅を持たせ、食事の種類をできる限り集約することは可能である（参照：**第3章 栄養・食事管理**）。そして、設定した基準の適切な許容範囲の中で、すべての利用者に対して、過不足のない食事量や食形態などに考慮した食事を提供する。また、食物アレルギーや宗教上の問題など、個人対応を要する場合もあり、常に個人の状況への配慮が求められる。同時に、提供される給食には、日常の家庭的な食事の要素を含み、かつ、嗜好などにも配慮した対応がなされなければならない。そのためには、PDCAサイクルに基づく計画・実施・チェック・改善を行い、栄養管理・経営管理を両立させ、利用者の健康増進への寄与を目指すことが重要である（**図1-2**）。

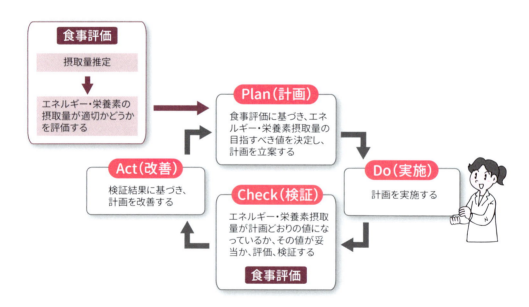

図1-2 食事摂取基準の活用とPDCAサイクル

（資料：厚生労働省「日本人の食事摂取基準（2025年版）」）

（5）管理栄養士・栄養士の役割

　健康増進法 第 21 条では、適切な栄養管理を行うために管理栄養士や栄養士の特定給食施設への配置を定めている（ 2 健康増進法における特定給食施設 参照）。

　管理栄養士は給食部門の管理者であることから、栄養管理と食事管理の両方の業務をスムーズに遂行させるため、経営計画を立てて給食部門をマネジメントする能力が必要となる。それぞれの職域における管理栄養士の業務として、医療施設や福祉施設では、異なる利用者の特性や給食の意義をふまえて、栄養・食事計画を設計し、給食を提供する。また、利用者に対する栄養・食事管理の一環として、栄養指導を行う。また、給食の受託企業では、主に給食の運営管理業務に携わり、配属された施設ならびに所属する企業のより一層の給食経営管理の発展に尽力する。都道府県の栄養指導員としては、特定給食施設の指導を行う。

　いずれの職域の業務においても、栄養士と協力しながら、その実現遂行を行う。そのため、管理栄養士には専門的知識を基に、給食栄養管理のみならず、給食経営管理、組織の構築と運営、指揮統制などのスキルが求められるとともに、問題解決能力や他職種、他部門との連携のためのコミュニケーション能力など、幅広い能力が求められる。

　給食施設は、多数の人々を対象にした食事の提供を行うという特徴から、その運営管理は非常に重要である。利用者に適した栄養（食事）を提供するための栄養（食事）管理、立案した栄養（食事）を実現するための食材料管理、作業管理、衛生管理など、総合的な品質管理が求められる。さらに、すべてに関わる費用の経費管理、従事者を効果的に運用するための人事管理、保守点検を含む施設・設備管理など、運営に関わるすべてに管理栄養士としての力量が要求されるのである。

　健康志向や生活習慣病の急増への対策など、人々の抱える栄養に関する課題に対し、日本のみならず、世界的にも管理栄養士・栄養士の担うべき使命は重要性を増している。「食」を提供する特定給食施設は、人々の健康づくりを直接的に担う、欠かせない場としても重要な意義を持つことから、「食」の専門職業人である管理栄養士・栄養士の役割はその要となるのである。

2 健康増進法における特定給食施設

（1）健康増進法

　健康増進法は、2002（平成 14）年制定の法律であり、国民の健康増進の総合的な推進に関する基本的な事項を定めたものである。それ以前は、「栄養改善法（1952（昭和 27）年制定）」で規定されていたが、健康増進法の交付に伴い、廃止された。

　健康増進法は、管理栄養士・栄養士にとっては非常に身近な法律であり、特定給食施設の定義以外に、栄養管理に関する義務、管理栄養士・栄養士の配置規定、罰則規定などに関しても定めている。また、特定給食施設に関することだけでなく、国民健康・栄養調査の実施、栄養表示基準など、国民保健の向上を図るために整備された法律である。

健康増進法 第20条は、特定給食施設の定義として、「特定給食施設とは、特定かつ多数の者に対して継続的に食事を供給する施設のうち栄養管理が必要なものとして厚生労働省令で定めるもの」と記され、健康増進法施行規則 第5条には、「厚生労働省令で定める施設は、継続的に1回100食以上または1日250食以上の食事を供給する施設とする」と示されている。

健康増進法 第21条は、特定給食施設における栄養管理について定めており、「厚生労働省令で定める基準」とは、健康増進法施行規則第9条に記されている（**表1-4**）。

表1-4 健康増進法と健康増進法施行規則

●健康増進法 （第5章 特定給食施設等 第1節 特定給食施設における栄養管理 第20～24条）		●健康増進法施行規則 （第5～9条）
特定給食施設の届出 （第20条 第1・2項）		特定給食施設（第5条） 特定給食施設の届出事項（第6条）
特定給食施設における 栄養管理（第21条）	第1項	特別の栄養管理が必要な給食施設の指定（第7条）
	第2項	特定給食施設における栄養士等（第8条）
	第3項	栄養管理の基準（第9条）
指導及び助言（第22条）		―
勧告及び命令（第23条 第1・2項）		―
立入検査等（第24条 第1～3項）		―

❶ 健康増進法における管理栄養士の配置規定

健康増進法 第21条には、都道府県知事が指定した特定給食施設では当該施設に管理栄養士を配置することが義務付けられており、健康増進法施行規則第7条には「都道府県知事が指定する施設」について、第8条には「栄養士又は管理栄養士を置くように努めなければならない特定給食施設」について、記されている（**表1-5**）。

表1-5 管理栄養士の必置義務のある特定給食施設

		食　数	代表例
1号施設	医学的な管理が必要	1日300食以上 または1日750食以上	病院、介護老人保健施設、介護医療院…
2号施設	特別な栄養管理が必要	1回500食以上 または1日1500食以上	児童福祉施設、社会福祉施設、事業所…

❷ 給食施設における栄養士配置規定

多種の給食施設に応じてさまざまな法律、施設・設備・人員に関する通知などが決められている。施設では、利用者に適した栄養管理を実施するため、それぞれの条件に合わせて、栄養士の必置義務や努力規定などがある。

労働安全衛生法において、栄養士の配置は努力規定であり、「1回100食以上または1日250食以上の特定給食施設」と定められている。

栄養士の配置規定について、施設別の根拠法令及び条件を示す（**表1-6**）。さまざまな関連法規により、栄養士の配置条件が定められ、すべての給食施設に必ず配置されているのではない。給食施設の特徴については、**2 給食施設の特徴と管理栄養士・栄養士の役割・関連法規** を参照されたい。

表1-6 給食施設における栄養士の配置規定

◎：必置　○：条件により必置　△：努力義務

医療施設

施　設	根拠法令	配置規定	条　件
病院	医療法	○	・100床以上で必置
医療保険機関	・健康保険法 ・高齢者医療確保法	◎	・入院時食事療養（Ⅰ）を算定すべき食事要領の基準：食事療法は管理栄養士または栄養士によって行われていること

事業所

施　設	根拠法令	配置規定	条　件
事業所	労働安全衛生法	△	・1日100食以上または1日250食以上の給食を行うとき、栄養士を置くように努めなければならない
事業付属寄宿舎	労働基準法	○	・1日300食以上の給食を行う場合は必置

社会福祉施設：児童福祉施設

施　設	根拠法令	配置規定	条　件
乳児院	児童福祉法	○	・乳児10人以上の施設は必置
児童養護施設 知的障がい児施設 盲ろうあ児施設 児童自立支援施設 肢体不自由児療護施設	児童福祉法	○	・児童41人以上の施設は必置
児童心理治療施設 (旧情緒障がい児短期治療施設)	児童福祉法	◎	―
知的障がい者施設 肢体不自由児施設 重症心身障がい児施設	児童福祉法 医療法	○	・100床以上で必置

社会福祉施設：老人福祉施設

施　設	根拠法令	配置規定	条　件
特別養護老人ホーム	老人福祉法	○	・入所定員が40人を超えないときは、置かないことができる
養護老人ホーム	老人福祉法	○	・特別養護老人ホームに併設する入所定員50人未満においては、置かないことができる
軽費老人ホーム	老人福祉法	○	・定員50人以上は置かなければならない ・定員40人未満または他の社会福祉施設の栄養士との連携を図るときは、置かないことができる

表1-6 給食施設における栄養士の配置規定 つづき

◎：必置　○：条件により必置　△：努力義務

社会福祉施設：保護施設

施　設	根拠法令	配置規定	条　件
救護施設・更生施設	生活保護法	◎	―

介護保険施設

施　設	根拠法令	配置規定	条　件
介護老人福祉施設	介護保険法	○	・入所定員が40人を超えない施設は、他の社会福祉施設の栄養士との連携を図ることにより置かないことができる
介護老人保健施設	・介護保険法 ・医療法	○	・入所100名以上で必置
介護医療院	・介護保険法 ・医療法	○	・入所100名以上で必置
地域密着型 介護老人福祉施設	介護保険法	○	・サテライト型居住施設は、本体施設の栄養士が入所者の処遇が適切に行うことにより置かないことができる

※介護老人福祉施設：実質的には特別養護老人ホームと同じ

学校

施　設	根拠法令	配置規定	条　件
学校給食 実施校 または 学校給食 共同調理場	学校給食法	○	・学校給食を司る職員は栄養士（学校栄養職員）または栄養教諭の免許を有する者
	公立義務教育諸学校の学級編制及び教職員定数の標準に関する法律		・単独調理場方式：生徒数550人以上で1人、549人以下で4校に1人、学校数3校以下の市町村は549人以下で1人 ・共同調理場方式：生徒数6001人以上で3人、1501～6000人で2人、1500人以下で1人 ・特別教育諸学校：学校給食を実施する場合、栄養教諭等1人

（2）給食を提供する施設と関連法規

　給食を提供する施設はさまざまであるが、それぞれ関連の法律に則って運営されなければならない。これらの法律は管理栄養士・栄養士として熟知しておくべきものであり、また、診療報酬や介護報酬など、数年ごとに改正されるため、常に最新情報に留意し、業務に反映することが重要である（**2 給食施設の特徴と管理栄養士・栄養士の役割・関連法規** 及び**巻末の関連法規**参照）。

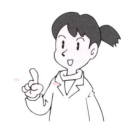

健康増進法は，管理栄養士・栄養士の基本！
特定給食施設については，健康増進法を見ればOK！
管理栄養士と栄養士の定義は栄養士法を，病院の定義は医療法に載ってるわよ．

3 専門職業人としての職業倫理

（1）職業倫理とは

倫理とは、人として守るべき道、善悪・正邪の判断において普遍的な規準となるもののことで、同じような意味を持つ言葉に「道徳」がある。

職業倫理とは、仕事を通じて社会的役割を果たしていくなかで守るべき「決まり」をいう。つまり、専門職として「どうあるべきか」または「どのように行動すべきか」を示したもので、外部に対する影響力と責任を持つ職業集団の倫理的な規範であり、社会的な不祥事の防止や**法令遵守（コンプライアンス）**に貢献することでもある。

（2）コンプライアンスの遵守

コンプライアンスとは、一般的には「法令遵守」という意味であるが、遵守するべき範囲は法律のみにとどまらず、倫理、社会規範などを遵守して行動することともいえる。

規範とは、決まり（決められたこと）のことで、"人が守るはずのもの"、"人が守るべきもの"であり、憲法や法律、企業の定款や業務ならびに就業規則、企業などが外部と結ぶ契約、業務上のマニュアルなど、私たちの周囲にはさまざまな規範がある。法律に違反することはもちろんのこと、企業の定款や規則を違反することもコンプライアンス違反となる。

（3）倫理綱領

倫理綱領は、専門職としての管理栄養士・栄養士の身の処し方の基本理念である。

管理栄養士・栄養士に対する倫理要綱の国際標準化が検討され、2008（平成20）年9月に開催された国際栄養士会議（ICDA）において、「**食と栄養の倫理要綱の原則**」の6項目が採決されている（表1-7）。

表1-7 食と栄養の倫理要綱の原則

1) Autonomy：自律
2) Non-Maleficence（Do not harm）：悪事を犯さない（害を与えない）
3) Beneficence：善行
4) Confidentiality：守秘
5) Distributive Justice：分配の公平性
6) Truth Telling（Honesty, Integrity）：真実の言動（正直、誠実）

公益社団法人日本栄養士会は、1982（昭和57）年に栄養士憲章、2002（平成14）年に倫理綱領（管理栄養士・栄養士倫理綱領）を作成している。その後、「食と栄養の倫理要綱の原則」を受け、2014（平成26）年6月、倫理綱領を改訂した。管理栄養士・栄養士倫理綱領を表1-8に示す。

表1-8 管理栄養士・栄養士倫理綱領

　本倫理綱領は、すべての人びとの「自己実現をめざし、健やかによりよく生きる」とのニーズに応え、管理栄養士・栄養士が、「栄養の指導」を実践する専門職としての**使命**（1）と**責務**（2）を自覚し、その**職能**（3）の発揮に努めることを社会に対して明示するものである。

制定：2002（平成14）年4月27日／改訂：2014（平成26）年6月23日

> （1）管理栄養士・栄養士は、保健、医療、福祉及び教育等の分野において、専門職として、この職業の尊厳と責任を自覚し、科学的根拠に裏づけられかつ高度な技術をもって行う「栄養の指導」を実践し、公衆衛生の向上に尽くす。
> （2）管理栄養士・栄養士は、人びとの人権・人格を尊重し、良心と愛情をもって接するとともに、「栄養の指導」についてよく説明し、信頼を得るように努める。また、互いに尊敬し、同僚及び他の関係者とともに協働してすべての人びとのニーズに応える。
> （3）管理栄養士・栄養士は、その免許によって「栄養の指導」を実践する権限を与えられた者であり、法規範の遵守及び法秩序の形成に努め、常に自らを律し、職能の発揮に努める。また、生涯にわたり高い知識と技術の水準を維持・向上するよう積極的に研鑽し、人格を高める。

管理栄養士・栄養士倫理綱領注釈
（1）**管理栄養士・栄養士の使命**
　　管理栄養士・栄養士は、日本栄養士会に所属し、すべての人びとの「自己実現をめざし、健やかによりよく生きる」とのニーズに応え、保健、医療、福祉及び教育等の分野において、専門職として、この職業の尊厳と責任を自覚し、科学的根拠に裏づけられ、かつ高度な技術をもって行う「栄養の指導」を実践し、もって、公衆衛生の向上に寄与することを使命としている。
（2）**管理栄養士・栄養士の責務**
　　管理栄養士・栄養士は、その免許によって「栄養の指導」を実践する権限を与えられた者であり、実践にあたっては、人びとの生きる権利、尊厳を保つ権利、等しく支援を受ける権利などの人権を尊重することが求められる。また、人びとの自己決定権とインフォームド・コンセントを尊重するとともに、科学的根拠に裏づけられた望ましい基準を設定し、持てる限りのより質の高い「栄養の指導」を行い、生命環境の問題について社会に貢献する。社会の期待と信頼に応えるため、自らの心身の健康の保持・増進に努め、常に人格の陶冶及び関係法を遵守する。さらに、生涯にわたり高い知識と技術の水準を維持するよう積極的に研鑽するとともに、先人の業績を顕彰し、後進の育成に努める。職務遂行にあたって、品位と信用を損なう行為、信義にもとる行為をしてはならない。また、職務上知り得た個人情報の保護に努め、守秘義務を遵守しなければならない。
（3）**管理栄養士・栄養士の職能（栄養の指導）**
　　管理栄養士・栄養士の固有の業務は、「栄養の指導」である。「栄養の指導」は、健康の維持・増進、疾病の予防・治療・重症化予防及び介護予防・虚弱支援を実践するための基本となるものであり、個人及び集団を対象とし、栄養の評価・診断・計画に基づいた栄養食事療法・情報提供・食環境整備・食育活動等により、生涯をとおしてその人らしく生を全うできるように支援することである。

（資料：日本栄養士会HP）

（4）管理栄養士・栄養士（給食業務）の職業倫理

　私たち人間は、食物を摂取することによって栄養素を体内に取り込み、生命を維持している。すなわち、食事は人間にとって、生命活動の原点である。したがって、食事提供に従事する管理栄養士・栄養士は、科学的な知識と技術を有すると同時に、生命の尊厳を備え、使命感及び責任感をもって職務を遂行するために、専門職業人としての倫理の遵守が求められる。

医療・介護施設などの栄養管理においては、栄養問題の多様化ならびに個別化によって、さまざまな個性と人格を有す、個々人の人間への対応することのできる能力が必要となる。これまでの「食物の側から考える栄養管理」から、「摂取する人間側から考える栄養管理」へと栄養管理の考え方が転換され、2000（平成12）年栄養士法改正、2005（平成17）年介護保険法改正（栄養ケア・マネジメント加算の新設）、2006（平成18）年診療報酬改定（栄養管理実施加算・栄養サポートチーム加算の新設）などにより、管理栄養士には、専門的な知識及び技術が求められることになる。しかし、2012（平成24）年診療報酬改定では、栄養管理実施加算の包括化が行われ、入院基本料及び特定入院料算定の要件となった。つまり、入院患者すべてを対象とし、栄養状態の改善を行うことにより、治療効果を促し、病態の改善に繋げるためのものである。そのため、医療・福祉施設において、栄養管理に携わる管理栄養士・栄養士には、特に職業倫理が問われるようになった。

（5）給食業務における職業倫理

　給食施設では利用者の特性に応じて、健康の維持・増進、ADL・QOLの向上、疾病の治療や回復を目的とした食事を提供している。近年の農作物の技術革新、加工食品の進歩などにより、食材購入においては、選択肢の幅は広がり続けている。しかし、加工食品などへの異物混入や添加物の不正使用、食材の産地や内容の偽装表示、賞味期限の改ざんなど、食に関わる不祥事も多発しているのが現状である。このような食を取り巻く状況下において、給食の運営を担う管理栄養士・栄養士は、対象者に継続的に給食を提供するという責務を全うするために、健康増進法や食品衛生法など、職域に関連する法令を遵守（コンプライアンス）することが求められる。さらには、栄養や食事に携わる専門職業人として、前述した「食と栄養の倫理要綱の原則」を遵守することが重要であり、自らが業務を遂行するに際し、専門的な知識及び技術について、常に高い水準を維持・向上できるよう、自己研鑽を積み重ね続けるだけでなく、品性やモラル意識など、統合的な人間形成にも努めなければならない。

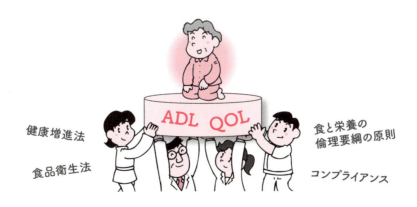

2 給食施設の特徴と管理栄養士・栄養士の役割・関連法規

1 医療施設

医療施設における給食は、患者の治療や療養を支える重要な役割を担い、さまざまな意義を持つ重要な存在である。管理栄養士、栄養士、調理師、調理員などの給食従事者だけでなく、医師や看護師といった医療従事者とも協力して、安全で栄養価の高い食事を提供している。ここでは、医療施設における給食の目的や関連法規、国民皆保険制度との関係、給食運営と提供方式など、幅広い視点から給食経営管理について探求する。給食制度の変遷や収支の側面にも焦点を当て、現代の医療環境における給食経営の重要性を考察する。

※ 栄養・食事管理については、ここでは詳しくふれないので、臨床栄養学などで習得すること。

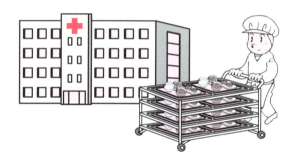

（1）医療施設における給食の目的と関連法規
❶ 医療施設における給食の目的と関連法規

医療施設における給食は、入院中の患者の治療の一環として提供される食事であり、単なる栄養補給にとどまらず、病状の改善、早期回復、退院後の生活習慣の改善など、さまざまな役割を担っている。適切な食事療法は、患者の病状の改善、栄養状態の維持、合併症の予防などに貢献することが期待できる。

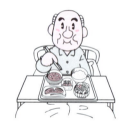

病院における管理栄養士・栄養士の配置は、「**医療法**」及び「**健康増進法**」により定められている。栄養士の配置は、医療法 第21条「病院に配置すべき職種」施行細則 第19条により「**病床数100床以上は栄養士1人必置**」となっている。管理栄養士の配置は、医療法 第22条の2「特定機能病院に配置すべき職種」施行細則 第22条の2により、「**管理栄養士1人以上**」と定められている。

また、健康増進法 第21条「特別な栄養管理が必要な施設への管理栄養士の必置」における施行細則 第7条にも「医学的な管理を必要とする者に食事を提供する特定給食施設（病院、介護老人保健施設、介護医療院）であって、継続的に**1回300食以上または1日750食以上**の食事を供給する病院等は必置」と規定されている。

❷ 国民皆保険制度と診療報酬制度との医療施設給食の関係

日本では**国民皆保険制度**が導入されており、全ての人が公的医療保険に加入し、全員が保険料を支払うことで、病気や怪我などで医療機関を利用した際に保険証を提示すれば、誰でも必要な医療行為を保険加入者の相互負担のもと受けることができる。自己負担分（原則3割 ※年齢や所得に応じて異なる）は患者が支払い、残りは加入している公的医療保険者が医療機関に支払う（**図1-3**）。

医療機関に対し、医療行為の対価として支払われる費用は**診療報酬**と呼ばれ、公的医療保険から報酬として支払われる。診療報酬は原則として、2年に一度改定され、公的医療保険の適用となる診療行為の内容や範囲、点数や1点の単価は、厚生労働省告示「**診療報酬の算定方法（平成20年3月5日）**」により定められている。基本的に、保険医療機関に係る療養に要する費用の額は「**1点＝10円**」として計算され、「診療報酬点数表」（同告示 別表）に定める点数を乗じて算定される。たとえば、初診料291点の場合、「291点×10円」となり、2,910円が医療機関に支払われる診療報酬となる。また、個別の診療報酬の算定にあたっては、「診療報酬点数表」に記載されている厚生労働大臣が定める施設基準などの要件を満たす必要がある。

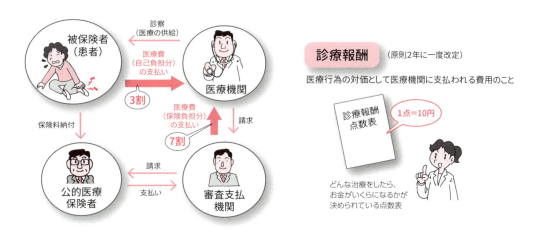

図1-3 診療報酬のしくみ

管理栄養士に関わる診療報酬は、**入院基本料**や**入院時食事療養費**、**栄養食事指導**（入院・外来・在宅・集団）などがあげられる。入院基本料の算定条件として、①入院診療計画、②院内感染防止対策、③医療安全管理体制、④褥瘡対策、⑤栄養管理体制、⑥意思決定支援、⑦身体的拘束最小化の7項目の基準があり、⑤**栄養管理体制**では、常勤の管理栄養士1名以上の必置が条件としてあげられ、管理栄養士をはじめとして、医師、看護師、その他医療従事者が協働して栄養管理を行うことを定めている（「基本診療料の施設基準等及びその届出に関する手続きの取扱いについて（令和6年3月5日厚生労働省保険局医療課発）」、**表1-9**）。

表1-9 入院基本料算定における栄養管理体制の基準

	項目	内容	備考
1	常勤管理栄養士の配置	当該病院に常勤管理栄養士が1名以上配置されていること	特別入院基本料等を算定する病棟のみを有する病院は除く
2	栄養管理体制の整備	管理栄養士、医師、看護師等が共同で栄養管理を行う体制を整備し、栄養管理手順を作成すること	標準的な栄養スクリーニングを含む栄養状態の評価、栄養管理計画、退院時を含む定期的な評価等を手順に含める
3	入院時栄養状態の確認	入院時に医師、看護師、管理栄養士が共同で患者の栄養状態を確認し、特別な栄養管理の必要性を判断すること	入院診療計画書に特別な栄養管理の必要性の有無について記載すること
4	特別な栄養管理が必要な患者への対応	特別な栄養管理が必要と判断された患者に対して、栄養状態、摂食機能、食形態を考慮した栄養管理計画を作成すること	入院日に栄養管理計画を策定できない場合（救急患者、休日入院患者）：入院後7日以内に策定
5	栄養管理計画の内容	栄養補給（補給量、補給方法、特別食の有無等）、栄養食事相談（入院時栄養食事指導、退院時指導の計画等）、栄養管理上の課題、栄養状態評価の間隔などを記載	計画書または写しを診療録等に添付
6	栄養管理計画に基づいた栄養管理と定期評価	栄養管理計画に基づいて栄養管理を行い、患者の栄養状態を定期的に評価し、必要に応じて計画を見直すこと	
7	特別入院基本料等を算定する際の条件	1から6までの体制を満たしていることが望ましい	
8	管理栄養士の欠勤対応	1か月以内の欠勤であれば、欠勤期間中も1に規定する管理栄養士に算入できる	欠勤期間中も栄養管理のための適切な体制を確保していることが条件
9	管理栄養士の離職又は長期欠勤等による基準不適合時の対応	地方厚生（支）局長に届け出た場合に限り、3か月間に限り従前の入院基本料等を算定できる	届出を行った日の属する月を含む

※下線は令和6年診療報酬改定での追加・修正事項：「標準的な」＝「GLIM基準（従来の食物摂取不足による低栄養に加え、医療施設における疾患関連性低栄養も考慮された、低栄養の診断及び栄養治療における低栄養診断国際基準）」

（資料：令和6年3月5日厚生労働省保険局医療課発「基本診療料の施設基準等及びその届出に関する手続きの取扱いについて」）

（2）医療施設給食の運営と提供方式

❶ 病院組織における栄養部門

病院では、外来や入院医療に加え、在宅医療や検診などさまざまな医療が行われており、これら医療サービスの提供を実現するための組織が病院組織である。

病院組織における経営面での最終的な責任者は、医療法人では理事長、公立病院では開設者または施設管理者である。診療における最終的な責任者は病院長が担う。管理者の下には、診療部門、看護部門、医療技術部門、事務部門の4つの部門が基本的に設置されており、

病院の規模や特性に応じて組織の構成が異なる（図1-4）。また、これらの部門を超えて委員会活動が行われ、医療の質や運営の向上を図っている。

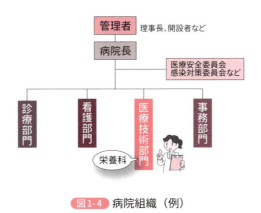

図1-4 病院組織（例）

　栄養科は一般的に医療技術部門に属することが多く、病院において重要な役割を担っている。栄養科の主な業務は、患者の栄養管理と栄養指導であり、管理栄養士が中心となって活動する。入院患者に対しては、疾患や治療方針に応じた個別の食事計画を立て、栄養状態の改善を図る。外来患者には、治療や生活習慣病などの予防のために栄養指導などを行い、患者が自宅で実践できる具体的な食事療法などを提案する。**NST（栄養サポートチーム）** への参加も、栄養科の重要な役割である。NSTは、医師、看護師、薬剤師、管理栄養士などが連携し、栄養サポートを必要とする患者に対して最適な栄養ケアを提供するチームである。
　看護部門は、看護師や看護補助者からなり、診療補助、患者ケア、観察などを担当する。事務部門は、病院全体の運営を支えるために、人材管理、施設・物品管理、財務管理、医療情報管理などを行い、職員が効率的に業務を遂行できる環境を整える役割を担う。さらに、病院には医療安全委員会や感染対策委員会など、法律で設置が義務付けられている**委員会**が多数設けられている。これらの委員会は、医療の質の向上や病院運営の効率化を目的として活動しており、栄養科もこれらの活動に貢献している。

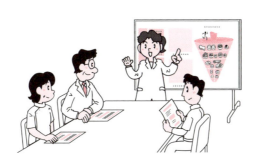

❷ 医療施設における給食の運営形態

医療施設での給食の運営は、施設の直営で行われる場合と業務の一部を外部委託する場合とがある。医療施設における給食の運営は、かつては直営が主流であったが、1986（昭和61）年に外部委託が認められて以降、多様な運営形態が導入されている。1993（平成5）年には、「医療法の一部を改正する法律の一部の施行について」及び「病院、診療所等の業務委託について」の中で、病院が自ら行わなければならない業務と委託可能な業務範囲及び委託方法が示された（**表1-10**）。この背景には、管理栄養士の給食管理業務以外での診療報酬上の期待から、管理栄養士業務の業務転換及び負担軽減の目的がある。そして、調理機器などの技術の向上や衛生管理の進歩がその後押しとなり、1996（平成8）年には院外調理が許可された。これにより、人件費削減や患者からの食事に対する要望の多様化や、患者サービスへのニーズの高まりに対して効率的、効果的に対応することが可能になった。

COVID-19 パンデミックは、医療施設における給食サービスの運営にも新たな課題をもたらした。供給網の不安定化や人材不足は、サービスの質を維持しながら効率を追求するための革新的な解決策を求める動機となった。今後、病院はさらなる柔軟性を持って対応できるよう外部の専門業者などとの連携を強化し、栄養管理や衛生管理の維持に注力する必要がある。

表1-10 病院が自ら行わなければならない業務

区分	業務内容	備考
栄養管理	病院給食運営の総括 栄養管理委員会の開催、運営 院内関係部門との連絡・調整 献立表作成基準の作成 献立表の確認 食数の注文・管理 食事せんの管理 嗜好調査・喫食調査等の企画・実施 検食の実施・評価 関係官庁等に提出する給食関係の書類等の確認・提出・保管管理	受託責任者等の参加を求めること。 治療食等を含む。 受託責任者等の参加を求めること。
調理管理	作業仕様書の確認 作業実施状況の確認 管理点検記録の確認	治療食の調理に対する指示を含む。
材料管理	食材の点検 食材の使用状況の確認	病院外の調理加工施設を用いて調理する場合を除く。
施設等管理	調理加工施設、主要な設備の設置・改修 使用食器の確認	病院内の施設、設備に限る。
業務管理	業務分担・従事者配置表の確認	
衛生管理	衛生面の遵守事項の作成 衛生管理簿の点検・確認 緊急対応を要する場合の指示	
労働衛生管理	健康診断実施状況等の確認	

（資料：平成5年2月15日 厚生省健康政策局長通知「医療法の一部を改正する法律の一部の施行について」）

❸ 病院給食における運営

　病院において、入院中の患者に提供される食事は、治療の一環として位置づけられ、**一般治療食**と**特別治療食**に区分される。一般治療食はエネルギーや栄養素の制限が必要ない患者に提供される食事で、特別治療食は疾病の治療や病状のコントロールを目的として、エネルギーや栄養素を増減して調製される治療食のことである

　患者に食事が提供されるまでの手順は、まず医師が1人ひとりの患者の状況に応じて**食事基準**を算定し、あらかじめ決めていた食事基準（**約束食事せん**）に適合して患者の食事指示（**食事せん**）を決定する。次に栄養科が医師からの食事指示（食事せん）を受け、食事指示に応じた献立を計画する。続いて食材の発注、検収、保管から調理、盛り付け、患者への配膳までの流れが行われる。

　約束食事せんは、医療施設において患者個々の病状や治療目標に応じて、必要な栄養素や食事内容をあらかじめ栄養管理委員会などで審議し、院内での統一基準として定められたものである。約束食事せんには、次の2種類がある。①**病態別栄養管理**は、腎臓病食、肝臓食、糖尿病食、胃潰瘍食など、疾病別に分類して栄養管理を行う方法であり、②**栄養成分別栄養管理**は、エネルギーコントロール食、たんぱく質コントロール食、脂質コントロール食、塩分コントロール食など、栄養素別に栄養管理を行う方法である（**図1-5**）。

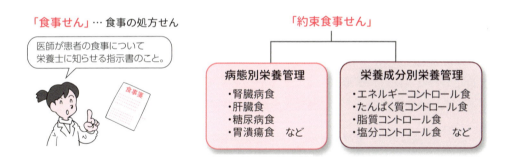

図1-5　食事せんと約束食事せん

　近年では、栄養成分別栄養管理が主流になりつつある。病態別栄養管理では、疾患の種類が増えるにつれて食事形態が多様化し、複数の疾患を併発する患者には、それぞれの疾患に応じた食事の調整が必要となり、疾病の食事名では個々に対応した栄養管理が困難となってきた。特に高齢者の増加に伴い、糖尿病や高血圧、腎臓病など複数の疾患を持つ患者が増えている現状では、効率的かつ柔軟な栄養管理が求められる。これらの課題を解決し、より効果的な栄養管理を実現するために、栄養成分別栄養管理の導入が進んでいるのである。

❹ 医療施設給食の給食運営における収支（入院時食事療養制度）

入院時食事療養制度

医療施設の給食経営の経済的基盤は、2024（令和6）年の厚生労働省告示である「**入院時食事療養費に係る食事療養及び入院時生活療養費に係る生活療養の費用の額の算定に関する基準の一部を改正する件**」による**入院時食事療養制度**である。入院時食事療養制度とは、被保険者が入院時に食事療養に要した費用について、公的医療保険者がその一部を支給する診療報酬制度である（**巻末資料4参照**）。

入院時食事療養費は、1994（平成6）年10月に1,900円/日でスタート後、1997（平成7）年に1,920円/日（1食640円）に上がって以降、27年据え置かれていたが、近年の物価高騰や委託単価との差額の拡大により、2024（令和6）年度診療報酬改定において、入院時の食事の基準が引き上げられた。**入院時食事療養（Ⅰ）**は1食当たり640円から670円に引き上げとなった。670円の内訳は、公的医療保険者が180円、患者の自己負担（標準負担額）が490円となった。今回の改正では自己負担（標準負担額）が＋30円となっている。

	改定前		改定後
総額	640円	+30円 →	670円
自己負担			
一般所得者の場合	460円	+30円 →	490円
住民税非課税世帯の場合	210円	+20円 →	230円
住民税非課税かつ所得が一定基準に満たない70歳以上の場合	100円	+10円 →	110円

また、療養病床に入院する65歳以上の者については、**生活療養**（食事療養ならびに温度、照明及び給水に関する適切な療養環境の形成である療養をいう）に要した費用について、**入院時生活療養費制度**が適応される（**表 1-11**）。入院時食事療養制度には、保険医療機関が全ての基準を満たし、都道府県知事に届出を行うことで算定される入院時食事療養（Ⅰ）と、届出をせずに算定ができる入院時食事療養（Ⅱ）がある。入院時食事療養（Ⅰ）は**特別食加算**と**食堂加算**が算定できる（**図 1-6**）。

表1-11 入院時食事療養及び入院時生活療養の費用一覧

算定の種類		単価
入院時食事療養（Ⅰ）	(1) (2)以外の食事療養を行う場合	670円/食
	(2) 流動食のみを提供する場合	605円/食
	特別食加算	76円/食
	食堂加算	50円/日
入院時食事療養（Ⅱ）	(1) (2)以外の食事療養を行う場合	536円/食
	(2) 流動食のみを提供する場合	490円/食
入院時生活療養（Ⅰ）	(1) (2)以外の食事の提供たる療養を行う場合	584円/食
	(2) 流動食のみを提供する場合	530円/食
	特別食加算	76円/食
	食堂加算	50円/日
入院時生活療養（Ⅱ）	食事の提供たる療養	450円/食

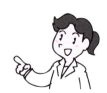

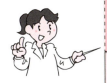

図1-6 入院時食事療養（Ⅰ）と（Ⅱ）

特別食加算

　特別食加算は、入院時食事療養（Ⅰ）または入院時生活療養（Ⅰ）の届出を行った保険医療機関において、患者の病状などに対応して医師の発行する食事せんに基づき、特別食が提供された場合に、1食単位で1日3食を限度として算定できる。加算額は**1食当たり76円**である。ただし、流動食（市販されているものに限る）のみを経管栄養法により提供したときは算定できない。加算の対象となる特別食とは、患者の年齢、病状などに対応した栄養量及び内容を有する治療食、無菌食及び特別な場合の検査食をいう。ここでの治療食とは、腎臓食、肝臓食、糖尿食、胃潰瘍食、貧血食、膵臓食、脂質異常症食、痛風食、てんかん食、フェニールケトン尿症食、楓糖尿症食、ホモシスチン尿症食、ガラクトース血症食及び治療乳である。

食堂加算

　食堂加算は、入院時食事療養（Ⅰ）または入院時生活療養（Ⅰ）を届け出ている保険医療機関の病棟や診療所で適用される。この加算を受けるためには、食堂の床面積が利用する病床1床当たり0.5m²以上が必要であり、該当条件を満たす病棟や診療所で食事の提供が行われた時に**1日につき50円**が算定できる。

特別料金による食事提供について

　入院患者の食事に多様なニーズがあることに対応して、以下の要件を満たした場合、患者が特別料金を支払うことで利用できる特別メニューを提供することができる。

（1）**情報提供と同意**：特別メニューは、患者に十分な情報を提供し、自由な選択と同意に基づいて提供する。同意がなければ標準食を提供し、提示された金額以上を徴収しない。また、同意の確認は各医療機関で定める様式に従う。

（2）**選択支援**：病棟内の見やすい場所に特別メニューと料金を掲示し、文書でわかりやすく説明する。これにより患者は特定の日に特別メニューを選択できる。

（3）**特別料金の妥当性（メニューの特別性と費用対効果）**：特別メニューの食事は、高価な材料や特別な調理を必要とし、通常の療養費用では提供が困難である場合に提供される。ここには、標準食の材料と同程度の価格であっても、異なる材料を使用することにより追加費用が発生する場合が含まれる。また、特別メニューを提供する際には、患者の療養に支障がないことを保険医が確認する。複数メニューの選択がある場合、患者が基本メニュー以外を選択した際には、準備にかかる追加的な費用として、社会的に妥当な額が1食当たり17円として徴収される。

（4）**食事の質の保持**：特別メニューを提供しても、他の食事の内容や質を損なわないよう配慮する。

（5）**栄養管理**：医師と連携し、栄養士による個別の栄養管理を行うことが望ましい。また、食事提供環境（食堂の設置や食器への配慮など）も配慮することが望ましい。

（6）**情報の報告**：保険医療機関は毎年8月1日に、特別メニューの内容と料金を地方厚生（支）局長に報告する。

（7）**掲示及びウェブサイトへの掲載**：保険医療機関は特別メニューの詳細を病棟内に掲示し、可能ならウェブサイトにも掲載する。令和7年5月31日までは経過措置が適用される。

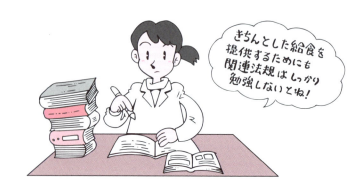

2 高齢者施設・介護保険施設

(1) 高齢者施設・介護保険施設の目的と関連法規

❶ 高齢者施設・介護保険施設の目的と関連法規

高齢者施設・介護保険施設の根拠法は、「老人福祉法」、「介護保険法」、医療を伴う場合には「医療法」があり、各施設の根拠となる法律に基づいて各種サービスが提供されている。

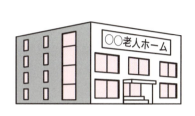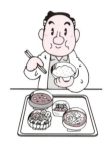

「老人福祉法」は、老人に対しその心身の健康の保持及び生活の安定のために必要な措置を講じ、老人の福祉を図ることを目的として1963（昭和38）年に施行された。この法律における「老人福祉施設」とは、老人デイサービスセンター、老人短期入所施設、養護老人ホーム、特別養護老人ホーム、軽費老人ホーム、老人福祉センター及び老人介護支援センターをいう。その後、少子高齢化が進み従来の老人福祉制度では対応が難しくなったため、2000（平成12）年に「介護保険法」が制定された（**表1-12**）。この法律を受け、介護保険制度が整備され、社会全体で要介護の高齢者を支援することが推進された。

表1-12 介護保険法の目的

> 第1条
> この法律は、加齢に伴って生ずる心身の変化に起因する疾病等により要介護状態となり、入浴、排せつ、食事等の介護、機能訓練並びに看護及び療養上の管理その他の医療を要する者等について、これらの者が尊厳を保持し、その有する能力に応じ自立した日常生活を営むことができるよう、必要な保健医療サービス及び福祉サービスに係る給付を行うため、国民の共同連帯の理念に基づき介護保険制度を設け、その行う保険給付等に関して必要な事項を定め、もって国民の保健医療の向上及び福祉の増進を図ることを目的とする。

介護保険施設には、大きく分けて**居宅サービス**と**施設サービス**があり、利用者の介護度や経済状況、生活環境などによって利用できるサービスが異なる。居宅サービスは、「可能な限り、その居宅において本人の有する能力に応じ自立した日常生活を居宅において営むことができるように配慮されなければならない」（介護保険法 第2条4項）とされ、高齢者の自立支援のためのサービスである。施設サービスは、介護保険サービスで利用できる入居施設であり、**介護老人福祉施設**（老人福祉法では**特別養護老人ホーム**の名称）、**介護老人保健施設**、**介護医療院**がある。介護保険施設を利用するためには、要介護認定を受ける必要があり、要介護度や身体の状況によって利用できる施設が異なる。

❷ **高齢者施設・介護保険施設における栄養士の配置基準**

　高齢者施設・介護保険施設では、老人福祉法や介護保険法、医療法により、**表1-13**のように栄養士の配置基準が定められている。

表1-13 主な高齢者施設・介護保険施設の栄養士の配置規定

施設名	根拠法における栄養士の配置規定法令	配置基準
介護老人福祉施設（特別養護老人ホーム）	老人福祉法 介護保険法 特別養護老人ホームの設備及び運営に関する基準	1人以上 （入所定員が40名以下で他の福祉施設等の栄養士との連携でき、入所者の処遇に支障のない場合には、栄養士を置かないことができる）
介護老人保健施設	介護保険法 介護老人保健施設の人員、施設及び設備並びに運営に関する基準	入所定員100人以上の場合、1人以上
介護医療院	介護保険法 介護医療院の人員、施設及び設備並びに運営に関する基準	100床以上は1人以上
養護老人ホーム	老人福祉法 養護老人ホームの設備及び運営に関する基準	1人以上 （併設する特別養護老人ホームの栄養士と連携でき、入所者の処遇に支障のない場合には、栄養士を置かないことができる）
認知症対応型共同生活介護（グループホーム）	介護保険法	規定なし
短期入所生活介護（ショートステイ：指定居宅介護）	介護保険法 指定短期入所生活介護に係る人員、設備及び運営に関する基準	1人以上 （入所定員が40名以下で他の福祉施設等の栄養士と連携でき、入所者の処遇に支障のない場合には、栄養士を置かないことができる）
通所介護／通所リハビリテーション（デイサービス／デイケア：指定居宅介護）	老人福祉法 介護保険法	規定なし

※ 介護療養型医療施設は2024年3月31日で廃止された

(2) 高齢者施設・介護保険施設における栄養管理と給食運営

❶ 管理栄養士・栄養士に関わる介護報酬

　介護報酬とは、事業者が利用者（要介護者または要支援者）に介護サービスを提供した場合に、その対価として事業者に対して支払われる報酬のことをいう。介護報酬は主に、**居宅系サービス**、**通所系サービス**、**施設系サービス**の3種類に分けられる。介護報酬は、介護サービスの種類ごとに、サービス内容または要介護度などに応じた費用を勘案して決定され、その時の社会情勢の変化に対応できるように厚生労働大臣が3年に一度改定している。介護報酬の基準額は、厚生労働大臣が審議会（介護給付費分科会）の意見を聴いて定められ、介護報酬の7～9割は介護保険（保険料と公費）から支払われ、1～3割は、利用者の自己負担（所得に応じて決定）となる（**図1-7**）。

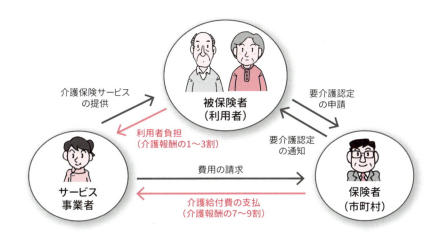

図1-7 介護報酬のしくみ

　施設入所者の食費における基準費用額は、1日当たり1,445円とされている。施設入所者の食費は2005（平成17）年の介護保険改正で介護保険給付の対象外になったことから全額自己負担となった。なお、低所得の入所者が負担する居住費・食費には上限額（第1～3段階）があり、基準額との差額が補足給付として施設に支払われる仕組みになっている。

　介護保険施設では、これまで施設系サービスの介護報酬として**栄養マネジメント加算**が実施されてきた。その加算要件として、「常勤の管理栄養士を1名以上配置し、入所者の栄養状態を施設入所時に把握し、入所者ごとの栄養ケア計画を作成し、計画に従い栄養管理を行い、入所者の栄養状態を定期的に記録するとともに、定期的に評価し必要に応じて計画を見直している」ことが求められた。2021（令和3）年の介護報酬改定では、介護保険施設における栄養ケア・マネジメントの強化を目的に、施設サービスでの栄養マネジメント加算が廃止され、**栄養ケア・マネジメントの未実施**（14単位／日減算）及び**栄養マネジメント強化加算**が新設された。

「栄養ケア・マネジメントの未実施」では、栄養マネジメント加算の要件を包括化することを踏まえ、「入所者の栄養状態の維持及び改善を図り、自立した日常生活を営むことができるよう、各入所者の状態に応じた栄養管理を計画的に行わなければならない」ことを規定した。また、「栄養マネジメント強化加算」では、栄養ケア計画を関連職種の者（医師、管理栄養士、看護師など）が協働して作成することになっている。以上のことから、介護保険施設での給食を含めた栄養管理は、管理栄養士及び栄養士と関連職種（医師、看護師など）が協働して行っていくことが重要である。

管理栄養士・栄養士が関わる介護報酬を表1-14、表1-15に示す。表1-14は2024（令和6）年に改定されたものであり、リハビリテーション・機能訓練、口腔、栄養の一体的取組の新たな区分が設けられた。リハビリテーションと同時に栄養アセスメントを行っていること、計画やそれぞれの情報を関係職種の間で一体的に共有することで加算される。これは施設サービスだけでなく訪問、通所サービスでも算定される。

その他の管理栄養士・栄養士が関わる介護報酬は表1-15に記す。

表1-14 令和6年度 介護報酬改定で新設・改定された介護報酬と算定要件

	種類	算定要件	単位数
施設系サービス	退所時栄養情報連携加算	特別食や低栄養状態の入所者が退所する際に、管理栄養士が栄養管理に関する情報を提供（1ヶ月に1回まで）	70単位/回
	再入所時栄養連携加算	施設を退所後、再度病院や診療所に入院し、施設に再入所となり、特別食が必要な場合、施設の管理栄養士が病院や診療所の管理栄養士と連携し入所者に関する栄養ケア計画を策定	200単位/回
居宅系サービス	居宅療養管理指導（Ⅰ）（Ⅱ）【管理栄養士が行う場合】	通院が困難で、特別食を必要とする者または低栄養状態にある者。急性増悪などにより一時的に頻回の栄養管理を行う必要があると医師が判断した者（限定条件の下、追加訪問可）	・単一建物居住者1人に対して行う場合 545単位 ・単一建物居住者2人以上9人以下に対して行う場合 487単位 ・上記以外　444単位

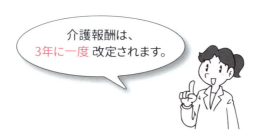

介護報酬は、3年に一度改定されます。

表1-15 管理栄養士・栄養士に関わる介護報酬

	種 類	算定基準	単位数
施設系サービス	栄養マネジメント強化加算	① 管理栄養士を配置 ② 低栄養状態または低栄養状態のおそれのある入所者に対して、関連職種の者（医師、管理栄養士、看護師など）が共同して作成した栄養ケア計画に従い、食事の観察（ミールラウンド）を週3回以上行い、入所者ごとの食事の調整などを実施 ③ ②に規定する入所者以外の入所者に対しても、食事の観察の際に変化を把握し、問題があると認められる場合は、早期に対応 ④ 入所者ごとの栄養状態などの情報を厚生労働省に提出	11単位/日
	経口移行加算	医師の指示に基づき、経管により食事を摂取している入所者ごとに経口による食事の摂取を進めるための経口移行計画を作成し、計画に従い、医師の指示を受けた管理栄養士または栄養士による栄養管理及び言語聴覚士または看護職員による支援を実施	28単位/日 (計画作成日から180日まで)
	経口維持加算（Ⅰ)、（Ⅱ)	経口により食事を摂取しているが、摂食機能障害があり、誤嚥が認められる入所者に対して、医師または歯科医師の指示に基づき、職種の者が共同して、入所者の栄養管理をするための食事の観察及び会議などを行い、経口による継続的な食事の摂取を進めるための経口維持計画を作成し、計画に従い、医師または歯科医師の指示を受けた管理栄養士または栄養士が、栄養管理を実施	加算（Ⅰ)400単位/月 加算（Ⅱ)100単位/月
	療養食加算	・管理栄養士または栄養士が配置されている施設などにおいて、厚生労働大臣が定める療養食を提供 ・厚生労働大臣が定める療養食：医師が発行する食事せんに基づいて提供される利用者の年齢、病状などに対応した栄養量及び内容を有する治療食(糖尿病食、腎臓病食、肝臓病食、胃潰瘍食(流動食は除く))、貧血食、膵臓病食、脂質異常症食、痛風食及び特別な場合の検査食	6単位/回 (1日3食まで)
通所系サービス	口腔・栄養スクリーニング加算（Ⅰ)、（Ⅱ)	施設を利用開始時及び利用中6ヶ月ごとに利用者の口腔の健康状態のスクリーニングまたは栄養状態のスクリーニングを実施	(Ⅰ) 20単位/回 (Ⅱ) 5単位/回
	栄養アセスメント加算	下記の基準を満たし、管理栄養士が介護職員などと共同して栄養アセスメントを実施 ・管理栄養士を1名以上配置 ・利用者ごとに管理栄養士、看護職員、介護職員、生活相談員などが共同して栄養アセスメントを実施し、その利用者やその家族に対して結果を説明し、対応 ・利用者ごとの栄養状態などの情報を厚生労働省に提出	50単位/月
	栄養改善加算	下記の基準を満たし、低栄養状態にある利用者またはそのおそれのある利用者に対して、栄養改善サービスを実施 ・管理栄養士を1名以上配置 ・利用者の栄養状態を利用開始時に把握し、管理栄養士などが共同して、利用者ごとの摂食・嚥下機能及び食形態にも配慮した栄養ケア計画を作成 ・栄養ケア計画に従い、必要に応じて利用者の居宅を訪問し、管理栄養士などが栄養改善サービスを行っているとともに、利用者の栄養状態を定期的に記録 ・利用者ごとの栄養ケア計画の進捗状況を定期的に評価	200単位/回 (原則3月以内、月2回を限度)
居宅系	〈認知症GH〉栄養管理体制加算	管理栄養士が、日常的な栄養ケアに係る介護職員への技術的助言及び指導を実施	30単位/月

❷ 高齢者施設・介護保険施設における給食運営

　高齢者施設・介護保険施設は入所者の生活の場でもあるため、食事の役割は大きく、入所者の健康維持や生活の質（QOL）の向上に欠かせない要素である。高齢者の栄養状態は個人差が大きいため、個々の状況をしっかりアセスメントし、栄養状態や健康状態に応じた栄養ケアが必要である。また、認知機能や摂食・嚥下機能の低下に応じた適切な食品選択や食事形態を選択することも重要となる。食事形態には、**普通食**、**軟食**、**きざみ食**、**ミキサー食（ペースト食）**、**ムース食**などがあり、嚥下調整食の統一基準である「日本摂食・嚥下リハビリテーション学会嚥下調整食分類2021」（**表 1-16**）などを参考にして食事形態を決定する。

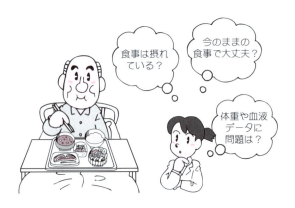

　高齢者施設・介護保険施設の給食運営にはいくつかの課題も存在し、重要な課題の1つとして**人手不足**があげられる。入所者の健康状態や摂食・嚥下機能に応じた個別対応が進むと、その一方では、食事の種類が増大し、調理作業の煩雑化につながる。そこで人員の補充が必要となるが、近年の日本における生産年齢人口の減少や高齢化による退職が進んでいることなどの理由から人員の確保が困難となっている。このような人手不足を解消するために、近年では多くの施設が給食業務を外部業者に委託するケースが増えている。その他の問題点として、食材費や人件費の上昇による生産コストの増大や入所者の個別対応にともなった専門職の人手不足があげられる。外部委託は、専門性の確保やコスト削減が期待されており、これらの問題点の解決につながることも外部委託が増加している要因となっている。

表1-16 日本摂食・嚥下リハビリテーション学会嚥下調整食分類2021の早見用（一部抜粋）

コード[I-8項]		名称	形態	目的・特色	主食の例	必要な咀嚼能力[I-10項]	他の分類との対応[I-7項]
0	j	嚥下訓練食品0j	均質で、付着性・凝集性・かたさに配慮したゼリー離水が少なく、スライス状にすくうことが可能なもの	重度の症例に対する評価・訓練用少量をすくってそのまま丸呑み可能残留した場合にも吸引が容易たんぱく質含有量が少ない		(若干の送り込み能力)	嚥下食ピラミッドL0えん下困難者用食品許可基準I
	t	嚥下訓練食品0t	均質で、付着性・凝集性・かたさに配慮したとろみ水（原則的には、中間のとろみ*あるいは濃いとろみ*のどちらかが適している）	重度の症例に対する評価・訓練用少量ずつ飲むことを想定ゼリー丸呑みで誤嚥したりゼリーが口中で溶けてしまう場合たんぱく質含有量が少ない		(若干の送り込み能力)	嚥下食ピラミッドL3の一部（とろみ水）
1	j	嚥下調整食1j	均質で、付着性、凝集性、かたさ、離水に配慮したゼリー・プリン・ムース状のもの	口腔外で既に適切な食塊状となっている（少量をすくってそのまま丸呑み可能）送り込む際に多少意識して口蓋に舌をつける必要がある0jに比し表面のざらつきあり	おもゆゼリー、ミキサー粥のゼリーなど	(若干の食塊保持と送り込み能力)	嚥下食ピラミッドL1・L2えん下困難者用食品許可基準IIUDF区分かまなくてもよい（ゼリー状）(UDF:ユニバーサルデザインフード)
2	1	嚥下調整食2-1	ピューレ・ペースト・ミキサー食など、均質でなめらかで、べたつかず、まとまりやすいものスプーンですくって食べることが可能なもの	口腔内の簡単な操作で食塊状となるもの（咽頭では残留、誤嚥をしにくいように配慮したもの）	粒がなく、付着性の低いペースト状のおもゆや粥	(下顎と舌の運動による食塊形成能力および食塊保持能力)	嚥下食ピラミッドL3えん下困難者用食品許可基準IIIUDF区分かまなくてもよい
	2	嚥下調整食2-2	ピューレ・ペースト・ミキサー食などで、べたつかず、まとまりやすいもので不均質なものも含むスプーンですくって食べることが可能なもの		やや不均質（粒がある）でもやわらかく、離水もなく付着性も低い粥類	(下顎と舌の運動による食塊形成能力および食塊保持能力)	嚥下食ピラミッドL3えん下困難者用食品許可基準IIIUDF区分かまなくてもよい
3		嚥下調整食3	形はあるが、押しつぶしが容易、食塊形成や移送が容易、咽頭でばらけず嚥下しやすいように配慮されたもの多量の離水がない	舌と口蓋間で押しつぶしが可能なものを押しつぶして送り込みの口腔操作を要し（ある）いはそれらの機能を賦活し、かつ誤嚥のリスク軽減に配慮がなされているもの	離水に配慮した粥など	舌と口蓋間の押しつぶし能力以上	嚥下食ピラミッドL4UDF区分舌でつぶせる
4		嚥下調整食4	かたさ・ばらけやすさ・貼りつきやすさなどのないもの箸やスプーンで切れるやわらかさ	誤嚥と窒息のリスクを配慮して素材と調理方法を選んだもの歯がなくても対応可能だが、上下の歯槽堤間で押しつぶすあるいはすりつぶすことが必要で口蓋間で押しつぶすことは困難	軟飯・全粥など	上下の歯槽堤間の押しつぶし能力以上	嚥下食ピラミッドL4UDF区分舌でつぶせる および UDF区分歯ぐきでつぶせる および UDF区分容易にかめるの一部

学会分類2021は、概論、総論、学会分類2021（食事）、学会分類2021（とろみ）から成り、それぞれの分類には早見表を作成した。
本表は学会分類2021（食事）の早見表である。本表を使用するにあたっては必ず「嚥下調整食学会分類2021」の本文を熟読されたい。なお、本表中の【　】表示は、本文中の該当箇所を指す。
*上記0tの「中間のとろみ・濃いとろみ」については、学会分類2021（とろみ）を参照されたい。
本表に該当する食事において、汁物を含む水分にはとろみを付ける。【I-9項】
ただし、個別に水分の嚥下評価を行ってとろみ付けが不要と判断された場合には、その原則は解除できる。
他の分類との対応については、学会分類2021との整合性や相互の対応が完全に一致するわけではない。【I-7項】

3 児童福祉施設

(1) 児童福祉施設給食の意義と関連法規

❶ 児童福祉施設給食の意義と関連法規

児童福祉施設とは、「児童福祉法」などに基づき、児童福祉に関する業務を行う各種の施設の総称である。具体的には、助産施設、乳児院、母子生活支援施設、保育所などがある。近年、児童虐待の相談対応件数の増加など、子育てに困難を抱える世帯がこれまで以上に顕在化してきている。こうした状況下において、こども家庭センターの設置や保育所などにおける相談機関の整備に努めている。

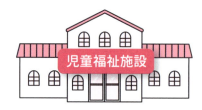

児童福祉法 第45条において、「都道府県は、児童福祉施設の設備及び運営について、条例で基準を定めなければならない。この場合において、その基準は、児童の身体的、精神的及び社会的な発達のために必要な生活水準を確保するものでなければならない。」としている。また、条例の制定においては、「**児童福祉施設の設備及び運営に関する基準**」により、児童福祉施設での従業員数や員数、居室などの基準がある（表1-17）。

表1-17 「児童福祉施設の設備及び運営に関する基準」（一部抜粋）

> **第11条** 児童福祉施設（助産施設を除く。以下この項において同じ。）において、入所している者に食事を提供するときは、当該児童福祉施設内で調理する方法（第8条の規定により、当該児童福祉施設の調理室を兼ねている他の社会福祉施設の調理室において調理する方法を含む。）により行わなければならない。
> 2 児童福祉施設において、入所している者に食事を提供するときは、その献立は、できる限り、変化に富み、入所している者の健全な発育に必要な栄養量を含有するものでなければならない。
> 3 食事は、前項の規定によるほか、食品の種類及び調理方法について栄養並びに入所している者の身体的状況及び嗜好を考慮したものでなければならない。
> 4 調理は、あらかじめ作成された献立に従って行わなければならない。ただし、少数の児童を対象として家庭的な環境の下で調理するときは、この限りでない。
> 5 児童福祉施設は、児童の健康な生活の基本としての食を営む力の育成に努めなければならない。

❷ 児童福祉施設における栄養士の役割と配置基準

児童福祉施設は、児童福祉法に基づき、助産施設、乳児院、母子生活支援施設、保育所、幼保連携型認定こども園、児童厚生施設、児童養護施設、障害児入所施設、児童発達支援センター、児童心理治療施設（2017年4月より名称変更；旧情緒障害児短期治療施設）、児童自立支援施設及び児童家庭支援センターが設置されている。

保育所は、保護者の委託を受けて、保育を必要とするその乳児または幼児を保育することを目的とする通所の施設である。入所条件は、保護者の共働きが主な入所理由であるが、就労していなくても、出産の前後、疾病負傷など、介護、災害の復旧、通学などで「保育を必要とする」と市町村が認める状態であれば申請することができる。

児童養護施設は、虐待を受けた児童や、親を亡くした、育児を放棄された児童などが入所しており、施設では家庭的養護のため、職員に調理や家事の力が求められている。

近年、児童福祉施設では、課題を持つ子どもが多数入所している場合、少人数の職員では対応が難しく、施設全体への影響が大きいことから、小規模化を推進し、心理職、栄養士なども積極的に子どもと関わるなど、施設全体でサポートする体制をつくっている。その中で管理栄養士・栄養士は、食事の提供はもちろんのこと、食事を通して社会性を育むことや、食にまつわる基本的な知識の構築など、子どもたちが自立して生活ができるよう働きかけることが必要である。

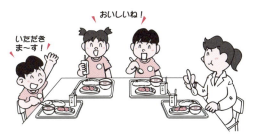

各種児童福祉施設における栄養士の配置基準及び具体的な役割は、「児童福祉施設の設備及び運営に関する基準」によって、**表 1-18** の通りに決められている。

(2) 児童福祉施設の給食の経営形態と提供方式

❶ 児童福祉施設の給食の組織構造

児童福祉施設では、「児童福祉施設の設備及び運営に関する基準」にあるように、施設内で調理する方法、もしくは当該児童福祉施設の調理室を兼ねている他の社会福祉施設の調理室において調理する方法のどちらかで行わなければならない。栄養管理や献立作成、食材の発注・納品を管理栄養士・栄養士が行い、調理員がそれに基づいて調理を行っているケースが多い。3食提供する施設では、昼・夕食は社会福祉施設のセンターで調理、朝食は各児童福祉施設で職員が調理している施設もある。盛り付けや配膳は、ケアワーカーが行うことが多く、子どもたちの様子や残食量の確認など連携が必要である。また、朝食を各児童福祉施設で職員が調理している施設では、職員への食に関する知識や調理に関する技能の指導も必要である。

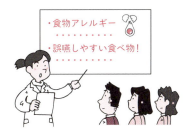

表1-18 各種児童福祉施設における栄養士の配置基準及び具体的な役割

施設名	栄養士の配置基準	施設の役割
助産施設	医療法に規定	保健上必要があるにもかかわらず、経済的理由により、入院助産を受けることができない妊産婦を入所させて、助産を受けさせることを目的とする施設（児童福祉法 第36条）
乳児院	必置（乳幼児10人以上入所させる場合）	保護者の教育を受けられない乳児（保健上、安定した生活環境の確保その他の理由により特に必要のある場合には、幼児を含む。）を入院させて、これを養育し、あわせて退院した者について相談その他の援助を行うことを目的とする施設（児童福祉法 第37条）
母子生活支援施設	規定なし	配偶者のない女子又はこれに準ずる事情にある女子及びその者の監護すべき児童を入所させて、これらの者を保護するとともに、これらの者の自立の促進のためにその生活を支援し、あわせて退所した者について相談、その他の援助を行うことを目的とする施設（児童福祉法 第38条）
保育所	規定なし	保育を必要とする乳児・幼児を日々保護者の下から通わせて保育を行うことを目的とする施設（児童福祉法第39条）
児童厚生施設	規定なし	児童遊園、児童館等児童に健全な遊びを与えて、その健康を増進し、又は情操をゆたかにすることを目的とする施設（児童福祉法 第40条）
児童養護施設	必置（児童41人以上を入所させる場合）	保護者のない児童（乳児を除く。ただし、安定した生活環境の確保その他の理由により特に必要のある場合には、乳児を含む。）、虐待されている児童その他環境上養護を要する児童を入所させて、これを養護し、あわせて退所した者に対する相談その他の自立のための援助を行うことを目的とする施設（児童福祉法 第41条）
福祉型障害児入所施設	必置（児童41人以上を入所させる場合）	保護並びに日常生活における基本的な動作及び独立自活に必要な知識技能の習得のための支援（児童福祉法 第42条）
医療型障害児入所施設	医療法の規定に従う	保護、日常生活における基本的な動作及び独立自活に必要な知識技能の習得のための支援並びに治療（児童福祉法 第42条）
児童発達支援センター	必置（児童41人以上を入所させる場合）	障害児を日々保護者の下から通わせて、高度の専門的な知識及び技術を必要とする児童発達支援を提供し、あわせて障害児の家族、指定障害児通所支援事業者その他の関係者に対し、相談、専門的な助言その他の必要な援助を行うことを目的とする施設（児童福祉法 第43条）
児童心理治療施設	必置	家庭環境、学校における交友関係その他の環境上の理由により社会生活への適応が困難となった児童を、短期間、入所させ、又は保護者の下から通わせて、社会生活に適応するために必要な心理に関する治療及び生活指導を主として行い、あわせて退所した者について相談その他の援助を行うことを目的とする施設（児童福祉法 第43条の2）
児童自立支援施設	必置（児童41人以上を入所させる場合）	不良行為をなし、又はなすおそれのある児童及び家庭環境その他の環境上の理由により生活指導等を要する児童を入所させ、又は保護者の下から通わせて、個々の児童の状況に応じて必要な指導を行い、その自立を支援し、あわせて退所した者について相談その他の援助を行うことを目的とする施設（児童福祉法 第44条）
児童家庭支援センター	規定なし	児童に関する家庭その他からの相談のうち、専門的な知識及び技術を必要とするものに応じ、必要な助言を行うとともに、あわせて児童相談所、児童福祉施設等との連絡調整その他内閣府令の定める援助を総合的に行うことを目的とする施設（児童福祉法 第44条の2）

❷ 児童福祉施設の給食の収支構造

　児童福祉施設の運営費は、国からの児童保護措置費と各都道府県からの補助金で賄われている。それぞれ事務費と一般生活費、教育費、学校給食費などに分かれており、食費は一般生活費に振り分けられる。適切な予算の編成や運営が必要となる

(3) 児童福祉施設の給食の栄養・食事管理

● 栄養管理と食環境整備

　児童福祉施設では、さまざまな子どもの特性に応じて適切なエネルギー及び給与栄養量が確保できる食事の提供を行っている。食事の提供時には、子どもの発育・発達状況、栄養状態、生活状況などについて把握し、提供する食事の量や質についての食事計画を立てるとともに、摂食機能や食行動の発達を促すよう食品や調理方法に配慮した献立を作成し、それに基づき食事の提供が行われるよう指導する必要がある。また、適切な食事のとり方や望ましい食習慣の定着、食を通じた豊かな人間性の育成など、心身の健全育成を図る観点から、食事の提供やその他の活動を通して**食育**の実践に努めなければならない。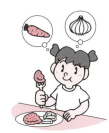

　特に、小規模グループケア、グループホーム化を実施している児童養護施設や乳児院においては家庭的養護の観点から、調理をすることで食を通じた関わりが豊かに持てることの意義を踏まえ、施設の管理栄養士・栄養士などが施設内での調理に積極的に関わることが必要である。

4 障害者福祉施設

(1) 障害者福祉施設給食の目的と関連法規

❶ 障害者福祉施設給食の目的

　障害者福祉施設は、障害のある人が自立した生活を送れるように支援するために、障害福祉サービスを提供する施設である。その一環として、給食は自立支援の一助として提供される。施設では、利用者の障害の種類や程度、食の嗜好が多様であることを考慮し、個々のニーズに応じた食事を提供することが求められる。

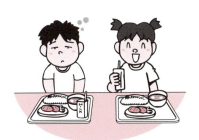

❷ 障害者福祉施設給食の関連法規

障害者福祉施設は、「**障害者総合支援法（障害者の日常生活及び社会生活を総合的に支援するための法律）**」に基づいて障害者への福祉サービスを行っている。2003（平成 15）年度からノーマライゼーションの理念に基づき支援制度が拡充されたが、さまざまな理由により、「障害者自立支援法」が 2006（平成 28）年度に制定された。その後、制度の谷間を埋めるために、障害児については「児童福祉法」に整理され、2013（平成 25）年 4 月に「障害者総合支援法（障害者の日常生活及び社会生活を総合的に支援するための法律）」に名称と内容が変更されて施行された。また、2018（平成 30）年 4 月の改正により、障害者の望む地域生活を営むことができるよう、「生活」と「就労」に対する支援の拡充や、障害者支援のニーズの多様性にきめ細かく対応するための支援の拡充を図られている。食事提供については、入所系サービスでは施設の義務、通所系サービスでは、施設の任意となっている。

❸ 組織における管理栄養士、栄養士の役割と配置基準

「**障害者の日常生活及び社会生活を総合的に支援するための法律に基づく障害者支援施設の設備及び運営に関する基準**」第 29 条には、「障害者支援施設（施設入所支援を提供する場合に限る）は、正当な理由がなく、食事の提供を拒んではならない。」との記載がある（**表1-19**）。管理栄養士・栄養士の必置義務はないが、さまざまな障害の度合いがある利用者に向けて、心身の状況や嗜好をアセスメントし、適切な栄養の食事を提供・栄養管理をする必要がある。管理栄養士・栄養士が常勤している施設や、栄養マネジメントを行っている施設では、加算をすることができる。

表1-19 障害者の日常生活及び社会生活を総合的に支援するための法律に基づく障害者支援施設の設備及び運営に関する基準（一部抜粋）

> 第29条　障害者支援施設（施設入所支援を提供する場合に限る）は、正当な理由がなく、食事の提供を拒んではならない。
> 2　障害者支援施設は、食事の提供を行う場合には、当該食事の提供に当たり、あらかじめ、利用者に対しその内容及び費用に関して説明を行い、その同意を得なければならない。
> 3　障害者支援施設は、食事の提供に当たっては、利用者の心身の状況及び嗜好を考慮し、適切な時間に食事の提供を行うとともに、利用者の年齢及び障害の特性に応じた、適切な栄養量及び内容の食事の提供を行うため、必要な栄養管理を行わなければならない。
> 4　調理はあらかじめ作成された献立に従って行われなければならない。
> 5　障害者支援施設は、食事の提供を行う場合であって、障害者支援施設に栄養士を置かないときは、献立の内容、栄養価の算定及び調理の方法について保健所等の指導を受けるよう努めなければならない。

❹ **食事に関する加算一覧**

　障害者福祉施設は主に日中活動を支援する通所系サービスと、夜間の入所支援を行う施設入所サービスの2種類がある。それぞれのサービス形態に沿った食事の提供を行う必要がある。

　通所系サービスでは、食事提供体制加算や栄養スクリーニング加算、栄養改善加算がある。栄養スクリーニング加算及び栄養改善加算は、低栄養または過栄養状態にある利用者などに対して、栄養状態の改善などを目的とし2024（令和6）年に新設された。食事提供体制加算は、2024（令和6）年の改定で見直しが行われた（表1-20）。これらのことから、管理栄養士・栄養士による栄養管理が施設入所だけでなく、通所系の利用者の健康増進にも寄与することが求められている。

表1-20 令和6年度障害福祉サービス等報酬改定 （一部抜粋）

栄養スクリーニング加算　新設　5単位／回
利用開始及び利用中6月ごとに利用者の栄養状態について確認を行い、当該利用者の栄養状態に関する情報を、当該利用者を担当する相談支援専門員に提供した場合、1回につき所定単位数を加算する。

栄養改善加算　新設　200単位／回
次の（1）から（4）までのいずれにも適合する指定生活介護事業所等において、低栄養又は過栄養状態にある利用者又はそのおそれのある利用者に対して、当該利用者の栄養状態の改善等を目的として、個別的に実施される栄養食事相談等の栄養管理であって、利用者の心身の状態の維持又は向上に資すると認められるもの（以下「栄養改善サービス」という。）を行った場合は、3月以内の期間に限り1月に2回を限度として所定単位数を加算する。ただし、栄養改善サービスの開始から3月ごとの利用者の栄養状態の評価の結果、栄養状態が改善せず、栄養改善サービスを引き続き行うことが必要と認められる利用者については、引き続き算定することができる。 （1）当該事業所の従業者として又は外部との連携により管理栄養士を1名以上配置していること。 （2）利用者の栄養状態を利用開始時に把握し、管理栄養士等が共同して、利用者ごとの摂食・嚥下機能及び食形態にも配慮した栄養ケア計画を策定していること。 （3）利用者ごとの栄養ケア計画に従い、必要に応じて当該利用者の居宅に訪問し、管理栄養士等が栄養改善サービスを行っているとともに、利用者の栄養状態を定期的に記録していること。 （4）利用者ごとの栄養ケア計画の進捗状況を定期的に評価していること。

食事提供体制加算　見直し　通所系：30単位／日　短期入所、宿泊型自立訓練：48単位／日
［現　行］ 　収入が一定額以下（生活保護受給世帯、市町村民税非課税世帯、所得割16万円未満）の利用者に対して、事業所が原則として当該施設内の調理室を使用して、食事の提供を行った場合に所定単位数を加算する。 ［見直し後］ 　収入が一定額以下（生活保護受給世帯、市町村民税非課税世帯、所得割16万円未満）の利用者に対して、事業所が原則として当該施設内の調理室を使用して、次の①から③までのいずれにも適合する食事の提供を行った場合に所定単位数を加算する。 ① 管理栄養士又は栄養士が献立作成に関わること（外部委託可）又は、栄養ケア・ステーション若しくは保健所等の管理栄養士又は栄養士が栄養面について確認した献立であること ② 利用者ごとの摂食量を記録していること ③ 利用者ごとの体重やＢＭＩを概ね6月に1回記録していること

施設入所サービスでは、**栄養士配置加算、栄養マネジメント加算、経口移行加算、経口維持加算（Ⅰ）（Ⅱ）、療養食加算**がある（表1-21）。

表1-21 施設入所サービスにおける算定基準

種類	算定基準	単位数
栄養士配置加算（Ⅰ）（Ⅱ）	常勤の管理栄養士又は栄養士（派遣労働者含む）が、指定短期入所事業所等に配置されていることが必要であること。なお、調理業務の委託先にのみ管理栄養士等が配置されている場合は、この加算を算定できない。	加算（Ⅰ）22単位/日　加算（Ⅱ）12単位/日
栄養マネジメント加算	次の①から④までに掲げる基準のいずれにも適合するものとして都道府県知事に届け出た指定障害者支援施設等について、1日につき所定単位数を加算する。 ① 常勤の管理栄養士を1名以上配置していること。 ② 入所者の栄養状態を施設入所時に把握し、医師、管理栄養士、看護師その他の職種の者が共同して、入所者ごとの摂食・嚥下機能及び食形態にも配慮した栄養ケア計画を作成していること。 ③ 入所者ごとの栄養ケア計画に従い栄養管理を行っているとともに、入所者の栄養状態を定期的に記録していること。 ④ 入所者ごとの栄養ケア計画の進捗状況を定期的に評価し、必要に応じて当該計画を見直していること。	12単位/日
経口移行加算	●医師の指示に基づき、医師、管理栄養士、看護師その他の職種の者が共同して、経管により食事摂取している入所者ごとに経口による食事摂取を進めるための経口移行計画を作成している場合、当該計画に従い、医師の指示を受けた管理栄養士又は栄養士による栄養管理及び支援が行われた場合は、当該計画が作成された日から起算して180日以内の期間に限り、1日につき所定単位数を加算する。ただし、栄養マネジメント加算を算定していない場合は、加算しない。 ●経口による食事の摂取を進めるための経口移行計画に基づき、管理栄養士又は栄養士が行う栄養管理及び支援が、当該計画が作成された日から起算して180日を超えた期間に行われた場合であっても、経口による食事の摂取が一部可能な者で、医師の指示に基づき継続して経口による食事の摂取を進めるための栄養管理及び支援が必要とされるものに対しては、引き続き当該加算を算定できるものとする。	28単位/日
経口維持加算（Ⅰ）（Ⅱ）	●経口により食事を摂取する者であって、摂食機能障害を有し、誤嚥が認められる入所者に対して、医師又は歯科医師の指示に基づき、医師、歯科医師、管理栄養士、看護師その他の職種の者が共同して、入所者の栄養管理をするための食事の観察及び会議等を行い、入所者ごとに、経口による継続的な食事の摂取を進めるための経口維持計画を作成している場合、当該計画に従い、医師又は歯科医師の指示（歯科医師が指示を行う場合、当該指示を受ける管理栄養士等が医師の指導を受けている場合に限る。）を受けた管理栄養士又は栄養士が、栄養管理を行った場合、当該計画が作成された日から起算して6月以内の期間に限り、1月につき所定単位数を加算する。ただし、経口移行加算を算定している場合又は栄養マネジメント加算を算定していない場合は、算定しない。 ●協力歯科医療機関を定めている指定障害者支援施設等が、経口維持加算（Ⅰ）を算定している場合、入所者の経口による継続的な食事の摂取を支援するための食事の観察及び会議等に、医師、歯科医師、歯科衛生士又は言語聴覚士が加わった場合は、1月につき所定単位数を加算する。 ●経口による継続的な食事の摂取を進めるための経口維持計画に基づき管理栄養士又は栄養士が行う栄養管理及び支援が、当該計画が作成された日の属する月から起算して6月を超えた期間に行われた場合も、摂食機能障害を有し、誤嚥が認められる入所者で、医師又は歯科医師の指示に基づき、継続して誤嚥防止のための食事の摂取を進めるための特別な管理が必要とされるものに対しては、引き続き当該加算を算定できるものとする。	加算（Ⅰ）400単位/日 加算（Ⅱ）100単位/日
療養食加算	管理栄養士又は栄養士が配置されている指定障害者支援施設等において、別に厚生労働大臣が定める療養食を提供した場合に、1日につき所定単位数を加算する。 別に厚生労働大臣が定める療養食：疾病治療の直接手段として、医師の発行する食事せんに基づいて提供される利用者の年齢、病状等に対応した栄養量及び内容を有する治療食（糖尿病食、腎臓病食、肝臓病食、胃潰瘍食（流動食は除く。）、貧血食、膵臓病食、脂質異常症食、痛風食及び特別な場合の検査食をいうもの	23単位/日

食事に関する加算

通所系サービス
・食事提供体制加算
・栄養スクリーニング加算
・栄養改善加算

障害者福祉施設

施設入所サービス
・栄養士配置加算
・栄養マネジメント加算
・経口移行加算（Ⅰ）（Ⅱ）
・療養食加算

（2）障害者福祉施設給食の運営と提供方式

❶ 障害者福祉施設給食の組織構造

2022（令和4）年の調査*によると、障害者通所サービスのうち食事提供体制加算の算定のある施設では、事業所従事の調理員が事業所内調理室で調理・提供しているいわゆる直営方式の割合が4割程度である。また、給食業務を委託している施設もあり、外部委託先による栄養管理体制の確認についても、算定のある施設のほうが委託先に管理栄養士・栄養士が配属されているかを把握している割合が大きいとの報告がある。

> *「厚生労働省 令和4年度障害者総合福祉推進事業 通所サービス事業所における 食事の提供に係る他制度比較に関する調査研究 報告書」より

❷ 障害者福祉施設給食の収支構造

障害者福祉施設での費用負担は、利用者及び保護者の所得に応じて負担上限月額が設定され、原則として利用者が1割、残りの費用は市町村が負担することとなっている。療養介護を利用する場合、医療費と食費の減免があり、低所得者でも少なくとも25,000円が手元に残るように調整される。また、施設入所の際の食費・光熱費の実費負担については、1月当たり54,000円を限度として施設ごとに設定される。通所系サービスにおいても、低所得者の場合、食材料費のみの負担となるため、実際にかかる費用のおよそ3分の1の負担となる。

5 学校

（1）学校給食の目的と関連法規

❶ 学校給食の概要と重要性

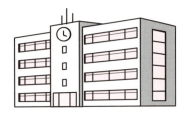

学校給食は、児童生徒の心身の健全な発達に不可欠な役割を果たす教育活動の1つである。近年、生活習慣病の増加や食材料費の高騰など、食生活を取り巻く環境は大きく変化している。こうした状況下において、学校給食は、単に栄養補給の場としてだけでなく、食育の推進、地域との連携、伝統文化の継承など、多様な役割を担い、その重要性がますます高まっている。

❷ **学校給食の目的と関連法規**

学校給食は主に「**学校給食法**」及び「**食育基本法**」において実施されている。主な対象者は義務教育諸学校（小学校、中学校・中等教育学校の前期課程・特別支援学校の幼稚部・小学部・中学部・高等学校）に在籍する児童及び生徒である（学校給食法 第3条）。

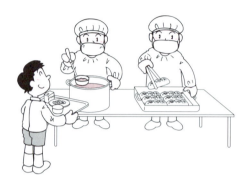

学校給食法 第1条において、学校給食は児童生徒の心身の健全な発達に寄与するとともに、食に関する正しい理解と適切な判断力を養う上で重要な役割を果たすものとしている。食育基本法 第2条第3項では、学校給食は、食育の推進に資する重要な役割を果たすとされている。

その他の関連法規として、「**特別支援学校の幼稚部及び高等部における学校給食に関する法律**」、「**学校給食法施行規則**」、「**学校給食実施基準**」などがある。

「学校給食法施行規則」は、学校給食法に基づき、学校給食の実施に関する詳細な事項について定めた規則である。

「学校給食実施基準」は、文部科学省が定めた告示であり、「児童又は生徒に必要な栄養量その他の学校給食の内容及び学校給食を適切に実施するために必要な事項について維持されることが望ましい基準」としている。学校給食を実施する義務教育諸学校の設置者は、「学校給食実施基準」に照らして適切な学校給食の実施に努めるように定めている。

「**学校給食衛生管理基準**」も文部科学省が定めた告示であり、学校給食における食中毒の発生防止を目的とした衛生管理方法について定めている。給食を提供する際には、おいしい給食であることはもちろんのこと、「学校給食衛生管理基準」に従い、食品事故を起こさないための安全衛生管理が極めて重要である。学校給食の衛生管理は、義務教育諸学校の設置者（教育委員会など）、管理者である校長及び共同調理場長、学校給食衛生管理者である栄養教諭・学校栄養職員及び学校給食調理員のそれぞれの責任において実施されている。適切な衛生管理を推進していくためには、給食従事者の研修の機会が確保されることが必要であり、効果的な研修の実施が求められている。

❸ 学校給食の目標

　学校給食の目標は学校給食法 第2条に定められている。学校給食は、教育的役割が極めて重要であると期待されており、以下の目標が達成されるよう努められている。

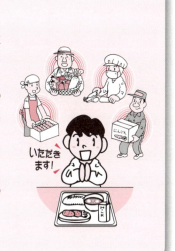

学校給食の目標

1. 適切な栄養の摂取により健康の保持増進を図ること。
2. 日常生活における食事について正しい理解を深め、健全な食生活を営む判断力を培い、望ましい食習慣を養うこと。
3. 学校生活を豊かにし、明るい社交性及び協同の精神を養うこと。
4. 食生活が自然の恩恵の上に成り立つものであることについての理解を深め、生命及び自然を尊重する精神並びに環境の保全に寄与する態度を養うこと。
5. 食生活が食に関わる人々のさまざまな活動に支えられていることについての理解を深め、勤労を重んずる態度を養うこと。
6. 我が国や各地域の優れた伝統的な食文化についての理解を深めること。
7. 食料の生産、流通及び消費について、正しい理解に導くこと。

(2) 学校給食運営における栄養教諭、管理栄養士、栄養士の役割と配置基準

　学校給食は、児童生徒の健やかな成長にとって重要な役割を果たしており、安全で栄養バランスのとれた給食を提供することは重要である。そのため、給食運営には、栄養に関する専門的な知識と技能を持つ栄養教諭や管理栄養士などの配置が不可欠である。

❶ 学校給食栄養管理者の役割

　学校給食栄養管理者は、児童生徒の健康状態や発達段階を考慮し、適切な栄養指導を行うとともに、栄養バランスのとれた献立作成、調理場の衛生管理及び食品の安全管理、食育に関する指導など、学校給食に関する幅広い業務を担当する。このため、学校給食法 第7条において「学校給食栄養管理者は栄養教諭又は栄養士の免許を有する者で学校給食の実施に必要な知識若しくは経験を有するものでなければならない」と定めている。

　学校栄養職員とは、学校で働く栄養教諭以外の栄養士（管理栄養士を含む）のことである。主な仕事内容は、給食管理であり、栄養教諭とは異なり教職員ではないため、児童・生徒や保護者に対して直接栄養や食事に関する指導を行うことはできないが、学級担任などの補佐役として指導に関わることができる。

❷ 学校給食栄養管理者（栄養教諭、学校栄養職員）の配置基準

配置基準については、「学校給食法」、及び「公立義務教育諸学校の学級編制及び教職員定数の標準に関する法律」（第八条の二）に基づくが、栄養士の配置、栄養教諭または学校栄養職員（学校給食栄養管理者）、単独校調理場または共同調理場により必置人数は異なる（**表1-22**）。

表1-22 学校給食栄養管理者（栄養教諭、学校栄養職員）の配置基準

区　分	児童生徒数	栄養教諭・学校栄養職員の配置基準
単独校調理場	550人以上	1人
	549人以下	4校に1人
	549人以下の学校の合計数が1〜3校	市町村に1人
共同調理場	1,500人以下	1人
	1,501人〜6,000人	2人
	6,001人以上	3人

（資料：公立義務教育諸学校の学級編成及び教職員定数の標準に関する法律より作成）

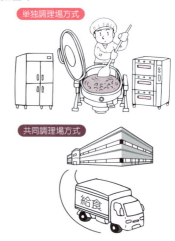

❸ 学校給食運営における組織及び構成員

学校給食運営に関わる組織の構成員は栄養教諭・学校栄養職員、設置者（教育委員会）、管理者（校長及び共同調理場長）、衛生管理責任者（栄養教諭・学校栄養職員）、学校給食調理員などである。学校給食運営における組織の役割は、学校給食の安全性と品質を確保するために不可欠である。構成員はそれぞれの立場で責任を果たし、連携して学校給食の運営を支えていくことが重要である。学校給食の質を高め、児童・生徒の健康と発達に貢献するためには、適切な法規の遵守、衛生管理の徹底、継続的な研修と自己研鑽が重要となる。

(3) 学校給食の提供・調理形態及び実施率

❶ 学校給食の提供形態の区分

学校給食は、学校給食法施行規則 第1条第2項において、次の区分に分けられている（**表1-23**）。

表1-23 学校給食の提供・調理形態

区　分	内　容	実施割合（学校数）
完全給食	給食内容がパンまたは米飯（これらに準ずる小麦粉食品、米加工食品その他の食品を含む）、ミルク及びおかずである給食をいう。	94.3%（29,214）
補食給食	完全給食以外の給食で、給食内容がミルク及びおかずなどである給食をいう。	0.5%（142）
ミルク給食	給食内容がミルクのみである給食をいう。	0.8%（258）

（資料：令和3年度学校給食実施状況等調査より作成）

❷ 学校給食の調理形態及び実施率（令和3年度 学校給食実施状況等調査）

学校給食の調理形態の種類は、主に以下の4種類がある。

> ❶ 単独校方式（自校方式）：各学校において給食調理施設を設置し、調理業務を行う。
> ❷ 共同調理場方式（センター方式）：共同調理場を設置し、小・中学校分を一括調理し各学校へ配送する。
> ❸ 親子方式：給食調理施設が整備された学校で自校分（親）と配送する学校分（子）の調理を行い、子となる学校へ配送する。
> ❹ 弁当外注方式：栄養士の献立と発注食材を使用し、栄養士立会いのもと民間調理施設で調理し、ランチボックスで配送する。

2021（令和3）年度の学校給食の実施率は、95.6％で、国公私立学校において学校給食を実施している学校数は全国で29,614校である。また、完全給食の実施率は94.3％（29,214校）であり（**表1-24**）、前回の調査（平成30年度 学校給食実施状況等調査）では93.5％（29,553校）であったことから、完全給食の実施率は微増しているが、実施している学校数は低下している。

表1-24 学校給食の調理形態及び実施率

調理方式	メリット	デメリット	実施状況
単独校方式（自校方式）	●出来立ての温かい給食を提供できる ●地域の食材を活用しやすい ●食育の機会がとりやすい	●調理員の人件費や設備投資が必要 ●調理技術の差が生じる可能性がある	57.8％
共同調理場方式（センター方式）	●調理効率が良く、衛生管理がしやすい ●食材の大量発注によるコスト削減が可能	●配送料が発生する ●調理時間と配送時間の兼ね合いが必要 ●食育の機会が減る可能性がある	41.0％
親子方式	※単独校調理方式からの移行に有効 ●自校方式とセンター方式のメリットを活かせる ●調理員の人件費や設備投資を抑制できる ●小規模な学校でも給食を提供できる	●配送料が発生する ●調理時間と配送時間の兼ね合いが必要 ●食育の機会が減る可能性がある	
弁当外注方式	●調理員の人件費や設備投資が不要 ●大量生産によるコスト削減が可能	●信頼できる業者選定が必要 ●業者によっては安全性が心配 ●安価な材料や出来合いの調理済み食品を使用している場合がある。 ●調理方法や食材の選択について学校側があまり関与できないため、食事の品質が学校給食の理念や方針に合わせることが難しい ●食育の機会が減る可能性がある	約1.2％

実施状況：令和3年度学校給食実施状況等調査

(4) 学校給食の運営（直営、外部委託）

❶ 設置者である行政による運営もしくは民間への外部委託

公立小中学校の学校給食は通常、設置者である市町村によって管理・運営されているが、文部科学省が1985（昭和60）年に各都道府県教育委員会あてに発した「学校給食業務の運営の合理化について」の通知以降、学校給食の民間委託や共同調理場の推進が図られてきた。この背景には、自治体の財政悪化や人手不足などがあり、民間委託によっての費用削減や人手不足解消が期待できるとの考えがあった。文部科学省の調査（令和3年度 学校給食実施状況等調査）によると、全国平均で学校給食の業務委託率は上昇傾向であり、調理（54.7％）、食器洗浄（52.3％）、運搬（47.3％）の委託率が特に高くなっている。

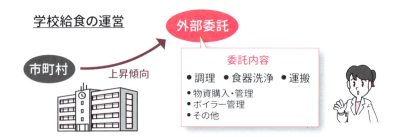

❷ 学校給食の収支構造

学校給食費については、学校給食法 第11条に規定されており、学校給食の実施に必要な施設設備費、修繕費、学校給食に従事する職員の人件費は、義務教育諸学校の設置者の負担とし、それ以外の経費は保護者負担としている（**表1-25**）。

表1-25 学校給食の収支構造及び法的根拠

経費区分	内　訳	負担区分	法的根拠
人件費	学校給食に従事する職員に要する給与、その他の人件費など	設置者	学校給食法 第11条第1項 同法施行令 第2条第1項第1号
施設設備費	学校給食実施のための施設設備費	設置者	学校給食法 第11条第1項
修繕費	学校給食施設設備の修繕費	設置者	学校給食法 第11条第1項 同法施行令 第2条第1項第2号
光熱水費	調理、手洗いなどに要する光熱水費	設置者又は保護者	学校給食法 第11条第2項
食材料費（通常、学校給食費という）	パン・米飯・牛乳・おかずなどの代金	保護者	学校給食法 第11条第2項

(5) 学校給食の栄養・食事管理

❶ 学校給食の栄養管理

学校給食法 第2条に定められている学校給食の目標の1つである「適切な栄養の摂取による健康の保持増進を図ること」を達成するには栄養管理が重要である。学校給食の栄養管理や献立作成は、「学校給食実施基準」（学校給食法 第8条）に基づいて行われており、一般的には ①献立作成（食事計画）、②給食の提供、③事後の評価、④評価に基づく改善の流れで実施するが、食事計画を立てる前に、対象者の実態把握（アセスメント）を十分行うことが望ましい。

具体的な栄養素量については、「学校給食実施基準」第4条（学校給食に供する食物の栄養内容）の<u>学校給食摂取基準</u>に示してある。「学校給食実施基準の一部改正について」（令和3年2月文部科学省初等中等教育局長通知）で示された学校給食摂取基準は、厚生労働省が策定した<u>「日本人の食事摂取基準」</u>の考え方を踏まえるとともに、「食事摂取基準を用いた食生活改善に資するエビデンスの構築に関する研究」の調査結果より算出した、小学3年生、5年生及び中学2年生が昼食である学校給食において摂取することが期待される栄養量などを勘案し、児童または生徒の健康の増進及び食育の推進を図るために望ましい栄養量を算出したものである（**表1-26、1-27**）。

学校給食摂取基準は、児童生徒などの1人1回当たりの全国的な平均値を示したものであるから、その適用に当たっては、個々の児童及び生徒などの健康状態及び生活活動の実態ならびに地域の実情などに十分配慮し、弾力的に運用する。

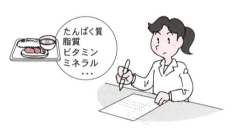

表1-26 児童または生徒1人1回当たりの学校給食摂取基準の基準値設定の考え方

区　分	各栄養素の基準値設定の考え方
エネルギー	学校保健統計調査の平均身長から求めた標準体重と身体活動レベルⅡ（ふつう）を用い、1日の推定エネルギー必要量の1/3とする。
たんぱく質	学校給食による摂取エネルギー全体の13〜20％エネルギーを基準値とする。
脂質	学校給食による摂取エネルギー全体の20〜30％エネルギーを基準値とする。
ナトリウム（食塩相当量）	食事摂取基準の目標量の1/3未満を基準値とする。
カルシウム	食事摂取基準の推奨量の50％を基準値とする。
マグネシウム	小学生以下は食事摂取基準の推奨量の1/3程度、中学生以上は40％を基準値とする。
鉄	食事摂取基準の推奨量の40％を基準値とする。
亜鉛	食事摂取基準の推奨量の1/3を基準値とする。
ビタミンA、B_1、B_2	ビタミンA、B_1、B_2は食事摂取基準の推奨量の40％とする。
ビタミンC	食事摂取基準の推奨量の1/3を学校給食の基準値とする。
食物繊維	食事摂取基準の目標量の40％以上を基準値とする。

表1-27 児童または生徒一人一回当たりの学校給食摂取基準

区分	基準値 児童（6〜7歳）の場合	児童（8〜9歳）の場合	児童（10〜11歳）の場合	生徒（12〜14歳）の場合
エネルギー（kcal）	530	650	780	830
たんぱく質（%）	学校給食による摂取エネルギー全体の13〜20%			
脂質（%）	学校給食による摂取エネルギー全体の20〜30%			
ナトリウム（食塩相当量）(g)	1.5未満	2未満	2未満	2.5未満
カルシウム（mg）	290	350	360	450
マグネシウム（mg）	40	50	70	120
鉄（mg）	2	3	3.5	4.5
ビタミンA（μgRAE）	160	200	240	300
ビタミンB_1（mg）	0.3	0.4	0.5	0.5
ビタミンB_2（mg）	0.4	0.4	0.5	0.6
ビタミンC（mg）	20	25	30	35
食物繊維（g）	4以上	4.5以上	5以上	7以上

【注】1. 亜鉛の摂取量についても配慮すること。児童（6〜7歳）2mg、児童（8〜9歳）2mg、児童（10〜11歳）2mg、生徒（12〜14歳）3mg
2. この摂取基準は、全国的な平均値を示したものであるから、適用に当たっては、個々の健康及び生活活動等の実態並びに地域の実情等に十分配慮し、弾力的に運用すること。
3. 献立の作成に当たっては、多様な食品を適切に組み合わせるよう配慮すること。

（資料：令和3年2月12日文部科学省初等中等教育局長通知）

❷ 学校給食における食物アレルギー対応

学校における食物アレルギーへの対応は、公益財団法人日本学校保健会が発行している「学校のアレルギー疾患に対する取り組みガイドライン」や文部科学省が2015（平成27）年に発行した「学校給食における食物アレルギー対応指針」をもとに行う。この指針には、学校給食における食物アレルギー対応の大原則として、次の6つが示してある。

① 食物アレルギーを有する児童生徒にも、給食を提供する。そのためにも、安全性を最優先とする。
② 食物アレルギー対応委員会等により組織的に行う。
③ 「学校のアレルギー疾患に対する取り組みガイドライン」に基づき、医師の診断による「学校生活管理指導表」*の提出を必須とする。（図1-8）
④ 安全性確保のため、原因食物の完全除去対応（提供するかしないか）を原則とする。
⑤ 学校及び調理場の施設設備、人員等を鑑み無理な（過度に複雑な）対応は行わない。
⑥ 教育委員会等は食物アレルギー対応について一定の方針を示すとともに、各学校の取組を支援する。

* 学校でのアレルギー対応を希望する児童生徒の保護者は、医師の診断による「学校生活管理指導表（アレルギー疾患用）」の提出を必ず求めることになっている。

表 **学校生活管理指導表（アレルギー疾患用）**

図1-8 「学校生活管理指導表（アレルギー疾患用）」（一部抜粋）

（出典：公益財団法人日本学校保健会）

　本指針での学校給食における食物アレルギー対応の基本的な考え方は、「全ての児童生徒が給食時間を安全に、かつ、楽しんで過ごせるようにすること」としている。そのためには、安全性を最優先し、栄養教諭や養護教諭、食物アレルギーの児童生徒を受け持つ担任だけでなく、校長やその他の教職員、調理場のスタッフ、教育委員会関係者、医療関係者、消防関係者などが連携し、当事者としての意識と共通認識を持って組織的に対応することが重要となる。

（6）栄養教諭の役割

　2023（令和5）年7月の文部科学省の通知「養護教諭及び栄養教諭の標準的な職務の明確化に係る学校管理規則の参考例などの送付について」により、栄養教諭の標準的な職務が明確化され、「主として食育に関すること」と「主として学校給食の管理に関すること」の2区分が示された（表1-28）。「主として食育に関すること」では、栄養教諭による食に関する健康課題を有する児童への個別相談指導（実態把握、相談指導計画の作成、実施、評価など）の推進が望まれている。

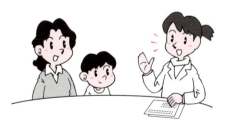

　本通知で示された「栄養教諭の標準的な職務の内容」は、関係法令などを踏まえ、服務監督権者である教育委員会が定めるものであり、表に示した参考例はそのための基礎資料として活用されることを想定している（表1-28）。また、標準的な職務の内容を定めるに当たっては、地域の実情などを考慮した上で定めることも求めている。

表1-28 栄養教諭の標準的な職務の内容及びその例

区　分	職務の内容	職務の内容の例
主として食育に関すること	各教科等における指導に関すること	① 食に関する指導の全体計画の作成 ② 給食の時間における児童生徒への給食指導及び食に関する指導 ③ 上記のほか、各教科等における食に関する指導への参画 　（ティーム・ティーチング、教材作成等）
	食に関する健康課題の相談指導に関すること	① 食に関する健康課題を有する児童生徒への個別的な相談指導 　（実態把握、相談指導計画の作成、実施、評価等）
主として学校給食の管理に関すること	栄養管理に関すること	① 学校給食実施基準に基づく栄養管理 　（献立作成、栄養摂取状況の把握）
	衛生管理に関すること	① 学校給食衛生管理基準に基づく衛生管理 　（学校給食施設及び設備の衛生、食品の衛生並びに学校給食調理員の衛生の管理、学級担任等や学校給食調理員への指導・助言）

備考：校長は、各学校や地域の実情などを踏まえ、上記に掲げていない職務であっても、教諭等の標準的な職務の内容及びその例並びに教諭等の職務の遂行に関する表中の「主として学校の管理運営に関すること」に掲げるものを参考にした上で、栄養教諭の職務とすることも可能である。

6 事業所

(1) 事業所給食の目的と関連法規

❶ 事業所給食の目的と重要性

　事業所給食は、企業や団体で働く勤労者（従業員）のために提供される給食であり、事業所の社員食堂や寄宿舎（社員寮）の食堂などで提供されるものを指す。主な対象者は10歳代後半から60歳代と幅広く、従業員の健康保持・増進や生活習慣病の予防、労働生産性の向上、福利厚生の充実などを目的とした、栄養管理された食事の提供が求められる。

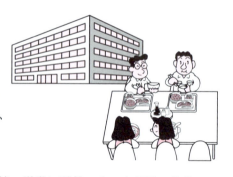

　健康に配慮した食事を提供することで、健康の維持・増進に貢献できる食環境の整備につながり、これは一般的な外食や中食との大きな違いとなり、近年増加している生活習慣病の予防対策としても重要性が高まっている。

❷ 事業所給食の関連法規

　特定健康診査・特定保健指導の導入以降、働く人々の心と体の健康づくりへの注目が高まった。健康日本21（第二次）を受けて、施設の設置者は、利用者に応じた食事提供と健康指導の実施を通じて、利用者の身体状況改善を図る役割が明確にされた。「労働安全衛生規則」第631条では、「事業者は、事業場において労働者に対し給食を行うときは、当該給食に関し、栄養の確保及び向上に必要な措置を講ずるように努めなければならない」としている。このように事業所給食は、「**健康増進法**」及び「**労働安全衛生法**」、「**労働安全衛生規則**」や「**労働基準法**」などの法律に基づき運営されている（表1-29、1-30、1-31）。

表1-29 事業所給食における栄養士配置基準と関連法規

給食提供施設	法律	条項	栄養士配置基準	
事業所	労働安全衛生法	労働安全衛生規則 第631条	事業者は、事業場において労働者に対し給食を行うときは、当該給食に関し、栄養の確保および向上に必要な措置を講ずるように努めなければならない。	努力義務
		労働安全衛生規則 第632条	事業者は、事業場において、労働者に対し、1回100食以上または1日250食以上の給食を行なうときは、栄養士を置くように努めなければならない。	努力義務
寄宿舎（寮）	労働基準法	事業附属寄宿舎規定 第26条	1回300食以上の給食を行う場合には、栄養士をおかなければならない。	必置義務
事業所/寄宿舎	健康増進法	健康増進法 第20条 健康増進法施行規則 第5条	継続的に1回100食以上または1日250食以上の食事を供給する特定給食施設の設置者は、栄養士または管理栄養士を置くように努めなければならない。	努力義務

表1-30 労働安全衛生規則における調理場及び食堂に関する規定

労働安全衛生規則 第8章 食堂及び炊事場

（食堂）	
第629条	事業者は、第六百十四条本文に規定する作業場においては、作業場外に適当な食事の設備を設けなければならない。ただし、労働者が事業場内において食事をしないときは、この限りでない。

（食堂及び炊事場）	
第630条	事業者は、事業場に附属する食堂または炊事場については、次に定めるところによらなければならない。
1	食堂と炊事場とは区別して設け、採光及び換気が十分であつて、そうじに便利な構造とすること。
2	食堂の床面積は、食事の際の一人について、一平方メートル以上とすること。
3	食堂には、食卓及び労働者が食事をするためのいすを設けること（いすについては、坐食の場合を除く。）。
4	便所及び廃物だめから適当な距離のある場所に設けること。
5	食器、食品材料等の消毒の設備を設けること。
6	食器、食品材料及び調味料の保存のために適切な設備を設けること。
7	はえその他のこん虫、ねずみ、犬、猫等の害を防ぐための設備を設けること。
8	飲用及び洗浄のために、清浄な水を十分に備えること。
9	炊事場の床は、不浸透性の材料で造り、かつ、洗浄及び排水に便利な構造とすること。
10	汚水及び廃物は、炊事場外において露出しないように処理し、沈でん槽を設けて排出する等有害とならないようにすること。
11	炊事従業員専用の休憩室及び便所を設けること。
12	炊事従業員には、炊事に不適当な伝染性の疾病にかかつている者を従事させないこと。
13	炊事従業員には、炊事専用の清潔な作業衣を使用させること。
14	炊事場には、炊事従業員以外の者をみだりに出入りさせないこと。
15	炊事場には、炊事場専用の履物を備え、土足のまま立ち入らせないこと。

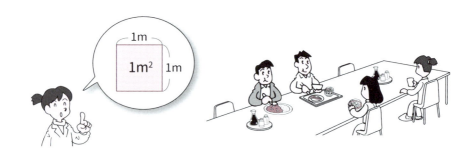

表1-31 労働基準法〈事業附属寄宿舎規程〉における調理場及び食堂に関する規定

労働基準法　　事業附属寄宿舎規程

第214条	常時三十人以上の労働者を寄宿させる寄宿舎には、食堂を設けなければならない。但し、寄宿舎に近接した位置に労働安全衛生規則第六百二十九条の規定による事業場の食堂がある場合においては、この限りでない。
第215条	食堂または炊事場を設ける場合においては、次の各号による外、常に清潔を保持するため、必要な措置を講じなければならない。
1	照明及び換気が十分であること。
2	食器及び炊事用器具をしばしば消毒するとともに、これらを清潔に保管する設備を設けること。
3	はえその他のこん虫、ねずみ等の害を防ぐための措置を講ずること。
4	食堂には、食卓を設け、且つ、ざ食をする場合以外の場合においては、いすを設けること。
5	食堂には、寒冷時に、適当な採暖の設備を設けること。
6	炊事場の床は、洗浄及び排水に便利な構造とすること。
7	炊事従業員には、炊事専用の清潔な作業衣を着用させること。
8	炊事従業員の専用の便所を設けること。

(2) 事業所給食の運営と提供方式

❶ 事業所給食の組織構造

事業所給食の経営形態は、直営方式と委託方式に分類される（第2章 **2** **3** 給食運営の外部委託 参照）。直営方式は、コストが高くなる可能性があるが、特定保健指導などとの連携が取りやすく、企業が統一して従業員の健康維持・増進を推進できるという特徴がある。委託方式のメリットとしては、人件費や食材費などのコスト削減につながる可能性や人材不足の解消につながる可能性がある（表1-32）。

表1-32 事業所給食における外部委託と直営とのメリット・デメリットの例

運営方法	メリット	デメリット	柔軟性	新規導入の際の専門性	他の健康対策との連携
直営	献立や予算を完全に管理できる	・初期費用や人件費などの運営コストが多くかかる ・給食経営ノウハウの必要性	低い	訓練・研修期間が必須	取りやすい
外部委託	投資コストや人件費を抑えられる	自社ブランディングが難しい	高い	即時確保	取りにくい

❷ 事業所給食の収支構造

　事業所給食の収入（給食費）は、主に ①利用者の支払代金、②補助金、③その他の収入、から構成されるが、収入源はさまざまで規定などはなく、補助金については、福利厚生の一環として代金の一部を企業が負担している場合もあるが、任意であるため、すべての企業ではない。よって、①利用者の支払代金が収入の主となることが多いため、すべての従業員が利用するとは限らない事業所給食では、魅力ある料理や多種多様のフードサービス、低価格での販売などによって、利用者数の拡大や顧客の利用率向上を図ることが必要である。

❸ 給食の提供方式と給食委員会の役割

　給食の提供方式は、定食方式やカフェテリア方式が主流であり、近年はカフェテリア方式の採用が増えている。事業所の特徴や職種に合わせて、メニューの多様性や工夫が求められる。

　定食方式（単一献立、複数献立）は、栄養バランスが確保しやすく、コストや調理時間の面でメリットがあるが、従業員の満足度や選択の幅の面ではデメリットである。カフェテリア方式は、料理を選択できる幅の広さや従業員の満足度の面で、多様なニーズに対応できるメリットがあるが、コストや調理時間、栄養バランスの偏り、食材ロスの面でデメリットがある（表1-33）。

　どちらの方式を選択するかは、事業所の規模や従業員のニーズ、健康面などを考慮して決定する必要がある。利用者の満足度向上や健康の保持・増進を図るためには、事業所代表や給食部門、施設管理者などで構成する給食委員会を設置することが望ましい。

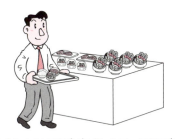

表1-33 事業所給食における定食方式とカフェテリア方式とのメリット・デメリットの例

提供方式	食事内容	メリット	デメリット	健康管理・栄養管理
定食方式（単一定食、複数定食）	決められた献立を提供	●低コスト・調理時間の短縮 ●栄養バランスが確保しやすい ●提供時間の短縮	●利用者の選択の幅がない ●献立内容にあきがくる ●満足度につながりにくい	●栄養士による献立作成で栄養バランスを確保できる
カフェテリア方式	複数の料理から選択	●従業員の満足度が高い ●多様なニーズに対応できる ●従業員の自主性を尊重できる	●コストが高い ●調理時間が長い ●栄養バランスが偏る可能性がある ●食材ロスが発生しやすい	●従業員の選択によっては栄養バランスが偏る可能性がある ●食環境整備や栄養指導が重要になる

(3) 事業所給食の栄養・食事管理
● 栄養管理と食環境整備

　事業所給食は、従業員の健康保持・増進と生活習慣病の予防を目的の1つとしている。職種や身体活動レベルに応じた栄養管理が求められ、日本人の食事摂取基準に基づく栄養目標量の設定が必要である。また、健康診断の結果を反映した献立の検討や栄養情報の提供も重要な役割を果たす。

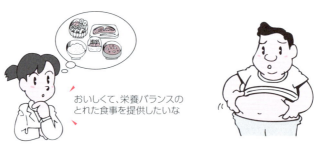

　多種多様の利用者のニーズに対応した食事サービスの1つとして、カフェテリア方式の拡大があるが、先述したように、利用者の選択によっては栄養バランスが偏るなどの課題があげられる。そこで、ヘルシーメニューの導入や利用者自らが料理の組み合わせや栄養表示を意識するような栄養教育や食環境整備が必要となる。その1つの取り組みとしてあげられるのが、2018（平成30）年に10学協会から構成される団体によりスタートした「健康な食事・食環境」認証制度である。この制度は「スマートミール®（略称 スマミル）」の愛称で呼ばれ、外食・中食・事業所給食における健康的な食事及び空間を継続的に提供することを目的としており、継続的に栄養バランスのとれた食事（スマートミール）を提供することや栄養情報の提供、受動喫煙防止などの健康を促進する環境づくりを推進している。

第1章 ○×問題

❶ 1回300食を提供する特別養護老人ホームは、健康増進法に基づき、管理栄養士を配置するよう努めなければならない。
❷ 入院時食事療養（Ⅰ）において、夕食の配膳時間は午後5時である。
❸ 入院時食事療養（Ⅰ）の費用は、1食単位で1日につき3食を限度として算定する。
❹ 介護報酬の算定では、1単位は10円に換算する。
❺ 経口移行加算は、通所サービスにおける栄養管理に関する介護報酬の加算である。
❻ 経口移行加算を算定できる児童福祉施設は、肢体不自由児施設である。
❼ 小学校における給食は、児童福祉法に基づいて実施される。
❽ 学校給食センターでの栄養管理業務は、学校給食栄養管理者が行う。
❾ 事業所における給食は、労働安全衛生法に基づいて実施される。
❿ 事業所給食における利用者の栄養管理の結果評価項目では、健康診断における有所見者の割合を用いる。

※解答は巻末資料に。

第2章

給食経営管理の概念

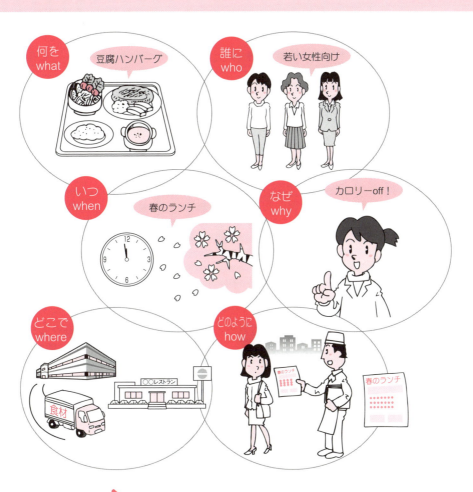

✎ この章で学ぶこと

　給食の経営管理とは、経営資源（人材、情報、資金など）を活用して、組織の構築や人材の育成、収益を活性化するための活動です。給食施設は、利用者の栄養状態がより良くなるためにも、提供した食事を利用者に満足して継続的に摂取してもらうことが大切です。そのためにも、管理栄養士は栄養に関する知識だけではなく、それぞれの施設に応じた理念や目標を理解し、利用者の必要とするものが何かを見極め、食事の質（衛生面や品質面など）を確保することが重要です。利用者にあった食事を作るためには、情報を収集し、食材を仕入れ、どうやって効率的に作れば良いかなどの方法を決め計画していきます。現在では、市場環境も変わり、環境問題などへの配慮も必要になっています。給食の運営をコントロールし、円滑に進めるためには、給食経営の資源を活用し、活動が持続できるように、システム化や効率を考えながら、活動全体が向上するようにマネジメントする方法について考えていきます。

1 給食のシステム

　給食システムとは、給食の運営を円滑に遂行するために、経営や運営に関する組織、方式、方法などを行うための総称である。また、栄養・食事管理、食材料管理、衛生管理、品質管理などのサブシステムとその機能を統合したトータルシステムについて確認していく。給食システムを理解し、各業務の内容を整理している。

1 給食システムの概念

　システム（system）とは、組織が目的を達成するためにお互いに影響しあう要素から構成された仕組みの全体を指す。

　給食経営管理においては、栄養管理、献立管理、経営管理などの各機能の集合体である。給食経営管理全体のことをトータルシステムという。トータルシステムを部門別に分けたものをサブシステムという。

2 トータルシステムとサブシステム

　トータルシステムとは、企業や組織体が全体をコントロールすることで、サブシステムとはその中で分野ごとに分担される複数のシステムのことである。サブシステムが有機的に組織・統合されてトータルシステムが構築される。給食経営管理におけるトータルシステムは対象者に適切な食事を提供することであり、そのために組織の全体を網羅して構築されなければならない。さらに給食の生産に関わるいくつかのサブシステムが存在することになる。サブシステムは直接生産に関わる実働作業システムとその業務を支える支援システムに分けられる。図2-1は、トータルシステムとサブシステムについてまとめたものである。

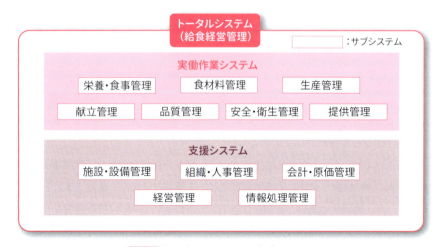

図2-1　トータルシステムとサブシステム

(1) 実働作業システムに分類される要素

❶ 栄養・食事管理
　給食の利用者にとって適切な給与栄養目標量を把握し、嗜好調査、残菜調査や献立計画立案などを行う。また、摂取量の情報や一定期間に使用した食品を食品構成及び荷重平均成分値などと比較し、使用食品の種類や量などを確認、評価する。

❷ 食材料管理
　献立計画に従って食材の発注計画、在庫管理、発注と検収、適正な品質の食材の確保などを行う。

「○○管理」がいっぱい…
それぞれが、
どういう業務をするのか
覚えておこう！

❸ 生産管理
　献立をもとに、提供時間に合わせた作業工程を作成する。大量調理機器を稼働させ、調理器具を使用し、必要な生産量を時間内に確保する。安全性や衛生面などにも十分な配慮が必要である。

❹ 提供管理
　配膳・配食だけではなく、食べ終わった後の下膳の後始末も含む。個別対応が必要な場合は、配膳・配食の確認を行い、正しく行われているかの確認が重要である。
　配食管理、盛り付け管理、提供に関する時間・温度管理や食事環境の整備などを行う。

❺ 安全・衛生管理
　食品、施設、関わる従事者全てを対象とした、HACCP（第5章 ❶ 1 **給食におけるHACCPの運用** 参照）に基づく安全・衛生管理を行う。

❻ 品質管理
　調理工程の標準化、喫食率・嗜好調査などの分析や評価などを行う。

❼ 献立管理
　献立とは食事内容の設計書であり、料理とその組み合わせの体系、利用者の満足度が向上することを目的とする。限られた資源での生産活動になるため、作る側の視点も確認、評価する。

(2) 支援システムに分類される要素

❶ 人事管理
　人事に関すること（採用や配置など）、従事者の教育・訓練、健康管理などを行う。

従事者の勤務時間の管理や、労働者を最大限に活用し発揮させるために、人の採用や配置、異動などや労働条件、労使関係、福利厚生を整え、管理することである。

❷ **施設・設備管理**

法律や基準を遵守した施設・設備の整備、保守・点検などを行う。

❸ **会計・原価管理**

給食施設全体を含めた会計処理、原価構成、売上、収支、各費用の変動を確認、評価する。従事者の給与などの管理を行う。

❹ **情報管理**

IT 導入による事務管理、伝票・帳票作成、経営データの管理・解析などを行う。

主な給食のオペレーションシステム例を**表 2-1**に示す。

2 給食経営の概要と組織

経営とは、企業などが経済的活動を行う場合に、現状の分析、その目的・方向性を定めて方針を立案し、その目標に向かって継続的、計画的、そして経済的、効果的に事業活動を行うことをいう。また管理とは、具体的な諸活動の成果をチェックすることをいう。

すなわち**経営管理**とは、経営資源（人・モノ・金・技術・情報・時間など）を有効活用すると同時に、経営ビジョン実現に向けて経営計画を策定する。活動実績を定期的に把握・評価するとともに、改善に向けた対策をフォローする業務をいう。

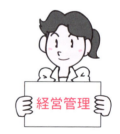

1 経営管理の機能と展開

(1) 経営管理活動

経営活動を行う目的をもった組織が、その目的を達成するために必要な戦略の立案、財務、マーケティング、オペレーション、人材開発などの組織活動、運営に関する一連の意志決定及び実行し、その目的を達成する為に経営資源を活用して管理する活動である。アンリ・ファヨール*は、管理活動を「計画→組織→指揮命令（動機付け）→調整→統制」のプロセスであると定義している。管理活動は後に「Plan-Do-See」や「PDCA」というマネジメントサイクルにつながっている。

> ＊ **アンリ・ファヨール**（1841 年〜 1925 年）：「管理原則の父」とも呼ばれる。経営管理論の礎を築いたひとりに数えられる。

表2-1 サブシステムの事例

	サブシステム（例）		概　要
トータルシステム	実働作業システム	栄養管理	栄養・給食管理システム	利用者の身体状況の評価から目標に沿った結果が達成できたか評価し、目標に達成していなかった場合は栄養ケア計画の見直しを行うという循環システム。
		食材料管理	カミサリーシステム	複数の給食施設が共同で設置し、食材料や給食関連消耗品を一括購入し、保管、配送までをまとめて行う。
			食材管理システム	取引先の選定・管理、食材の購入、検収、保管、PB食材料*の開発などに関するシステム全般。
		生産管理	セントラルキッチンシステム	集中調理をする1か所の厨房（メインキッチン、またはセントラルキッチン）から、複数の食事を調理済みで送る生産管理システム。
			レディフードシステム	クックチルシステムやクックフリーズシステムなど提供日前にあらかじめ調理をして保存をしておく調理システムのこと。
			クックサーブシステム	加熱調理（cook）した後、速やかに提供（serve）する調理・提供システム。従来から行われている調理提供システム、コンベンショナルシステムともいう。
			アッセンブリーサーブシステム	調理済み食品、加工食品として購入し、厨房で再加熱して提供するシステム。再加熱後、盛付、配膳する。
			クックチルシステム	加熱調理の直後に急速冷却（加熱調理後90分以内に中心温度3℃以下）して冷蔵保管の後、提供直前に再加熱（中心温度75℃以上、1分間以上）する調理・提供システム。調理冷却日と消費日を含んで最長5日間の保管が可能。食事を提供する時間と加熱調理する時間を切り離すことができるので、前もって調理が可能になる。
			クックフリーズシステム	加熱調理の直後に急速冷凍（加熱調理後、冷凍−18℃以下）して冷凍保管の後、提供直前に再加熱（中心温度75℃以上、1分間以上）する調理・提供システム。クックチルに比べて保存日数を長くできるが、冷凍による食材料の組織破壊があり、適用できる料理（食材料）に制限がある。
			真空調理システム	肉、魚、野菜などの食材料を真空包装して、蒸気、湯煎などで加熱調理するシステム。素材の風味、香りを逃がさずに加熱調理できることが特徴。
		安全・衛生管理	HACCPシステム	HACCPシステムの概念に基づき大量調理施設衛生管理マニュアルは調理過程における重要管理事項を示した。
		品質管理	調理の標準化	適正な品質の食事の提供のための調理の標準化を行う。利用者満足度、献立の栄養成分値、嗜好調査、盛り付け誤差などが指標となる。
		献立管理	献立作成	計画的な生産管理を行うために、料理、食材料、量などを決める。
	支援システム	人事管理	調理従事者の配置	勤務時間管理、システムによる適正な人員数と配置を行う。
		施設・設備管理	施設の補修・点検	適正な食事環境の設計と整備
		会計・原価管理	収支計算	売り上げの把握、各費用の変動の確認とコントロールを行う。
		情報管理	ITの活用	効率的な事務作業を実施する。栄養・食事管理、経営管理、利用者のデータ管理を行う。

*PB（Private Brand）プライベートブランド食材料の略：小売業者が企画・開発・製造・販売するオリジナル商品のこと

(2) 経営管理の機能

機能をマネジメントするには、企業や組織の管理機能を分析し、全体像を把握、目標を定め、方針を設定することが大切である。経営管理の過程機能は、一般には表2-2に示す7つに分けている。

表2-2 経営管理の機能

機能の種類	内　容
目標設定	「何をしようとするのか」の到達目標をいう。たとえば、生産性、収益性、市場における地位、社会的責任、従業員の能力と態度などのことをいう。
方針設定	その目標設定に到達するための指針をいい、到達するための方向性をいう。「意思決定」を示す上で重要である。
計画策定	目標に向けた具体的な実行計画を企画することをいう。その手法として「5W2H」の手法を用いて作成にあたる。具体的には、収益計画に基づいた予算の策定や短中長期的な経営計画や経営戦略を立案することをいう。 Why（なぜ）、What（何を）、When（いつ）、Who（誰が）、Where（どこで）、How（どうやって）、How much（いくらで）
組織化	計画達成するために業務分担し、組織全体の意思統一及び目標に向けての行動をいう。
指揮命令	指揮命令を統一する。実際の行動を起こさせる指揮・動機づけをいう。
調　整	目標に向け全体が円滑に遂行できるようにすることをいう。
統　制	計画の進捗状況の確認及び必要に応じての修正をすることをいう。

(3) 経営管理の対象と経営計画

経営管理の対象は、①人事・労務管理、②運営管理、③食材料管理、④売上・原価管理、財務管理、⑤顧客管理、営業管理、開発管理、⑥施設・設備管理、⑦情報管理、⑧安全・衛生管理、危機管理、⑨時間管理などの項目がある。

組織が経済的活動を行うには、理念や目的を達成するために、経営資源を用いて**経営計画**を立て、その計画の達成に向け、人を組織化し、業務分担を行い、全体が円滑に遂行できるよう調整する。経営計画とは、経営理念に基づいて立案された経営戦略に沿って計画されている。そのため、最終的に到達すべき「理念」や「ビジョン」といった目標に対し、長期的なアプローチの計画を立て、さらにその長期的なアプローチに対する具体的な取り組みを計画してくことである。このように経営実態を把握できる資料として、経営資源を有効に活用する行動計画のことでもある。

(4) 経営管理の評価

経営活動が計画通りに実施されているかどうかを常に把握し、実際に計画通りに達成したかを評価する。戦略的な実行や経営管理、調達・生産・営業など各機能の業務改善に至るまで幅広く利用されている**PDCAサイクル**を活用し、評価を行う。現在では、多くの企業が、

売上や利益などの業績だけではなく、CS（customer satisfaction: 顧客満足）＊などのさまざまな経営管理の評価軸に入れている。

> ＊ CS（customer satisfaction: 顧客満足）：
> 売上、利益などの業績は、顧客の満足の結果として得られるものであるという考え方で、業務の改善のために定期的に評価する。

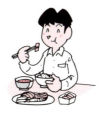

(5) 給食における経営管理

　給食経営にあたっては、単に食事を提供するだけでなく、給食施設の特性（病院、事業所、学校など）に応じて"給食の目的とは何か"、"提供する食事はどうあるべきか"など、給食施設が目指す経営理念が必要である。給食における経営戦略は、施設が目指す理念に向けた短・中長期計画を立て、経営資源の人員計画「人」、設備投資計画「モノ」、給食運営計画「金」、人的コミュニケーション「情報」、情報処理システムなどを活用し、新たな業務拡大の計画や人員配置を含めた組織体制の構築、施設環境の整備などを行っていくことである。つまり利用者（顧客）満足度の向上、給食業務のシステム化の向上、組織全体の一員としての意識の高揚（従業員の人員配置、モチベーションなど）、食材料費や施設の設備投資と補修などの予算と給食運営の効率化、収益性などを配慮して計画作成を行うことが給食における経営戦略である。特に献立開発、設備投資、人材確保などの個別計画は、給食経営を運営する上で重要な位置を占める。給食を担当する者は、給食運営が常に円滑に遂行できるよう心掛ける必要がある。具体的な計画を下記に示す（表2-3）。

表2-3 給食運営の計画策定

目標設定	給食の目標を定める「何をしようとするのか」 →利用者の特性、ニーズを把握して献立作成、配膳システム、献立開発
方針設定	給食の目的を明確にする
計画策定	目標に向けた具体的な計画 ・期間の設定（短・中長期） ・食材料費、人件費、諸経費の原価コストの算定 ・食材料の調達（予算枠、季節変動、地域差による価格差） ・食事の場所、何時（昼食のみ、3食） ・どのような方法で配食・配膳、予算額の設定など
組織化	計画達成するために業務分担し、組織全体の意思統一 →事務業務、作業業務に分担し、役割業務を明確にする（勤務表の公正化）
指揮命令	計画を目標に向かって実際の行動を起こさせる →品質管理の維持、食事サービス（配食、配膳）、従事者のモチベーションの向上
調整	目標に向け全体が円滑に遂行できるようにする →日常業務の権限などの業務委譲し、業務の効率を図る（献立作成など）
統制	計画の進捗状況、業務をコントロールする →予算通りに効率的に運用しているか、（帳簿など）で評価、修正

(6) 給食施設における給食管理の評価

給食管理の評価とは、給食の理念、目的を達成するために、計画の立案、実行し、その成果を検証し、次の計画に反映させることである。評価は、給食を担当する管理者・従事者の評価であり、策定した計画の達成度で評価がされる。計画の収益性、原価コスト、利用者の満足度、給食業務のシステム化の向上など経営計画に基づき作成されるもので、**数値目標**が達成度の指標になる。さらに、施設の特性に応じた給食の目的（利用者の QOL の向上、安全で衛生的な喜ばれる食事、健康の保持・増進、疾病の治療・回復など）についても評価が必要である。評価については、数値目標にあてはまらない部分もあるが、評価を行う上で数値目標の達成度の指標が必要である。

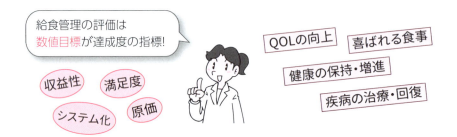

2 組織の構築と関連分野の連携

(1) 経営理念と経営戦略

「経営理念」とは、企業や組織の果たすべき役割や姿勢、将来の目指す姿をいう。成長する企業や組織は、優れた「経営理念」または「企業理念」が明確に示され、経営の拠り所としている。

「経営戦略」とは、経営理念、経営計画にもとづいて、進むべき方向をより具体的にしたものである（表2-4）。

表2-4 経営理念と経営戦略

経営理念	企業や組織の果たすべき役割や姿勢、将来の目指す姿
経営計画	経営理念実現のために必要な中長期的目標
経営戦略	経営理念、経営計画に基づいて、進むべき方向をより具体的したもの
経営戦術	経営戦略を実行するためのより具体的な方法

(2) 経営組織の管理原則

円滑に組織を運営するためには、次のような管理原則が必要とされる。

❶ 命令一元化の原則

属する組織の直属の上司（1人）から指示・命令を受けるようにしなければならない。組織の上下関係を保ち、秩序が維持され統一行動が期待できる。

❷ 専門化の原則

職務を分業化させ、必要な知識と技量を習得することで分業の効果が経営効率を高めることが期待できる。

❸ 階層性の原則

作業者層、監督者層、管理者層、経営者層などに分けて、意思の疎通を図り、責任と権限を明確にする（図2-2）。

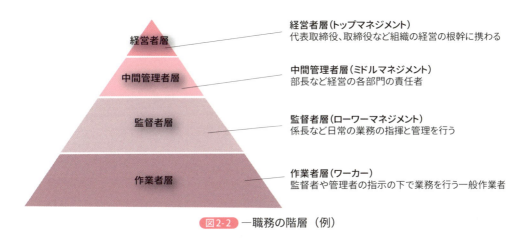

図2-2 ― 職務の階層（例）

❹ 管理（統制）範囲の原則

1人の上司が直接統制できる部下の数には限界があるということであり、一般的には10人程度といわれている。

❺ 権限委譲の原則

上司が業務目標を明確に示すなか、その遂行方法は部下の判断に任せ、自主的に問題点を発見し、能力を向上させる。これにより、上司は例外的な業務処理に専念できる。

❻ 例外業務の原則

組織の上位者は非日常的な業務や例外的な業務、戦略的な業務にあたる。

（3）組織の形態

組織の形態は規模や目的に沿ってさまざまな形態がある。

❶ ライン組織（直系組織）

スタッフ部門はなく、上司が部下を管理する**命令一元化**が発揮される（図2-3）。メンバーの意思統一が図りやすいが、良くも悪くもトップの力量の影響を受けやすい。

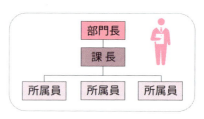

図2-3 ライン組織（例）

❷ ファンクショナル組織（機能組織・職能組織）

営業、経理、人事などの職能別の専門性を活かした組織で、「専門化の原則」の原理で管理ができる（図2-4）。関連性が高い場合は運営管理がしやすく、各部門での指揮命令が迅速にできる。

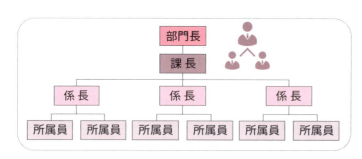

図2-4 ファンクショナル組織（例）

❸ ラインアンドスタッフ組織

ラインを支えるスタッフの機能として人事や総務や営業などを加えた組織である（図2-5）。スタッフは支援部門として、人員配置や給与計算などの人件費、消耗品や備品の管理をする。

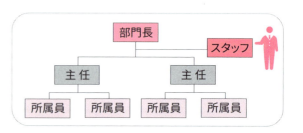

図2-5 ラインアンドスタッフ組織（例）

❹ 事業部制組織

大規模な組織に適しており、地域別、顧客別、市場別などによって分化し、事業部ごとに一部または全部の部門が機能し、組織体系として運営している（図2-6）。

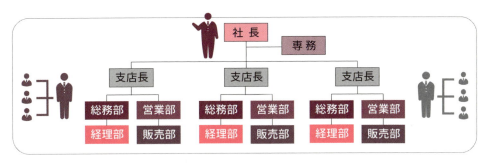

図2-6 事業部制組織（例）

❺ プロジェクト組織

特定のプロジェクトを遂行するために特別に編成されたチームのことで、ある目的を達成するために編成された組織である（図2-7）。

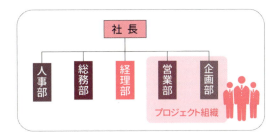

図2-7 プロジェクト組織（例）

❻ マトリックス組織

事業部制組織と職能別組織を組み合わせた組織である。2種類の組織形態を格子状に組み合わせたものである（図2-8）。大企業やグローバル企業に多く見られる。

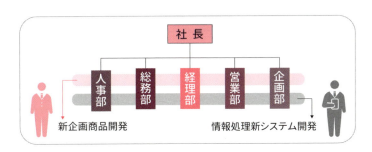

図2-8 マトリックス組織（例）

（4）関連分野との連携と委員会の設置

病院の食事療養を担当する部門は独立しており、管理栄養士・栄養士はその役割を果たすことが求められている。「入院時食事療養及び入院時生活療養の食事の提供たる療養を担当する部門が組織化されており、常勤の管理栄養士又は栄養士が指導又は責任者であること」と定められている*。

＊「入院時食事療養及び入院時生活療養の食事の提供たる療養に係る施設基準」（厚生労働省　令和2年3月5日保医発第0303010号）より

食事療養は食事療養部門だけではなく、各部門の協力が必要である。食事の質の向上、効率的な運営、連絡の調整などを目的として、医師、看護師、管理栄養士、栄養士、調理員、事務担当などで構成する「栄養管理委員会」を定期的に開催する。

その他、特定給食施設では、「給食運営委員会」などを定期的に開催し給食を効率的かつ円滑に運営するため、給食部門に所属する職員の積極的な参加と、施設長や給食関連部門、利用者の理解と支持、協力が不可欠である。

(5) 栄養サポートチーム

NST（nutrition support team：栄養サポートチーム）は、それぞれの病院の状況により設置されており、医師、薬剤師、管理栄養士、看護師などとのチーム医療により、患者の栄養状態の判定を計画的に行い、適正な栄養状態になるように改善していく。

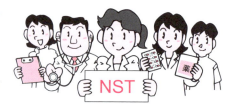

(6) 学校における個別指導

飽食の時代における生活習慣病の若年化、また食物アレルギーの児童に対しては、家庭での対応だけではなく、学校での対応が求められ、場合によっては集団指導だけではなく、個別対応が求められている。担任、栄養教諭、養護教諭、ほかの教職員による校内の指導体制を整えて、保護者、教育委員会、学校医、主治医、給食センター職員などとの連携が重要となる。

3 給食運営の外部委託

給食を運営・管理するには、自らの従業員が給食業務を運営する方法と、系列会社、または給食運営を行っている受託給食会社に運営を任せる方式がある。運営方式には、大きく分けて直営方式と委託方式の2つがある。

給食の業務の全体や一部を外部の組織に委託することをアウトソーシング（outsourcing）といい、事業所や病院、福祉施設、学校などで実施されている（図2-9）。

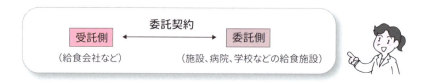

図2-9 委託と受託の関係

(1) 直営方式

企業や施設の中に給食部門の組織をつくり、給食施設を設置する。従業員を使って給食運営を行う。事業主の運営方針が伝わりやすく、従業員とのコミュニケーションも円滑に図れるため、信頼関係を築きやすい。その反面、給食運営の専門的な知識が不足していることや、人事労務が複雑になり、経済的な負担増加などの課題も多い。経営の効率化を図るため、現在は給食業務の外部委託が主流になっている。

(2) 委託方式

給食業務を専門会社に委託することで、業務の負担を軽減でき、専門知識があるため、安心安全に運営を任せることができる。人事管理や経費の効率化が可能になる。

直営方式は自社の中に給食担当部署をつくり運営のノウハウから給食業務を行うのに対し、委託方式の場合は給食担当部署があるものの、管理や確認が主になり、運営のノウハウや給食業務は給食会社に委ねることができる。直営方式と委託方式の経営形態を**図2-10**に示した。

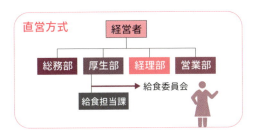
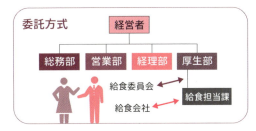

図2-10 給食の経営形態（例）

(3) 委託の形態

給食の委託には、全面委託と部分委託がある。全面委託は、給食運営全体を委託する方法に対して部分委託は、食材料管理、調理、洗浄、清掃などの業務を一部委託する方法である。委託の契約方法には、主に**食単価契約**、**管理費契約**などがある（表2-5）。

表2-5 委託契約方式の種類と内容

種類	内容	備考
食単価契約	食材料費や人件費、経費を販売価格として1食当たりの価格を決め販売する方法	食数が多くあまり変動しない大規模施設で用いられることが多い。食数の増減は収支に影響する。
管理費契約	食事単価を食材料費と管理費に分け契約する方法 食材費は利用者が支払い、管理費は委託側が支払う	小規模施設で用いられることが多く、食数の増減に関係なく、委託側が給食会社に対して、食材料費を除く、管理費を支払う。食材料費は利用者が販売価格として支払う。
補助金制度	食単価の一部を委託側は補助金として支払う方法	福利厚生の一環として、売上の一定割合の補助金を委託側が給食会社に支払う。食数が比較的少ない施設で用いられることが多い。

(4) 委託に関する法規

委託に関する法規は施設ごとにより定められており、それぞれの特質にあわせた特徴がある。

❶ 保育所

1998（平成10）年、厚生省（現厚生労働省）より「保育所における調理業務の委託について」において、施設の行うべき業務として下記のように示されている。

---

① 受託事業者に対して、※調理業務の委託の基本的考え方の趣旨を踏まえ、保育所における給食の重要性を認識させること。
② 入所児童の栄養基準及び献立の作成基準を受託業者に明示するとともに、献立表が当該基準通り作成されているか事前に確認すること。
③ 献立表に示された食事内容の調理等について、必要な事項を現場作業責任者に指示を与えること。
④ 毎回、検食を行うこと。
⑤ 受託業者が実施した給食業務従事者の健康診断及び検便の実施状況並びに結果を確認すること。
⑥ 調理業務の衛生的取扱い、購入材料その他契約の履行状況を確認すること。
⑦ 随時児童の嗜好調査の実施及び喫食状況の把握を行うとともに、栄養基準を満たしていることを確認すること。
⑧ 適正な発育や健康の保持増進の観点から、入所児童及び保護者に対する栄養指導を積極的に進めるよう努めること。

その他：2010（平成22）年の「児童福祉施設最低基準等の一部を改正する省令」で満3歳以上の児童に対する食事の提供に限り、公立・私立を問わず外部搬入が認められている。満3歳に満たない場合は、特区の認定を申請して認定を受けた場合に限り外部搬入が認められることとなった。

※ 保育所における給食については、児童の発育段階や健康状態に応じた離乳食・幼児食やアレルギー・アトピーへの配慮など安全・衛生面及び栄養面などでの質の確保が図られるべきものであり、調理業務について保育所が責任を持って行えるよう施設の職員により行われることが原則であり望ましい。しかしながら、施設の管理者が業務上必要な注意を果しえるような体制及び契約内容により、施設職員による調理と同様の給食の質が確保される場合には、入所児童の処遇の確保につながるよう十分配慮しつつ、当該業務を第三者に委託することは差し支えないものであること。

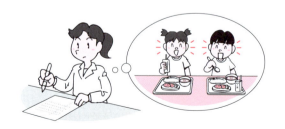

❷ 学校

1985（昭和60）年に文部省（現文部科学省）より通知された「学校給食業務の運営の合理化について」において、下記のように示されている。

一．パートタイマー職員の活用
二．共同調理場方式の採用
三．民間委託の実施

なお、三の民間委託の場合、留意点として次の項目がある。

① 献立の作成は、設置者が責任をもって実施すべきものであるから、委託の対象にしないこと。
② 物資の購入、調理業務などにおける衛生、安全の確保については、設置者の意向を十分反映できるような管理体制を設けること。
③ 設置者が必要と認めた場合、受託者に対して資料の提出を求めることや立入検査をするなど、運営改善のための措置がとれるよう契約書に明記すること。
④ 受託者の選定は、学校給食の趣旨を十分理解し、円滑な実施に協力する者であることの確認を得て行うこと。

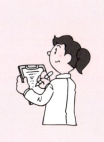

❸ 病院

1986（昭和61）年に外部委託が認められ、現在は院外調理が可能となっている。外部委託は、1993（平成5）年に厚生省（現厚生労働省）より通知された**「医療法の一部を改正する法律の一部の施行について」**の「患者等の食事の提供の業務」の中で、「患者等の食事の提供の業務の範囲及び委託方法に関する事項」として、患者等給食業務の範囲、病院が自ら実施しなければならない業務の範囲、院外調理、複数業者への委託、受託業務を行う場所、調理方式などが記載されている。記載内容は以下の通りである。

① 患者の食事提供の業務の範囲及び委託方法
　ア　委託できる業務の範囲
　　患者給食のうち、病院自らが行わなければならない業務を除き、食事の運搬等を含めて、業者に委託することが可能である。
　イ　委託の方法
　　病院外の調理加工施設を使用して調理を行う、いわゆる院外調理も認められる。また、患者給食業務を複数の業者に委託することも可能である。

ウ　食品衛生法との関係
　　病院外の調理加工施設を使用して患者給食の調理を行う場合には、食品衛生法に基づく営業許可の対象となる。
エ　食事の運搬法
　　原則として、冷蔵（3℃以下）若しくは冷凍（－18℃以下）状態又は細菌が増殖しない（65℃以上）を保って運搬する。

② 人員
ア　受託責任者
　　受託責任者は、従事者の人事、労務管理、研修・訓練及び健康管理、業務の遂行管理、施設設備の衛生管理等の業務に責任を負うものである。

③ 施設、設備、食器
ア　施設、設備などの衛生管理者
　　患者給食に係る施設、設備、食器については、HACCP等に基づく適正な衛生管理が行われ、衛生状態が良好に保たれている必要がある。
イ　必要な給食施設
　　病院内の給食施設のすべてが不要となることはないと考えられる。したがって、今後とも病院には患者給食業務に支障のないよう給食施設が必要である。
ウ　病院と老人保健施設等とを併設する場合における病院の給食施設
　　病院と老人保健施設等とを併設する場合（同一敷地内にある場合または公道を挟んで隣接している場合）においては、併設施設の給食施設を病院の当該施設として供用することが認められる。

④ 運営
ア　患者給食の継続的な提供
　　病院及び患者給食業者は患者給食の継続的かつ安定的な提供に最大限の努力を行う必要があり、何らかの事由により患者給食が当該業務を遂行することが困難になった場合に備えて、患者給食が滞ることのないよう必要な措置を講じておく。
　　なお、必要な措置としては、複数の調理加工施設を有する患者給食業者と業務委託契約を結ぶこと、予め代行業者を定めて代行契約を結ぶこと。病院自らが調理を行うことができる施設及び人員を確保しておくこと等が考えられる。

⑤ 従事者の健康管理及び研修
ア　従事者の健康
　　従事者に対する健康教育の実施によって、従事者の日常的な健康の自己管理を促し、食中毒の発生と感染症の流行を予防する。

---

❹ 事業所

　労働安全衛生規則 第631条において、事業者は、事業場において労働者に対し給食を行うときは、当該給食に関し、栄養の確保及び向上に必要な措置を講ずるよう努めなければならないとされている。

3 給食とマーケティング

　マーケティングとは、市場に向けられた企業組織の活動をいう。より具体的には、顧客と競争企業に向けられた経営資源（人・モノ・金・技術・情報・時間など）の投入努力とその内部的な調整からなる組織的な活動をいう。

　一般的に「広告宣伝活動」、「販売促進活動」、「市場調査」の認識が強く、病院、学校などの経営は、非営利的組織のサービス業であることから組織運営に適用されていなかったが、いまでは、積極的にマーケティング的な発想が取り入れられるようになった。また、今日では販売者側の商品流通、消費者側の購買意識も変化し、マーケティングとは広く「販売する、購入する仕組みづくり」全体をいうようになっている。

1 マーケティングの原理

　マーケティングの基本は、消費者側の購買意欲を高めるために、以下に示す**5W2H**を活用し商品やサービスが運用できる仕組みを作ることで、売上・利益を上げることである。

　また、近年では個別対応の必要性や顧客の**ニーズ**、**ウォンツ**に対する満足度に対応していかなければならない。

❶ 5W2Hの活用
- 何を：どんな商品やサービスを提供するのか？（what）
- 誰に：提供するターゲット（対象顧客）は？（who）
- いつ：提供する季節や時間帯は？（when）
- なぜ：その商品を販売する理由は？（why）
- どこで：提供する場所は？商品の流通経路は？（where）
- どのように：提供する手段は？またどのように告知していくか？（how）
　　　　　　（ポジショニング、販促、プロモーション、広告媒体）
- いくらで：販売する価格は？（how much）

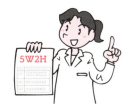

❷ ニーズとウォンツ

　ニーズとは基本的欲求であり、ウォンツは具体的な欲求のことである。「ニーズ」は何らかの不足を感じている状態であり、本来人間に備わっている欲求である。「ウォンツ」はニーズが具体的になったものとして、その人の環境や特性により大きく異なる。給食施設では、特定の人が継続して利用しているのでマンネリ化に陥りやすい。これを避けるために、顧客が、どのような料理やサービスを求めているかを常に把握しておく必要がある（**表2-6**）。

表2-6 ニーズとウォンツ

ニーズ	ウォンツ
基本的欲求 例）暑い、眠りたい、お腹がすいたなど	具体的な欲求 例）クーラーのある場所に行きたい ベッドで眠りたい、うどんが食べたいなど

2 マーケティングの基本戦略

マーケティング戦略の基本として、商品を投入する市場の分析を行った後、市場を各セグメントに細分化（セグメンテーション）し、ターゲットとなる市場を決定（ターゲティング）することで、さらにほかの企業の商品との違い、優位性から自社の商品のポジションを確立（ポジショニング）することで、頭文字を取って**STP戦略**とも呼ばれる（図2-11）。

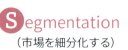
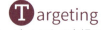
（市場を細分化する）　（ターゲットとなる市場を決める）　（自社の立ち位置を決める）

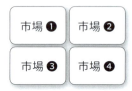
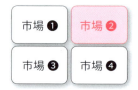
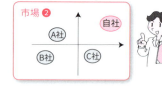

図2-11 STP戦略

（1）マーケティングミックス

マーケティングの基本として**マーケティングミックス**があり、「**マーケティングの4P**」といわれている（表2-7）。

表2-7 マーケティングミックス

項目	視点	事例
Product 製品戦略	製品・商品 （顧客価値）	市場が要求・欲求する商品やサービスを提供すること。 品質、機能、ブランド、パッケージ、などが含まれる。 「どのような商品またはサービスか？」	新メニューの開発 イベントメニュー、季節メニュー 選択食などの導入
Price 価格戦略	価格 （顧客コスト）	市場やほかの企業の動向などから価格設定すること。 「いくらで提供するのか？」	価格設定の検討
Place 流通戦略	場所・流通 （利便性）	販売場所や流通経路について整備すること。流通チャンネルともいう。 「どこで商品を販売するか？」	食堂・椅子・テーブル、食器、BGMなどの食環境整備
Promotion プロモーション戦略	広告宣伝・販売促進 （コミュニケーション）	提供する商品の認知度を高めること。 「どのように広告・宣伝（販売促進活動）を行うか？」	栄養情報の提供（卓上メモ、ポスターなど）サンプルメニュー（ディスプレイなど）

顧客ニーズを明らかにするために、マーケティングミックスとマーケティングリサーチが必要である。マーケティングミックスとは、E.J. マッカーシーが提唱した「4P」に代表されるような、製品（Product）、価格（Price）、流通（Place）、プロモーション（Promotion）の４つの視点から戦略的に販売強化を図ろうとする考え方で、製品を開発し、売れる価格で、効率的な流通、広告・販売活動を効果的に運用することが市場に受け入れられる。

商品の売り手側の視点にたった「マーケティングミックス」と買い手側の視点にたった顧客価値（Customer solution）、顧客コスト（Customer cost）、利便性（Convenience）、コミュニケーション（Communication）がある。これを「マーケティングの4C」という（表2-8）。

表2-8 4Pと4C

4P	4C
製品（Product）	顧客価値（Customer solution）
価格（Price）	顧客コスト（Customer cost）
流通（Place）	利便性（Convenience）
プロモーション（Promotion）	コミュニケーション（Communication）

（2）マーケティングリサーチ

消費者の消費動向や欲求を把握し、必要としている商品・サービスを最も効率的に届けるための方法を明らかにする手法が、マーケティングリサーチである。マーケティングリサーチの方法として次の方法があげられる（表2-9）。

表2-9 マーケティングリサーチの方法

a. 質問調査法	アンケート調査など
b. 訪問面接調査	訪問インタビュー調査　デメリットとしては時間とコストがかかる
c. 観察調査法	状況や行動を観察し、その実態を把握する　ミールラウンドなど
d. パイロット調査、探索調査	調査の企画に入る前に行なう予備的な研究
e. パネル調査	調査対象を長期間固定し、同じ様式の調査票を用いてくり返し行なう継続調査
f. オムニバス調査	複数の調査依頼者を募集し、同一の調査に文字通り相乗りさせて行なう調査
g. 会場調査	製品テストの一方法。あらかじめ何ヶ所かの会場を設定しておいて、そこに対象者を呼んでテストしてもらう
h. 街頭調査（CLT）	現地調査
I. インターネット調査	インターネットを活用しての調査

（3）セグメンテーション

セグメンテーション（Segmentation）とは、市場の細分化のことである。近年の顧客の多様化により万人に嗜好を合わせることは難しくなってきている。そこで自社の製品に適した対象を絞り込む。市場をセグメント（区分）して効果的に対象にアプローチする。

（4）ターゲティング

ターゲティング（Targeting）とは、標的市場（ターゲットとする消費者）を定め、戦略を立てることである。

全ての顧客のニーズを満たすことは難しいため、何を行うかという自社製品の売り込みの計画を立てる必要がある。

（5）ポジショニング

ポジショニング（Positioning）とは、標的市場に対し、自社製品をポジティブに位置づけることである。対象商品を細分化（セグメント）し、その中で競争相手の戦略方法などを検討した上で決めることで、自社の商品の特性を明確にする。

（6）マーチャンダイジング

マーチャンダイジング（Merchandising）とは、商品化計画、商品政策などともいう。より満足度の高い食事を提供するためのメニュー戦略として活用される。

（7）マーケティングプラン

マーケティングプラン（Marketing plan）とは、目標値を決定し、数値化することをいう。また達成する期間を設定することも重要である。顧客に商品を伝える方法としては、メディアなどの方法があり、マーケティングプランの策定は、売上や利益、市場（シェアを占める割合）の数値を具体的に明確にすることが重要である。

（8）給食におけるマーケティング

給食の現場でのマーケティングは、利用者を的確に把握することが重要である。一般の飲食店の食事に比べ、給食は特定多数人に対して提供するため、利用者は限られる。事業所給食では、利用者の年齢・性別または活動強度はどうか、病院では、治療食か一般食か、栄養状態、年齢、性別など、各給食施設の給食実施の目的に合わせて給食が提供されている。最近は利用者のニーズ・ウォンツの変化が多様化し、安全・安心でおいしい食事、快適な食事環境、値段、サービスなどが要求されるようになった。このため、喫食率の向上対策、栄養・食事サービスの充実をはかる上で、マーケティングプランを策定し、課題解決に向けての活動を行う。具体的な活動として**表2-10**に示す。

表2-10 マーケティングプラン

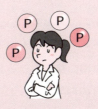

❶ 要約・・・マーケティングプランの要約
↓
❷ 課題の分析
↓
❸ 目標・・・目標を達成するための効果的な方法
↓
❹ マーケティング戦略（4つのP）
- 製品（Product）：製品やサービス
- 価格（Price）：価格戦略と支払い方法
- 宣伝（Promotion）：宣伝の道具やプラン
- 流通（Place）：販売・流通方法

◆ （製品計画：献立、適量、味つけ）
◆ （料理の販売価格）
◆ （要望、クレーム対応）
◆ （イベントメニュー、POPの活用）

↓
❺ 行動計画・・・何をするのか
- 各々のプランの期間（開始から終了まで）
- 誰が仕事を担当するのか
↓
❻ 予算・・・マーケティング活動の経費表を作成する
↓
❼ 統制・・・マーケティングプラン実行確認の具体的な数値目標などの管理
- 補足的書類・・・経営分析表・市場調査結果など

（9）給食における顧客情報のマネジメント

　給食の特性を踏まえて、顧客の満足度を維持するためには、品質管理、サービス管理、原価管理、従業員管理、安全・衛生管理を給食利用者に焦点をあてたプロセス（栄養・食事管理）と、提供する食事に焦点をあてたプロセス（給食管理）が重要である。そのためには、利用者に応じた給食を適正に行い、適切な品質管理と献立管理、生産管理、提供・販売管理など目標の設定から実施、マーケティング活動を行うことでプロセス全体の到達度を高めることができる。さらに各管理の品質を高めることにより**顧客サービスの向上**につながる。顧客サービスの向上への対応は、以下にポイントを示す。

❶ 給食（業務）の単調化への対応

　施設、事業所の給食は、特定多数人を対象としているため、利用者は、常に同じ給食サービスを受けると、日々の給食に飽きる傾向になり、クレームの要因となる。また、給食従事者も独創性、開発意欲やアイデアも乏しくなり改善意識が低下する。

❷ 顧客心理面への対応

　利用者は、感情や体調及び食欲の状態で喫食量が変わり、感じ方は千差万別で個々の評価も異なる。給食の提供においては、管理者や給食従事者は、利用者の心理面を共有することが大切である。

❸ 無形サービスへの対応

　無形サービスは、形がないという特性から、品質を把握しにくいという性質がある。また品質を標準化することが難しい。利用者ごとの要望は異なることから提供した食事が期待と実際の品質が大きく異ならないよう、品質の確保が重要である。サービスの改善を図るには、利用者に対し環境の整備やサービスの内容などの情報の提供に積極的に取り組む事が重要である。また給食の内容、サービスの内容を利用者から聞き取る対策（意見・要望などの声）などの調査をすることも重要である。

3 給食におけるマーケティングの活用

　提供側からの一方的なサービスにならないように、顧客志向を大切にし、マーケティングリサーチを積極的、継続的に実施する。顧客のニーズやウォンツは多様化し、安全性や食の楽しみを加えたサービスが求められる。給食現場において栄養価を充足するというニーズが求められ、さらには、「食べたい料理とサービス」がウォンツとなり、「顧客満足（CS: Customer Satisfaction）」は業績などに影響を受けるため、これを維持し、高めることが必要である。

（1）顧客満足度

　顧客満足（CS: Customer Satisfaction）とは、顧客第一に基づいて考えられたもので、顧客の商品やサービスに対する満足度を調査するときの指標となる。顧客との良好な関係を長期的に維持することが目標の1つとなる。給食施設では、栄養管理面や食事内容、価格面、サービス面など多様な顧客サービスが求められている。満足度を把握するためには、アンケート調査などを行い、運営の改善や見直しの材料とする。よってすぐに改善できない項目はアンケート調査の内容に加えないほうが良い。調査結果に答えることが目的となるので、改善できていなければ信頼を失う可能性がある。調査する前には調査項目が適正であるかどうかを検討する必要がある。

　また、顧客満足を上げるためには、下記の①～④の関連する項目も上げることが必要である。

> ① 契約先満足　CS（client satisfaction）
> 　委託契約に基づく給食サービスでは、受託者である給食会社が契約先（委託先）の満足を得ることが必要である。
> ② 従業員満足　ES（employee satisfaction）
> 　従業員の職場や職場に対する満足度である。この結果をもとに職場環境の改善、人事制度、教育制度、福利厚生の見直しの材料とする。
> ③ 利害関係者満足（stakeholder satisfaction）
> 　経営組織には、株主や金融機関、仕入先などその取り巻く環境に関わる人々が存在する。これらの人々の満足を得ることも忘れてはならない。
> ④ 経営組織満足（company satisfaction）
> 　経営組織満足度は、顧客満足、従業員満足、利害関係者満足が安定して継続し、高くなるように創意工夫をすることである。

(2) プロダクト・ポートフォリオ・マネジメント（PPM）

　PPM分析とは、自社製品が市場にどのように位置づけられているかを把握し、分析する手法である。縦軸に市場成長率、横軸に市場シェアからなるマトリックスをつくり、それぞれの製品を市場の状況に応じて4つの分類をつくる（**図2-12**）。

　「花形」は市場成長率、市場シェアが両方とも高く、主力となる製品である。成長も高く競争も多いので、経営資源の投入が必要となる。反対に「負け犬」は市場成長率、市場シェアともに低く売上の増加が見込めないため、製品は撤退を検討すべきであると考えられる。「問題児」は、市場成長率は高いが市場シェアが低いので製品の縮小も検討しなければならないが、市場成長率が高いためアイデア次第では売り上げが伸びる可能性もある。「金のなる木」は市場成長率が低いが、市場シェアが高い製品である。今後の成長は大きく期待できないが、利益を取り込めるので資金源となる。PPMは、メニュー分析や顧客満足度などの分析にも用いられる。売上成長率を縦軸、売上構成比を横軸として改善するメニューや人気メニューなどに分類し、商品戦略を立てるための分析に活用できる。

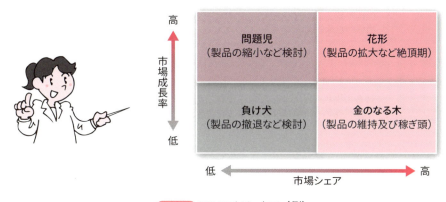

図2-12 PPMマトリックス（例）

(3) SWOT分析

　SWOT分析とは、企業内外の問題を分析する手法である。「Strength（強み）」、「Weakness（弱み）」、「Opportunity（機会）」、「Threat（脅威）」の4つの単語の頭文字をとったものである（**表2-11**）。

表2-11 SWOT分析

	好影響	悪影響
内部環境	S（強み）	W（弱み）
外部環境	O（機会）	T（脅威）

（4）ABC分析

ABC分析とは、商品を金額や売上げなど構成比の高いものからA・B・Cのグループに分類し、Aグループの商品を重点的に管理する方法である。メニューの販売管理や食材料の使用頻度調査などに用いられる。売上や使用頻度の高い順にA・B・Cの3つのグループに分類する。

（5）マーケティングコンセプト

消費者の視点に立ち、発想することは、企業の経営にとって重要である。このコンセプトは社会構造の変化とともに変遷している。従来の提供側主体の給食運営では、高い顧客満足度を得られることは難しいため理解しておく必要がある（図2-13）。

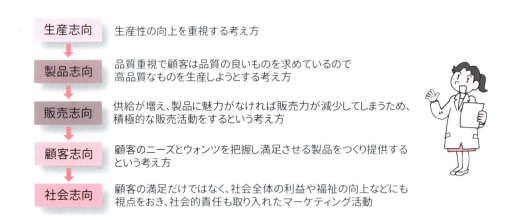

図2-13 マーケティングコンセプト

4 給食経営の概要と組織

経営する上で必要な「経営資源」には、人・モノ・金・技術・情報・時間などがある。これらの内容を把握するとともに有効活用するための管理を学んでいく。

1 給食経営の資源

給食を運営するためにはさまざまな資源が必要であり、人（Man）、機械や設備（Machine）、材料（Material）、予算（Money）、工程・方法（Method）、マニュアル（Manual）、献立（Menu）の**7M**がある。ほかに情報（Information）は利用者、食材料、献立などすべての資源に関係し、ナレッジや時間なども資源にあたる（表2-12）。

表2-12 給食経営における資源

人材（Man）	専門分野を持つ人材や優れた能力をもつ人材が豊富であることなど
機械や設備（Machine）	大量調理機器や設備、食堂など
材料（Material）	食材料、什器など
予算（Money）	設備費や給食費、人件費などの予算
工程・方法（Method）	作業手順書、作業工程など
マニュアル（Manual）	大量調理施設衛生管理マニュアルなど
献立（Menu）	献立計画、給与栄養目標量、食品構成など
情報	給食管理のシステムを円滑にする上での情報システム
ナレッジ	新製品などの開発など
時間	効率の良い作業による時間管理など

（1）給食事務管理の内容

　給食事務は、組織・人事管理、栄養・食事管理、施設・設備管理、生産管理、品質管理、安全・衛生管理、会計・原価管理とさまざまな部門で行われる。事務管理はマニュアル化して、誰でもが処理でき、必要なときに簡単に利用できることが望ましい。

（2）給食経営管理における事務処理のコンピュータ化

　給食業務を処理遂行するには、さまざまな情報を伝達、記録しなくてはならない。その手段として帳簿と伝票があり、これらを有効に適切に処理する必要がある。これらの事務処理を円滑に行うには、コンピュータの利用は不可欠である。そのために栄養士は、情報を的確に収集し、コンピュータを迅速に使いこなせる能力が必要となる。

　給食業務における帳票は、発注書や納品書、請求書、食数表、栄養出納表、食材料費日計表、棚卸表などさまざまである。特定給食施設管理者は、栄養管理報告書を所轄の保健所を通じて都道府県知事へ提出しなければならない。

2 給食の原価構成と収支構造

（1）会計管理

　会計管理は**財務会計**と**管理会計**に分類することができる。

　財務会計とは、会社の業績を株主総会で、また税金の申請などを報告することを目的とする会計をいう。また経営の効率化を高めるために資料作成をする役割もある。

　管理会計とは、会社内において経営管理に役立つ会計情報を社内組織に提供することを目的とする会計をいう。また会社の業績を上げるための資料作成をする役割もある。

（2）財務諸表

　財務諸表とは決算書とも呼ばれ、企業の経営状態を示す一連の書類のことである。一定期間（一般的には1年間）の経営成績や財政状態を示すもので、財務諸表等規則による財務諸表は、**貸借対照表**、**損益計算書**、**キャッシュ・フロー計算書**などがある（表2-13）。

表2-13 財務諸表

貸借対照表	財政状態を示す。営業活動に使われる資金がどれくらいあるかをみる。
損益計算書	一定期間の収益とそれに要した経費を記載し、事業活動での利益（損益）を示す。
キャッシュ・フロー計算書	実際のお金の動きを把握。

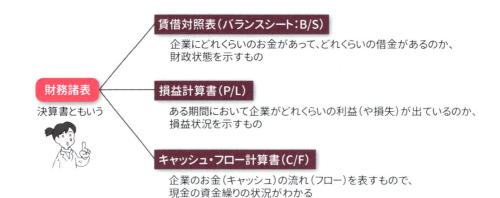

財務諸表（決算書ともいう）
- **貸借対照表（バランスシート：B/S）**：企業にどれくらいのお金があって、どれくらいの借金があるのか、財政状態を示すもの
- **損益計算書（P/L）**：ある期間において企業がどれくらいの利益（や損失）が出ているのか、損益状況を示すもの
- **キャッシュ・フロー計算書（C/F）**：企業のお金（キャッシュ）の流れ（フロー）を表すもので、現金の資金繰りの状況がわかる

❶ 貸借対照表

貸借対照表とは企業の財政状態（資産、負債及び資本）を示すものでバランスシートとも呼ぶ。

貸借対照表の構成

決算日における事業体の財政状態を示す。表2-14の左側（借方）に全ての資産の運用状態、右側（貸方）にその資産を調達した資本と負債を一覧にしたものである。

表2-14 貸借対照表（例）

資産の部		負債の部	
科目	金額	科目	金額
流動資産		**流動負債**	
現金・預金	a	短期借入金	
売掛金	a	賞与引当金	
貸付金	a	未払い金	
原材料	b	その他	
商品	b		
		固定負債	
固定資産		長期借入金	
有形固定資産		固定負債	
建物		**負債合計**	c
機械など		**資本の部**	
土地		資本金	
その他		資本準備金	
無形固定資産		資本余剰金	
投資有価証券		純資産合計	c
資産合計	@	**資本・負債合計**	@

- 短期の現金化資産(a)+棚卸資産(b)がある
- 長期保有資産 土地・建物・設備費用など
- 短期はおおよそ1年以内、長期は1年以上
- 短期で返済しなければならないもの
- 長期で返済しなければならないもの
- 自己資本
- @ 資産合計と資本・負債(c+c)は同じ金額

資産と負債

a. 資産
- 流動資産：「現預金」、「受取手形」、「売掛金」、「有価証券」など、1年以内に現金化が予定されている、または現金化が可能な資産のこと。
- 固定資産：「土地」、「建物」や特許などの「無形固定資産」など、現金化する予定がない資産のこと。

b. 負債
- 流動負債：「支払手形」、「買掛金」など、1年以内に返済しなければならない負債のこと。
- 固定負債：「社債」、「長期借入金」、「退職給付引当金」など、返済が1年を超える負債のこと。
- 資　　本：「資本金」、「剰余金」など、返済義務のない純粋な財産のことをいう。

❷ 損益計算書

損益計算書とは、一定期間における企業の利益を明らかにするために作成する計算書のことをいう（表2-15、2-16）。

表2-15 損益計算書の構成

a. 売上総利益	収益力を示すもので、売上高から売上原価を差し引いた金額（粗利益、粗利）をいう。販売費及び一般管理費は（人件費、減価償却費、広告・宣伝費その他販売費、管理費）で構成される。
b. 営業利益	事業能力を示すもので、企業の本業からの利益をいう。
c. 経常利益	営業活動の成果としての利益で、企業の力（収益力）をいう。
d. 税引前当期純利益	税金が引かれる前の利益
e. 当期純利益	最終利益

表2-16 損益計算書の構造

科　目	内　容
1. 売上高	売上代金、本来の営業活動からでた利益
2. 売上原価 　　売上総利益	原材料費などの製造コスト 粗利益
3. 販売費及び一般管理費 　　営業利益	販売活動費用、人件費など 本来の営業活動利益
4. 営業外利益	受取配当金、受取利息など
5. 営業外費用 　　経常利益	支払利息、社債利息など 営業利益＋営業外収益－営業外費用
6. 特別利益	固定資産売却益など
7. 特別損失 　　税引前当期利益 　　当期利益	有価証券売却損、災害損益 経常利益＋（特別利益－特別損失）法人税などを差し引く前 最終的な利益（純利益）

❸ キャッシュ・フロー計算書

貸借対照表、損益計算書に次ぐ第3の財務諸表といわれる。企業が営業活動を通じてどれだけの資金を獲得し、どれだけを投資活動に振り分け、配当し、適用したかの現金の変動をいう（図2-14）。この計算書によって、損益計算書では分からなかった企業の現金収支の状況を示す役割がある。

- **営業キャッシュ・フロー**：その企業の事業活動・営業活動による収支
- **投資キャッシュ・フロー**：設備投資や株の売買による収支
- **財務キャッシュ・フロー**：借金返済や借入金などでの資金調達による収支

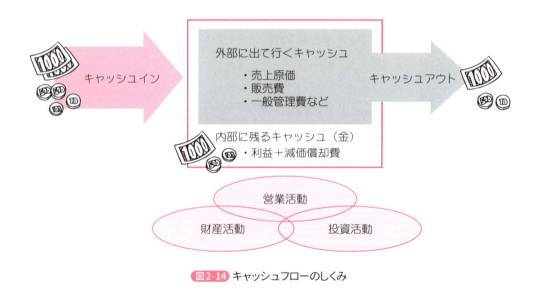

図2-14 キャッシュフローのしくみ

❹ 減価償却費

建物や機械、車両など長期間使用する固定資産などは、取得時にすべての費用を計上すると大幅な赤字となるため、取得原価を使用期間（耐用年数）にわけて複数年にわたり費用を分割計上していく。これを**減価償却費**という。減価償却の方法は、定額法と定率法がある（図2-15）。

減価償却費の考え方
定額法 … 取得価額×定額法の償却率
定率法 … 未償却残高×定率法の償却率

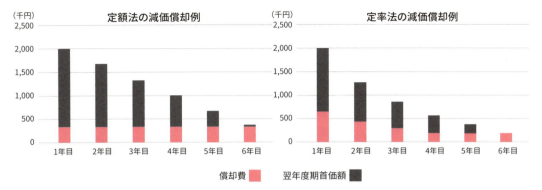

減価償却は、所得税法や法人税法に定められた経費計上方法である。使用可能期間が1年以上、取得価額が10万円以上の固定資産のうち、経年によって価値が減少していくものが対象となる。

図2-15 定額法・定率法の減価償却例

（3）原価管理

❶ 原価管理とは

原価を算出し、それをもとに原価の抑制と統制を図ることをいう。給食に置き換えると「限られた予算のなかで給食内容を維持・向上させるために、食材料費や人件費、諸経費などをコントロールすること」をいう。

❷ 原価計算の3つの要素（材料費、労務費、経費）

製品を製造するには、原材料を購入し、それを工場などで機械や人間の力で加工する。その製造過程で、電気代や水道代などの費用も発生する。製品を製造するためには、食材料費や人件費、その他のさまざまな経費がかかる。

原材料の費用を**材料費**、生産に従事する従業員の給与を**労務費**、その他の費用を**経費**という。内訳は、**表2-17**に給食に関連する内容で示した。

表2-17 原価の種類

材料費	給食材料（主食用、生鮮食材、加工品、缶詰、調味料、嗜好飲料）、料理の一部として使用するアルミカップ
労務費	賃金、賞与、諸手当（役職手当、住宅手当、通勤手当など）、福利厚生費（社会保険費用など）
経費	光熱水道費（ガス、電気、水道）、消耗品費（文具、日常の消耗品）、衛生管理費（検便、健康診断、クリーニング費用、衛生検査）、旅費、交通費、会議費、研修費、施設設備費（建物、調理機器類「減価償却費」）、広告宣伝費、修繕費用（建物、機器類、施設）、食器など（新規、補充費用）

❸ 直接費と間接費

原価は、1つの製品にだけに消費されたことが明らかな**直接費**と、複数の製品に共通して消費する**間接費**とに分けることができる（**表2-18**）。間接費には、給食業務に関わらない者（たとえば、委託給食であれば事務員など）の人件費や、販売のための広告費なども含まれる。

表2-18 直接費と間接費の主な内訳

直接費 （製造直接費）	材料費	給食の**食材料**にかかる費用 （主食費、副食費、調味料、外注加工品など）
	労務費	給食生産に**直接的**に関わる人の**人件費** （賃金・賞与・福利厚生費など）
	経費	材料費と労務費に含まれない、給食生産に関わるすべての費用（水光熱費、設備修繕費、外注加工費、健康診断に関わる費用、**調理機器の減価償却費**、教育訓練費など）
間接費	製造間接費	給食生産に**間接的**に関わる**人件費**や**経費** （消毒薬剤、清掃道具代など）
	一般管理費	本部社員の人件費、本部経費など
	販売経費	広告、宣伝、委託元のイベント広告にかかる費用

❹ 給食施設における原価管理

給食の原価管理

経営管理の手法を用い、短・中長期経営計画を作成し、事業目的の達成、そして適切な収益を求めなければならない。適切な収益を上げるためには、実績を踏まえて予算編成を厳密に行わなければならない。予算の編成は、経営形態や施設の特性（種類）によって異なり、当該施設の実情により個々に組まれる。

給食の原価構成

原価計算は、材料費、人件費、経費、管理費などで構成される（**図2-16**）。

料理（給食）を作るための費用を**製造原価**という。製造原価には、食材料の費用だけでなく、機械・設備の費用、生産（調理）のための電気、ガス、水道費用と生産（調理）に関わる人たちの（給食従業員など）賃金が含まれる。この製造原価を計算する手続きを一般に**原価計算**という。

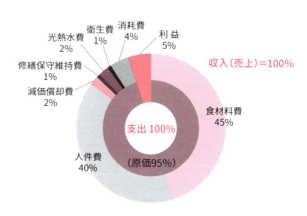

図2-16 給食費の原価構成（例）

> 給食における原価計算

材料費、労務費、設備費などの経費、これに販売費及び一般管理費を含めたものが**総原価**になる。原価という場合は、一般的に「製造原価」をさす場合が多い（図2-17）。

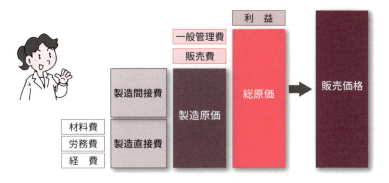

図2-17 原価管理

（4）損益分岐点

利益も損失も出ない、売上高と総費用が一致する点を**損益分岐点**という。売上高が損益分岐点を上回れば利益を生み出し、下回れば損失が発生する（図2-18）

❶ 損益分岐点の計算式

全ての費用をまず**固定費**と**変動費**に分けた上で、次の公式により求められる。

> 損益分岐点 ＝ 固定費 ÷（1 − 変動比率）
> 変動比率 ＝ 変動費 ÷ 売上高

> 【例】現在の売上高：2,000万円　固定費：500万円　変動費：1,000万円
> 損益分岐点 ＝ { 500 ÷（1 − 1,000 ÷ 2,000）} ＝ 1,000
> であり、損益分岐点は1,000万円となる。

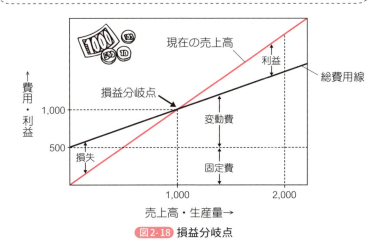

図2-18 損益分岐点

❷ 固定費と変動費

費用を固定費と変動費に分けることができる。

固定費とは、売上高の増減に伴って変動しない費用をいう。たとえば、人件費（正社員の給与）、賃借料（家賃）など、売上げの増減に関係なく費用は一定である。

変動費は、売上高の増減に伴って変動する費用のことである。たとえば、食材料費や、人件費（アルバイトの給与）など、売上の増減に比例して変動する費用である（表 2-19）。

表 2-19 費用の分類

固定費	● 供給する食数（売上高）の変動に関係なく、必要な費用 　　→ 常にほぼ一定額が発生 人件費（正社員の給与）、施設・設備費、賃借料、交通費、保険料、健診費用、原価償却、光熱水費（基本料部分）など
変動費	● 食数（売上高）の変動に応じて、増減する費用 　　→ 比例的に増額する費用 食材料費、人件費（パート・アルバイトの給与）、消耗品費、光熱費、その他の経費など

❸ 損益分岐点分析

売上高が損益分岐点より低ければ赤字化（損失）する。売上高が損益分岐点より高ければ黒字化（利益）が出る状態を示す。一般的には、損益分岐点が低いほど利益を多く出しやすいが、損益分岐点が低いからといって高い売上高を上げるとも限らない。損益分岐点だけでなく実際の売上高もあわせて分析することも重要である。

（5）ABC 分析と労働生産性の分析

ABC 分析は、経営分析手法として用いられている。給食施設では、料理別売上高、食材料の原価分析、メニュー分析などに用いられている。貢献度の高い（原価分析の場合は売上高・食材料）順に A・B・C の 3 段階に分類し、A ランクを重点的に管理し、C ランクは廃止または内容を検討する方法をいう（図 2-19）。

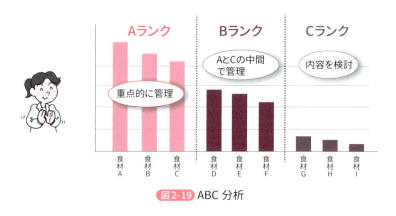

図 2-19　ABC 分析

労働生産性とは、従業員1人当たりの生産量（額）を見る指標をいう。給食運営で言い換えると調理従事者1人1日当たりに賄える食数の作業時間を指標とする。
　生産量（生産額）÷労働時間数から労働の生産性を分析する。

> **算出方法**
> 労働生産性＝生産量÷従業員数（または労働時間）

　例：1人1時間当たり何食生産できたかを算出することで効率の良否を判断する。

> 【例題】
> 1日の食数が1,200食の特定給食施設における調理従事者数は、正社員（8時間／人／日）5人とパートタイマー（4時間／人／日）15人である。この場合の労働生産性（食／時間）は？
>
> 【解答】
> 　（正社員8時間×5人＝40時間）＋（パートタイマー4時間×15人＝60時間）＝100時間
>
> 　1,200（食）÷100（時間）＝12（食／時間）

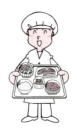

3 給食運営における人的資源

　経営管理においては、「企業は人なり」という言葉があるように、企業の組織にとって"人"は最も重要な資源である。人事・労務管理は、人の採用、配置、異動、昇進、退職などのいわゆる人事に関することに加え、教育・訓練を含む**人事管理**と、労働条件、労使関係、福利厚生などの**労務管理**がある。適切な人事・労務管理を行うことにより、組織や部門の生産性の向上を図る。そのためには、長期的な点より、有能な人材の採用計画から始まり、その後の業務に関する教育・訓練を行い、高度の知識や能力を身につけた労働意欲が高い人材に育てていくことが大切である。

（1）人事管理の内容と方法

　従業員の雇用形態は、直用型と非直用型がある。直用型は正規雇用のフルタイムで働く正社員と非正規雇用の契約社員、パートタイマー（短時間労働者）、嘱託などの非正社員がある。非直用型は派遣社員がある。
　給食部門は、数名から数10名の人員と少人数で構成されているところが多いが、職務内容は複雑多岐にわたっている。人材を効果的に確保し、活用するためには雇用形態も考慮した適正な業務分担、作業時間配分を行う。

❶ モチベーションとモラール

モチベーションとは、個人の仕事をする上での原動力（やる気）、動機づけである。仕事をする上でその組織に属し、そこで必要とされる人材になることで仕事にやりがいを感じる。仕事にやりがいを感じると目標を設定し挑戦をしていこうという気持ちになる。このように従業員のモチベーションが高まり行動が変容していくと、生産性は向上し、給食の質やサービスが高まっていく。

モラール（morale）とは、勤労意欲、士気である。職場での仕事（役割）に関して持っている心情的な意識であり、①仕事への満足度、②仕事への意義の自覚、③所属集団への帰属意識、④集団の団結力があげられる。モチベーションは個々人の意識に関する概念といえるが、モラールはどちらかといえば集団的な心情や意識に対して使われる概念である。

従業員の仕事に対する意識や満足度は、心理学者のアブラハム・マズロー（Abraham H. Maslow　米国）の欲求段階説に表されている「帰属と愛の欲求」（他者と協働する、帰属意識）に当てはまるといえる（図2-20）。その組織の経営理念や目標が従業員に理解され、組織集団の一員として自覚を持ち、ほかの従業員と協力して日々の仕事ができる組織を構築するには、従業員のモラールを高めることができるかが条件となる。

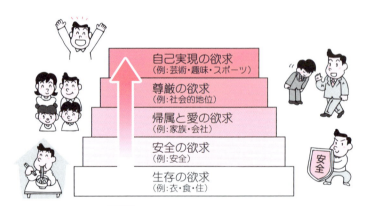

図2-20　マズローの欲求5段階説
（資料：フランク・ゴーブル著　小口忠彦監訳：マズローの心理学、p83 産業能率大学出版部　1972より改変）

❷ 人事考課

従業員のモラールを向上させるための基礎資料となるものが人事考課である。組織の目標達成に対する貢献度を尺度で評価し、その結果を昇進・昇格、配置転換、育成・教育に反映させる。能力考課、態度考課、成績考課の3考課がある。評価は、①客観性、②公平性、③納得性、④透明性をもって行う。従業員を公平に評価し、適切な処遇を行うことにより従業員のモラールが向上する。

4 給食従事者の教育・訓練

(1) 教育・訓練の目的

組織における教育は、その組織が必要とする人材を育成するためのものであり、そのための教育がなされる。共通の目的達成のための有能な人材を確保するためには次の4つの能力開発がある（表2-20）。

表2-20 人材育成のための能力開発

1.	課題設定能力	組織の共通目的を理解し、自分で行うべき課題を設定できる
2.	職務遂行能力	目的を達成できる
3.	対人能力	他者と協力できる
4.	問題解決能力	職務を行う上で発生した問題を解決できる

(2) 教育・訓練の方法

教育・訓練を行うにあたっては、①誰を対象に、②どのような内容で、③どのような方法で、④だれが行うかを考えて教育・訓練のプログラムを立て計画的に行う。

教育・訓練には **OJT**（on the job training）、**Off-JT**（off the job training）、**自己啓発** の3つがある（表2-21）。

表2-21 教育・訓練の方法

1. OJT (on the job training)	職場の実務を上司や先輩の指導の下、職場で働きながら行う。働きながら行うので時間やコストがかからず、実践的な知識や技能が修得できる。
2. Off-JT (off the job training)	部門や職種を離れて行われる訓練で、勉強会、セミナーなどがある。社内及び社外で行われる。一度に多くの人に共通する知識や技能を教育することができる。社内外の専門家から知識や情報を得ることができる。
3. 自己啓発	従業員自らが職務を遂行する能力目標に向かって自己研鑽していくものである。業務に関連する書籍や専門書を読む、通信教育を受けるなどがある。個人の自主性によるものであるが、企業では自己啓発促進の支援を行っているところもある。

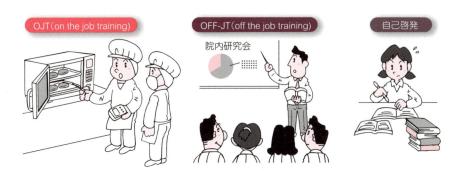

給食関連の職場では、①職業別（栄養士、調理師・調理員）、②階層別（新人研修、主任研修、部課長研修など）③テーマ別（安全・衛生、接遇、調理技術など）に分けて研修を行うことで目標に適した教育・訓練を行うことができる。

第2章 ○×問題

① 給食経営管理におけるトータルシステムとは、給食経営における各種管理業務の統合システムである。
② 給食経営管理におけるサブシステムの施設・設備管理は、実働作業システムである。
③ ラインアンドスタッフ組織は、規模の小さい組織や経営活動の単純な組織に適している。
④ 保育所において、栄養基準の作成は委託の対象にしない。
⑤ 貸借対照表はバランスシートとも呼ばれ、企業体の資産、負債、資本の状況を表す。
⑥ 調理従事者の細菌検査費用は、人件費である。
⑦ 野菜の消毒殺菌にかかる費用は、製造原価に含まれる。
⑧ 減価償却費は、変動費に含まれる。
⑨ 損益分岐点分析は、販売価格の設定に活用できる。
⑩ 休日を利用した有料の厨房機器展の見学は、OJT(on the job training) である。

※解答は巻末資料に。

第3章

栄養・食事管理

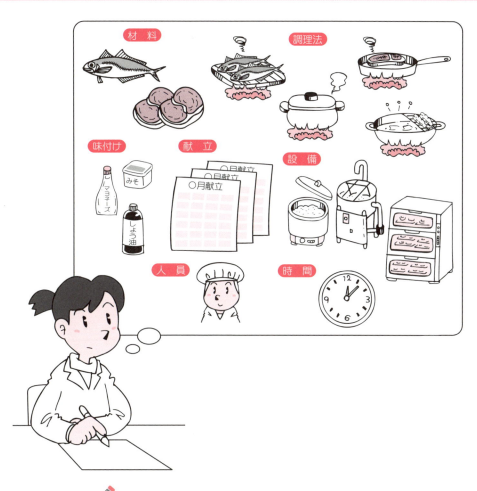

この章で学ぶこと

　健康増進法において、特定給食施設の設置者は「厚生労働省令で定める基準に従って、適切な栄養管理を行わなければならない」と定められています。不特定多数の対象者に食事を提供する飲食店と大きく異なる点は、特定の多数の人に対し継続的に各集団の栄養基準に基づいた食事を提供することで、健康の維持・増進や生活習慣病の一次予防、疾病の治療など、対象者に対し望ましい食事を提供しQOLの向上を図ることです。そのためにはアセスメントに基づいて栄養・食事計画を立てて必要な栄養素が摂取できるように給与栄養目標量を設定し、食事を提供しなければなりません。
　本章では、「日本人の食事摂取基準」を活用し、科学的根拠に基づいた栄養管理の手順と献立作成への展開、及び給食を提供した後の評価と改善までのPDCAサイクルに基づいた一連の流れを理解し、実際に給食を運営していく上で必要な基本的知識について学びます。

1 食事の計画と実施

　特定給食施設における栄養・食事管理の目的は、対象の集団の健康の維持増進、疾病の治療・回復、心身の健全な発育・発達に寄与することである。また、特定給食施設での食事は生活習慣や栄養状態、身体の状況に合わせて、利用者の日常的な食事の摂取量、嗜好などに配慮して献立作成に努めることが健康増進法にて定められている。

1 栄養・食事管理の意義・目的

　特定給食施設は不特定多数の人々に対して食事を提供する一般飲食店とは異なり、施設ごとにアセスメントの情報に基づいた科学的根拠のある栄養・食事計画を立案し、利用者に適した食事の提供を行う。また提供した食事のエネルギー、たんぱく質、脂質、食塩などの栄養素を情報として提示し、献立を媒体として栄養教育を行い、QOL の向上に寄与することを目指す。

　栄養・食事計画は、利用者の日常の食事内容や身長・体重といった身体状況、生活習慣、食事摂取状況、臨床検査結果などのアセスメント（対象者の把握）から、目標設定（給与栄養目標量の設定）、計画の実施（給食の提供）、給食実施状況や喫食状況の評価・改善までの、計画（Plan）、実施（Do）、評価（Check）、改善（Action）からなる一連のマネジメントサイクル（PDCA サイクル）を指す（第 1 章 図 1-2 参照）。

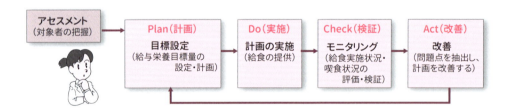

　栄養アセスメントで把握した情報に基づき、**給与栄養目標量**を設定し、栄養計画を立案する。栄養計画に基づいて、食事計画では食品構成、**栄養補給法**、食事形態、給食回数、給食提供時間、提供方法、給食提供のための施設・設備、調理従事者、予算などの、給食運営上のさまざまな内容を計画する。

　栄養・食事計画に基づいて実施した給食内容は、モニタリングをして提供者側・利用者側両方の観点から評価を行い、問題点を抽出して、次の給食に向けて改善を行いフィードバックする。

　また、提供された給食は単なる栄養補給ではなく、利用者にとっては有用な栄養教育教材となる。食事の内容、量、味付け、盛り付け方など適切な内容を体験的に捉えることで、利用者が自ら実践できるような、参考となる内容にしなければならない。

2 利用者の身体状況、生活習慣、食事摂取状況の把握

　給食における栄養・食事計画では、特定多数の利用者の健康の保持・増進が目標であり、継続的に適正な食事を提供するため、まず対象となる利用者の集団的特性を把握し**給与栄養目標量**を設定する必要がある。「**特定給食施設が行う栄養管理に係る留意事項について**」（令和2年3月31日付け健健発0331第2号別添2）において、特定給食施設は「利用者の性、年齢、身体の状況、食事摂取状況、生活状況を定期的に把握すること。なお、食事の摂取状況については、可能な限り、給食以外の食事の状況も把握するように努めること」と示されている。栄養アセスメントは栄養・食事計画において大変重要な過程であり、アセスメントの結果を基に給与栄養目標量や献立作成などを進めていく。

❶ 身体状況の把握

　個々人の栄養状態を評価するプロセスで、少なくとも利用者の性、年齢、身体活動レベルの情報を評価し、施設の特性に応じて身長や体重、可能であれば利用者の健康診断結果より血圧、腹囲、血液生化学検査値なども把握し、栄養・食事計画に反映させる。

❷ 生活習慣の把握

　生活習慣は主に食事内容、運動習慣、喫煙、飲酒、睡眠の状況を把握して、利用者の身体状況と生活習慣との関連を評価する。喫煙、飲酒は1日当たりの喫煙本数、習慣的な飲酒量や頻度について把握する。

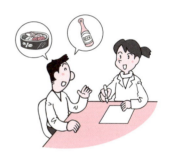

❸ 食事摂取状況の把握

　食事摂取状況のアセスメントは、利用者の1日当たりの習慣的な摂取量を評価する。利用者にとって望ましい1日のエネルギー、栄養素量のうち、どれくらいを給食で摂取するかを栄養計画に反映させる必要がある。食事回数、食事時間、食事内容、間食の有無などを把握する。日常的な食事摂取量を把握するために、聞き取りなどによる食事調査がある。個人の食事摂取には日によって摂取量が異なる「日間変動」、実際の摂取量より少なく申告する「**過少申告**」、多く申告する「**過大申告**」なども調査結果に影響を及ぼすため留意が必要である。

3 給与栄養エネルギー量と給与栄養量、食事形態の計画

（1）給与エネルギー量と給与栄養量

　給与栄養エネルギー量と給与栄養目標量の設定を行う際は、「**日本人の食事摂取基準**」（以下、食事摂取基準）を用いる。食事摂取基準の対象は、「健康な個人及び健康な者を中心として構成されている集団とし、生活習慣病等に関する危険因子を有している、また、高齢者においてはフレイルに関する危険因子を有しているなど、概ね自立した日常生活を営んでい

る者などを中心として構成されている集団も含まれる。また、疾患を有していたり、疾患に関する高いリスクを有している個人及び集団に対して治療を目的とする場合は、食事摂取基準におけるエネルギー栄養素の接種に関する基本的な考え方を理解した上で、その疾患に関する治療ガイドライン等の栄養管理指針を用いることになる」とされている。

　給食管理における食事摂取基準を活用する場合、一番望ましい考え方は1日ごとの提供量がすべての栄養素において給与栄養目標量を満足させることである。しかしこれは現実には難しい。食事摂取基準が示すものは習慣的な摂取量であるため、給食においては通常1か月間程度の給与栄養量の平均値が食事摂取基準に応じたものになるのが望ましいと考えられる。食事摂取基準に示された数値は、あくまで習慣的な摂取量の目安として「目指すもの」であり、必ずしも毎日の食事として到達しなければならないものでないことを念頭に置いた給食の運営が必要である。

　表3-1に集団の食事改善を目的として食事摂取基準を活用する場合の基本的事項を示す。

表3-1　集団の食事改善を目的として食事摂取基準を活用する場合の基本的事項

目的	用いる指標	食事摂取状況のアセスメント	食事改善の計画と実施
エネルギー摂取の過不足の評価	・体重変化量 ・BMI	●体重変化量を測定 ●測定されたBMIの分布から、BMIが目標とするBMIの範囲を下回っている、あるいは上回っている者の割合を算出	●BMIが目標とする範囲内に留まっている者の割合を増やすことを目的として計画を立案 〈留意点〉一定期間をおいて2回以上の体重測定を行い、その変化に基づいて計画を変更し、実施
栄養素の摂取不足の評価	・推定平均必要量 ・目安量	●測定された摂取量の分布と推定平均必要量から、推定平均必要量を下回る者の割合を算出 ●目安量を用いる場合は、摂取量の中央値と目安量を比較し、不足していないことを確認	●推定平均必要量では、推定平均必要量を下回って摂取している者の集団内における割合をできるだけ少なくするための計画を立案 ●目安量では、摂取量の中央値が目安量付近かそれ以上であれば、その量を維持するための計画を立案 〈留意点〉摂取量の中央値が目安量を下回っている場合、不足状態にあるかどうかは判断できない
栄養素の過剰摂取の評価	・耐容上限量	●測定された摂取量の分布と耐容上限量から、過剰摂取の可能性を有する者の割合を算出	●集団全員の摂取量が耐容上限量未満になるための計画を立案 〈留意点〉耐容上限量を超えた摂取は避けるべきであり、超えて摂取している者がいることが明らかになった場合は、問題を解決するために速やかに計画を修正、実施
生活習慣病の発症予防を目的とした評価	・目標量	●測定された摂取量の分布と目標量から、目標量の範囲を逸脱する者の割合を算出	●摂取量が目標量の範囲に入る者又は近づく者の割合を増やすことを目的とした計画を立案 〈留意点〉発症予防を目的としている生活習慣病と関連する他の栄養関連因子及び非栄養性の関連因子の存在とその程度を明らかにし、これらを総合的に考慮した上で、対象とする栄養素の摂取量の改善の程度を判断。また、生活習慣病の特徴から考え、長い年月にわたって実施可能な改善計画の立案と実施が望ましい

（資料：厚生労働省「日本人の食事摂取基準（2025年版）」）

栄養アセスメントの結果に基づいて、各給食施設の特性に適した給与栄養目標量の設定を行う。基本的には健康な個人を対象とした食事摂取基準を用いるが、病院、学校、児童福祉施設、高齢者施設など各給食施設に適応した基準に基づいて設定を行う。

　給食施設において給与栄養目標量を設定する場合、対象集団の特性が画一であることは希少なケースであり、男女や複数の年齢階級のものが混在した施設では集団の目標値の平均値などを用いて給与栄養目標量を1つに集約することができない。個人を対象とした栄養アセスメントの結果を基に算出された推定エネルギー必要量などの情報を基に、集団を類似の特性を持つグループに分け、それぞれに給与栄養目標量を設定する必要がある。給食現場の人的・物的な経営資源を考慮して食事の種類を可能な限り集約しつつ、利用者全員が適切な許容範囲内に収まるように設定する。食事摂取基準を用いた、健康な集団の推定エネルギー必要量の設定例を以下に示す。

❶ 推定エネルギー必要量の設定例

利用者の特性の把握

　まず利用者の集団的特性を把握する。性別、年齢階級、身体活動レベルを評価し必要に応じて身長や体重などの身体特性を把握し、可能であれば血液生化学データ、食習慣の状況などの情報を把握する。

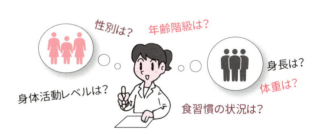

推定エネルギー必要量の確認

　栄養アセスメントから得られた情報を基に推定エネルギー必要量を求める。基礎代謝量基準値を用いて算出する場合は、以下の式で算出する（表3-2、3-3、3-4）。

$$推定エネルギー必要量 = 体重1kg当たりの基礎代謝量基準値 \times 参照体重 \times 身体活動レベル基準値$$

　健康な人は性別、年齢、身体活動レベルの情報を基に食事摂取基準の値を用いることができる（表3-5）。

表3-2 基礎代謝量基準値

性別	男性			女性		
年齢（歳）	日本人における基礎代謝量の報告例観察値から推定した体重1kg当たりの基礎代謝量（A）(kcal/kg体重/日)	参照体重(B)(kg)	参照体重の場合の基礎代謝量基準値(A)×(B)(kcal/日)	日本人における基礎代謝量の報告例観察値から推定した体重1kg当たりの基礎代謝量（A）(kcal/kg体重/日)	参照体重(B)(kg)	参照体重の場合の基礎代謝量基準値(A)×(B)(kcal/日)
1〜2	61.0	11.5	700	59.7	11.0	660
3〜5	54.8	16.5	900	52.2	16.1	840
6〜7	44.3	22.2	980	41.9	21.9	920
8〜9	40.8	28.0	1,140	38.3	27.4	1,050
10〜11	37.4	35.6	1,330	34.8	36.3	1,260
12〜14	31.0	49.0	1,520	29.6	47.5	1,410
15〜17	27.0	59.7	1,610	25.3	51.9	1,310
18〜29	23.7	63.0	1,490	22.1	51.0	1,130
30〜49	22.5	70.0	1,570	21.9	53.3	1,170
50〜64	21.8	69.1	1,510	20.7	54.0	1,120
65〜74	21.6	64.4	1,390	20.7	52.6	1,090
75以上	21.5	61.0	1,310	20.7	49.3	1,020

（資料：厚生労働省「日本人の食事摂取基準（2025年版）」）

表3-3 身体活動レベル（カテゴリー）別に見た活動内容と活動時間の代表例

身体活動レベル（カテゴリー）	低い	ふつう	高い
身体活動レベル基準値[1]	1.50（1.40〜1.60）	1.75（1.60〜1.90）	2.00（1.90〜2.20）
日常生活の内容[2]	生活の大部分が座位で、静的な活動が中心の場合	座位中心の仕事だが、職場内での移動や立位での作業・接客等、通勤・買い物での歩行、家事、軽いスポーツ、のいずれかを含む場合	移動や立位の多い仕事への従事者、あるいは、スポーツ等余暇における活発な運動習慣を持っている場合
中程度の強度（3.0〜5.9メッツ）の身体活動の1日当たりの合計時間（時間/日）[3]	1.65	2.06	2.53
仕事での1日当たりの合計歩行時間（時間/日）[3]	0.25	0.54	1.00

[1] 代表値。（ ）内はおよその範囲
[2] 参考文献70,71を参考に、身体活動レベルに及ぼす仕事時間中の労作の影響が大きいことを考慮して作成。
[3] 参考文献72による。

（資料：厚生労働省「日本人の食事摂取基準（2025年版）」）

表3-4 年齢区分及び身体活動レベル（カテゴリー）別の身体活動レベル基準値（男女共通）

年齢（歳）	身体活動レベル（カテゴリー）		
	低い	ふつう	高い
1～2（歳）	―	1.35	―
3～5（歳）	―	1.45	―
6～7（歳）	1.35	1.55	1.75
8～9（歳）	1.40	1.60	1.80
10～11（歳）	1.45	1.65	1.85
12～14（歳）	1.50	1.70	1.90
15～17（歳）	1.55	1.75	1.95
18～29（歳）	1.50	1.75	2.00
30～49（歳）	1.50	1.75	2.00
50～64（歳）	1.50	1.75	2.00
65～74（歳）	1.50	1.70	1.90
75以上（歳）	1.40	1.70	―

（資料：厚生労働省「日本人の食事摂取基準（2025年版）」）

表3-5 推定エネルギー必要量

性別	男性			女性		
身体活動レベル[1]	低い	ふつう	高い	低い	ふつう	高い
0～5（月）	-	550	-	-	500	-
6～8（月）	-	650	-	-	600	-
9～11（月）	-	700	-	-	650	-
1～2（歳）	-	950	-	-	900	-
3～5（歳）	-	1,300	-	-	1,250	-
6～7（歳）	1,350	1,550	1,750	1,250	1,450	1,650
8～9（歳）	1,600	1,850	2,100	1,500	1,700	1,900
10～11（歳）	1,950	2,250	2,500	1,850	2,100	2,350
12～14（歳）	2,300	2,600	2,900	2,150	2,400	2,700
15～17（歳）	2,500	2,850	3,150	2,050	2,300	2,550
18～29（歳）	2,250	2,600	3,000	1,700	1,950	2,250
30～49（歳）	2,350	2,750	3,150	1,750	2,050	2,350
50～64（歳）	2,250	2,650	3,000	1,700	1,950	2,250
65～74（歳）	2,100	2,350	2,650	1,650	1,850	2,050
75以上（歳）[2]	1,850	2,250	-	1,450	1,750	-
妊婦(付加量)[3] 初期					+50	
中期					+250	
後期					+450	
授乳婦(付加量)					+350	

[1] 身体活動レベルは、「低い」、「ふつう」、「高い」の3つのカテゴリーとした。
[2] 「ふつう」は自立している者、「低い」は自宅にいてほとんど外出しない者に相当する。「低い」は高齢者施設で自立に近い状態で過ごしている者にも適用できる値である。
[3] 妊婦個々の体格や妊娠中の体重増加量及び胎児の発育状況の評価を行うことが必要である。
　注1：活用に当たっては、食事評価、体重及びBMIの把握を行い、エネルギーの過不足は、体重の変化又はBMIを用いて評価すること。
　注2：身体活動が「低い」に該当する場合、少ないエネルギー消費量に見合った少ないエネルギー摂取量を維持することになるため、健康の保持・増進の観点からは、身体活動レベルを増加させる必要がある。

（資料：厚生労働省「日本人の食事摂取基準（2025年版）」）

1 ● 食事の計画と実施

推定エネルギー必要量の分布を確認して集約

利用者の推定エネルギー必要量の分布状況を、人員構成（表3-6）より確認する。各年齢階級の推定エネルギー必要量を人数で乗じ、各階級の合計値を集団合計の人数で除し、荷重平均値を算出して丸め値にし、全ての利用者に対して許容範囲（±200kcal）内であるかを確認する。許容範囲内に収まらない場合は、複数集団に分けて集約するが、何段階に集約するかは給食施設の機器設備やシステムなどの条件を考慮して決定する。病院では「常食A」、「常食B」、保育所では「3歳児以上」、「3歳児未満」など、各給食施設において複数の給与栄養目標量が存在する。

表3-6 人員構成表例

年齢階級（歳）	性別	身体活動レベル	推定エネルギー必要量（kcal/日）	人数（人）	合計（kcal）
18～29	男	低い	2,250		
		ふつう	2,600		
		高い	3,000		
	女	低い	1,700		
		ふつう	1,950		
		高い	2,250		
30～49	男	低い	2,350		
		ふつう	2,750		
		高い	3,150		
	女	低い	1,750		
		ふつう	2,050		
		高い	2,350		
50～64	男	低い	2,250		
		ふつう	2,650		
		高い	3,000		
	女	低い	1,700		
		ふつう	1,950		
		高い	2,250		
合　　計					

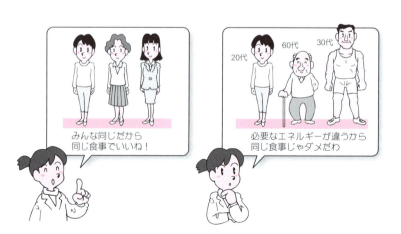

❷ **たんぱく質、脂質、炭水化物給与目標量の設定**

　たんぱく質は摂取不足や過剰摂取が生じないように食事摂取基準の目標量である、エネルギー比率13～20％の範囲で設定する。脂質も同様に食事摂取基準の目標量より20～30％のエネルギー比率で設定し、炭水化物は50～65％の範囲で設定する（**表3-7**）。

表3-7 エネルギー産生栄養素バランス（％エネルギー）

性別	男性 目標量[1,2]				女性 目標量[1,2]			
年齢等	たんぱく質[3]	脂質[4] 脂質	脂質[4] 飽和脂肪酸	炭水化物[5,6]	たんぱく質[3]	脂質[4] 脂質	脂質[4] 飽和脂肪酸	炭水化物[5,6]
0～11（月）	—	—	—	—	—	—	—	—
1～2（歳）	13～20	20～30	—	50～65	13～20	20～30	—	50～65
3～5（歳）	13～20	20～30	10以下	50～65	13～20	20～30	10以下	50～65
6～7（歳）	13～20	20～30	10以下	50～65	13～20	20～30	10以下	50～65
8～9（歳）	13～20	20～30	10以下	50～65	13～20	20～30	10以下	50～65
10～11（歳）	13～20	20～30	10以下	50～65	13～20	20～30	10以下	50～65
12～14（歳）	13～20	20～30	10以下	50～65	13～20	20～30	10以下	50～65
15～17（歳）	13～20	20～30	9以下	50～65	13～20	20～30	9以下	50～65
18～29（歳）	13～20	20～30	7以下	50～65	13～20	20～30	7以下	50～65
30～49（歳）	13～20	20～30	7以下	50～65	13～20	20～30	7以下	50～65
50～64（歳）	14～20	20～30	7以下	50～65	14～20	20～30	7以下	50～65
65～74（歳）	15～20	20～30	7以下	50～65	15～20	20～30	7以下	50～65
75以上（歳）	15～20	20～30	7以下	50～65	15～20	20～30	7以下	50～65
妊婦 初期					13～20	20～30	7以下	50～65
中期					13～20			
後期					15～20			
授乳婦					15～20			

[1] 必要なエネルギー量を確保した上でのバランスとすること。
[2] 範囲に関しては、おおむねの値を示したものであり、弾力的に運用すること。
[3] 65歳以上の高齢者について、フレイル予防を目的とした量を定めることは難しいが、身長・体重が参照体位に比べて小さい者や、特に75歳以上であって加齢に伴い身体活動量が大きく低下した者など、必要エネルギー摂取量が低い者では、下限が推奨量を下回る場合があり得る。この場合でも、下限は推奨量以上とすることが望ましい。
[4] 脂質については、その構成成分である飽和脂肪酸など、質への配慮を十分に行う必要がある。
[5] アルコールを含む。ただし、アルコールの摂取を勧めるものではない。
[6] 食物繊維の目標量を十分に注意すること。

（資料：厚生労働省「日本人の食事摂取基準（2025年版）」）

❸ **その他の給与目標量の設定**

　推定エネルギー必要量で集約した集団ごとに全ての利用者にとって望ましい範囲で設定をする。主にビタミンA、ビタミンB_1、ビタミンB_2、ビタミンC、カルシウム、鉄、ナトリウム（食塩）、食物繊維を設定する。食事摂取基準においては、**推定平均必要量（EAR）、推奨量（RDA）、目安量（AI）、目標量（DG）**（下限値）が指標の場合は利用者の食事摂取

基準の最大値を用いる。また、耐容上限量（UL）、目標量（DG）（上限値）が指標の場合は、利用者の食事摂取基準の最小値を用い、給与栄養量が不足または過剰摂取にならないように留意する。

（2）栄養補給法及び食事形態の計画

栄養補給方法と食事の形態の計画は対象者の身体状況、口腔内の状態、消化管機能を考慮して行う。特に病院、高齢者福祉施設では、傷病者や高齢者が対象であるため、個々の状態に応じた栄養補給法を含めた計画が必要となる。摂食機能のアセスメントは、咀嚼・嚥下機能、消化・吸収機能、味覚機能などを把握し、対象者に適切な栄養補給法や食事形態を選択する。

栄養補給法は経腸栄養法と経静脈栄養法に分類される。経腸栄養法は口から食べ物を摂取する経口栄養法と口を経由しない非経口栄養法に分かれる。

経口栄養法は口から食べ、咀嚼・嚥下・消化を経る方法であるため、最も生理的に望ましい。対象者の心理的、社会的、倫理的な観点も考慮しながら総合的に判断することが必要である。咀嚼・嚥下機能が低下し経口での食物摂取が不可能だが、消化管が機能している場合は経腸栄養剤などを用いた経管栄養法（鼻腔栄養法、消化管瘻栄養法）を採用する。消化管機能も低下している場合は、静脈から栄養剤を注入する中心静脈栄養法（TPN）、末梢静脈栄養法（PPN）にて栄養素を補給する（図3-1）。

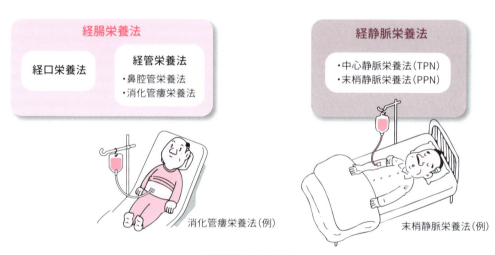

図3-1　栄養補給法

経腸栄養法は経静脈栄養法と比して対象者にとって生理的な方法であり、コスト面も優れている。消化管機能の退化を防ぐ観点からも、対象者の状況を考慮しながら経腸栄養法を検討することが望ましい。

摂食・嚥下機能が低下した対象者に対しては消化管機能、咀嚼・嚥下機能のアセスメントを行い適切な食事形態を選択する。咀嚼機能が低下していると評価された場合、あらかじめ

刻んでおく、やわらかい食事を提供するなどの対応をする。加齢などによる嚥下機能の低下の場合は、口の中でまとまりにくいぱさぱさした食品や、ごま・ナッツ類の様に固く粒状のものは飲み込みにくく、誤嚥の原因となるため注意が必要である。

4 食品構成、献立作成基準の意義

(1) 献立作成基準

栄養・食事アセスメントによって対象者の特性が把握され、エネルギー・栄養素レベルでの基準の設定ができれば、それを**献立**に展開する前に「食品」レベルでの設定が必要となる。給与栄養目標量を満たす食事を対象者に提供するために、これまでの栄養計画に基づいて食事内容を計画する。継続的に特定多数の人に食事を提供するためには献立作成の方針を示した**献立作成基準**が必要である。献立作成基準は以下の、献立作成に必要な基本的な条件を示すものである。

- **食品構成表**
- 1日のエネルギー・栄養素の配分（朝食：昼食：夕食＝1：1.5：1.5 など）
- サイクルメニューの期間
- 食事の提供回数
- 料理提供量の目安（主食・主菜・副菜など）
- 提供方法（**単一定食方式、複数定食方式、カフェテリア方式** など）

また、病院、児童福祉施設において給食業務を委託している場合、献立作成基準の作成は委託することができない。献立作成を委託することはできるが、その場合は受託側に献立作成基準を提示しなければならない。

(2) 食品群別荷重平均成分表と食品構成表

❶ 食品群別荷重平均食品成分表

食品群別荷重平均食品成分表は、食品群100ｇ当たりのエネルギー及び栄養素量を示したもので、食品構成表や**栄養管理報告書**（章末の**図3-2、3-3** 参照）の作成に必要である。通常使用している**日本食品標準成分表**との違いは、各食品の成分値ではなく食品群ごとの成分値が示されている点である。また食品群の分類方法については各都道府県の自治体によりさまざまであるため、食品構成や栄養管理報告書を作成する上では、各施設の所轄の自治体による食品群の分類を用いる必要がある（**表3-8**）。食品群別荷重平均食品成分表を提供している自治体もあり、各施設での作成が困難な場合は利用することも可能であるが、同じ都道府県内でも地域や給食施設により使用されている食品の種類や使用量が異なるため、その

施設の年間の使用量から食品群別荷重平均食品成分表を作成することで、より実情に見合った給食の運営ができる。作成手順を以下に示す。

〈1〉実施献立より過去1年間に使用した食材の総使用量を求め、廃棄率を考慮し、総純使用量を算出する（表3-9）。
↓
〈2〉食品群ごとの総純使用量のうち、各食品が食品群内に占める構成比率（%）を算出する。
↓
〈3〉比率（%）を重量（g）に読み替え、日本食品標準成分表を用いてそれぞれの食品の栄養価を算出し、食品群100g当たりの成分値で計算したものを合計すると食品群別荷重平均栄養成分値となる（表3-10）。

表3-8　食品分類表例

食品群名		内容及び割合(%)
魚介類	魚介類生物	さば（7.3）さけ（5.9）さわら（5.8）あかうお（4.7）かまぼこ（4.6）まだい（4.6）メルルーサ（4.2）あじ（4.2）いか（3.6）かれい（3.6）しばえび（3.5）ぶり（3.4）さつま揚げ（3.3）いわし（3.2）すずき（2.9）竹輪（2.7）たら（2.5）ブラックタイガーなど（30.0）
	魚介類干物	ししゃも（18.8）シラス干し（18.6）いわし干し（15.3）かつお削り節（9.9）あじ開き干し（9.7）こうなご佃煮（7.3）塩サバ開き干し（4.3）でんぶなど（16.1）
獣鳥肉類	獣鳥肉類	鶏もも皮付き（15.3）豚もも皮下脂肪なし（10.6）牛もも皮下脂肪なし（9.9）鶏ひき肉（7.6）鶏むね皮付き（6.7）豚ロース脂身付き（6.6）鶏もも皮なし（5.5）豚ひき肉（5.3）牛ひき肉（3.3）豚かた脂身付き（2.7）牛リブロース脂身付き（2.5）鶏むね皮なし（2.5）鶏ささみなど（21.5）
乳・乳製品	牛乳	牛乳（97.9）低脂肪牛乳（2.1）
	乳製品	乳酸菌飲料・乳製品（40.7）ヨーグルト脱脂加糖（19.7）乳酸菌飲料・非乳製品（12.7）乳飲料コーヒー（8.9）プレーンヨーグルト（8.1）プロセスチーズなど（9.9）
卵類	卵類	鶏卵（89.8）だし巻き卵（5.6）卵豆腐（2.4）うずら卵など（2.2）
野菜類	緑黄色野菜	人参（26.0）ほうれん草（12.1）南瓜（10.9）トマト（10.7）さやいんげん（5.5）ブロッコリー（5.1）チンゲン菜（4.3）青ピーマン（4.0）こまつ菜など（21.4）
	その他の野菜	たまねぎ（18.2）大根（15.9）キャベツ（11.8）きゅうり（9.9）白菜（8.4）なす（7.7）もやし（3.6）ごぼう（2.9）レタス（2.7）たけのこ（2.2）しめじなど（16.7）
	乾燥野菜類	干ししいたけ（44.0）切り干し大根（37.8）きくらげ（11.8）かんぴょう（3.8）干しぜんまい（2.0）いもがらなど（0.6）
	野菜漬物	たくあん（33.8）たかな漬け（20.6）きゅうり漬け（9.3）はくさい漬け（8.8）うめぼし（5.3）なすしば漬け（5.0）福神漬け（3.7）奈良漬けなど（13.5）

表3-8 食品分類表例 つづき

食品群名		内容及び割合 (%)
海藻類	海藻類	おきゅうと (19.9) 生わかめ (14.6) もずく (12.7) ところてん (11.0) こんぶ佃煮 (9.7) のり佃煮 (7.0) 干しひじき (5.3) あまのり (5.0) カットわかめなど (14.8)
いも類	さつまいも	さつまいも生 (99.1) さつまいも蒸し (0.6) 干しいも (0.2) 石焼きいも (0.1)
	じゃがいも	じゃがいも (95.6) フライドポテト (4.3) マッシュポテト (0.1)
	その他のいも類	さといも (76.2) やまいも (13.6) 片栗粉 (6.5) はるさめなど (3.7)
	こんにゃく類	こんにゃく (94.4) 煮こんにゃく (5.6)
果実類	柑橘類	温州みかん (24.8) オレンジ (24.8) グレープフルーツ (10.5) みかん缶 (10.2) みかんジュース (8.0) レモン (6.0) いよかん (3.8) なつみかん缶 など (11.9)
	その他の果物	バナナ (28.9) りんご (15.3) すいか (8.5) キウイフルーツ (8.4) もも缶 (6.0) メロン (5.5) りんごジュース (4.6) パインアップルなど (22.8)
穀類	米	精白米 (99.0) もち (0.5) 白玉粉 (0.3) ビーフンなど (0.2)
	小麦	うどんゆで (17.9) 食パン (17.6) ロールパン (14.0) 中華麺ゆで (12.7) 薄力粉 (8.0) マカロニ・スパゲティー類 (4.8) そばゆで (4.8) パン粉 など (20.2)
	大麦・雑穀	おおむぎ押麦 (98.7) おおむぎ米粒麦 (0.8) コーンフレーク (0.3) コーンフラワー (0.1) とうもろこし玄穀など (0.1)
豆類	大豆	大豆ゆで (59.9) 大豆乾 (33.2) 大豆たんぱく (5.2) きな粉 (1.0) 大豆ぶどう豆 (0.7)
	大豆製品	木綿豆腐 (45.1) 厚揚げ (15.4) 絹ごし豆腐 (14.5) 納豆 (5.5) 油揚げ (5.4) 焼き豆腐 (4.4) がんもどき (2.7) おから (2.3) 高野豆腐 (1.8) ソフト豆腐など (2.9)
	その他の豆類	あずき乾 (33.1) うずら豆 (31.5) いんげん豆乾 (18.0) うぐいす豆 (12.1) ゆであずき缶 (2.9) あずきあん (0.9) えんどう塩豆など (1.5)
	みそ類	米みそ淡色辛みそ (32.1) 米みそ甘みそ (26.8) 麦みそ (21.3) 米みそ赤色辛みそ (18.0) ひしおみそ (0.9) 金山寺みそなど (0.9)
油脂類・調味料	油脂類	調合油 (55.3) マヨネーズ全卵型 (19.1) マーガリン (7.4) フレンチドレッシング (5.8) サウザンドレッシング (4.3) マヨネーズ卵黄型 (3.5) ごま油など (4.6)
	種実類	ごま (74.9) ぎんなん (7.5) らっかせい (6.9) くり甘露煮 (4.5) くり (2.9) アーモンド (2.5) くるみ (0.4) ケシの実など (0.4)
	砂糖類	上白糖 (57.1) みりん (16.2) 三温糖 (14.0) イチゴジャム (5.8) マーマレード (2.1) 中ざら糖 (1.5) リンゴジャム (0.9) はちみつ (0.8) 水あめ など (1.6)
	菓子類	ゼリーオレンジ (28.3) カスタードプリン (17.6) クリームパン (6.8) あんパン (6.6) カステラ (5.9) デニッシュペストリー (4.3) ショートケーキ (4.1) ホットケーキ (3.6) 蒸しまんじゅう (3.5) ビスケットソフト (1.7) コーンスナック (1.5) かしわもち (1.4) サブレ (1.3) ジャムパン (1.2) ババロアなど (12.2)

(資料:福岡市(平成18年))

表3-9 食品群別使用量集計表例

食品群	食品名	年間使用重量 (kg)	廃棄率 (%)	純使用量 (kg)	構成比率 (%)
魚介類（生）	まあじ*	200	0	200	36
	さわら*	150	0	150	27
	メルルーサ*	120	0	0	22
	まさば	100	50	50	9
	しろさけ*	30	0	0	6
	合計	600	—	550	100

＊ 全て切り身を使用。構成比率（％）は小数点第1位を四捨五入した。

表3-10 食品群別荷重平均栄養成分表算出表例

食品名	構成重量(g)	エネルギー(kcal)	たんぱく質(g)	脂質(g)	炭水化物(g)	Ca(mg)	鉄(mg)	ビタミンA(μRAE)	B₁(mg)	B₂(mg)	C(mg)	食物繊維(g)	食塩(g)
まあじ*	36	39	5.9	1.1	0.1	4	0.3	3	0.05	0.07	Tr	0	0.1
さわら*	27	43	4.9	2.3	0.0	4	0.2	3	0.02	0.09	Tr	0	0.1
メルルーサ*	22	16	3.2	0.1	Tr	3	0.0	1	0.02	0.01	Tr	0	0.1
まさば	9	19	1.6	1.2	0.0	1	0.1	3	0.02	0.03	Tr	0	0.0
しろさけ*	6	7	1.1	0.2	0.0	1	0.0	1	0.01	0.01	Tr	0	0.0
合計	100	125	16.7	4.8	0.1	12	0.7	11	0.12	0.22	Tr	0	0.3

＊ 全て切り身を使用。構成比率（％）は小数点第1位を四捨五入した。
Tr：Trace の略。当該成分は検出されている（微量含まれている）も、最小記載量に達していないことを示す。

　現在給食現場ではICT化による給食業務の効率化が進み、ソフトなどによる自動計算が可能であるが作成方法を理解しておくことも重要である。食品群別荷重平均食品成分表の例を表3-11に示す。

❷ 食品構成表

　栄養アセスメントに基づいて設定された給与栄養目標量は、たんぱく質やカルシウムといった「栄養素」で示されているが、献立を作成するには「食品」のレベルへと展開しなければならない。この食品群レベルで給与栄養目標量が示されたものが**食品構成**である。食品構成表はどの食品群をどのくらい摂取すればよいか目安となる使用量を示したものであり、献立作成において重要である。1日当たりの食品群摂取量が示されているため、栄養素を示すよりも利用者にとって明確で、有効な栄養教育媒体にもなりうる。また食品構成表は各自治体が示す標準値を用いるより、各施設独自のものを作成することが望ましい。食品構成表は設定した給与栄養目標量毎に作成し、エネルギー産生栄養素比率、穀類エネルギー比率、動物性たんぱく質比率などの栄養比率を基に作成される。食品構成表の作成には食品群ごとの平均的な栄養成分値が必要となるため、食品群別荷重平均食品成分表を活用する。

表3-11 食品群別荷重平均食品成分表

食品群		エネルギー (kcal)	たんぱく質 (g)	脂質 (g)	炭水化物 (g)	Ca (mg)	鉄 (mg)	ビタミンA (μgRE)	ビタミンB₁ (mg)	ビタミンB₂ (mg)	ビタミンC (mg)	食物繊維 (g)	食塩相当量 (mg)
穀類	米	355	6.1	0.9	77.0	5	0.8	0	0.08	0.02	0	0.5	0.0
	パン類	249	7.9	3.7	44.8	24	0.7	0	0.08	0.04	0	1.9	0.8
	大麦・雑穀	341	10.9	2.1	72.2	23	1.3	0	0.22	0.07	0	10.3	0.0
いも類	さつまいも	132	1.2	0.2	31.6	40	0.7	2	0.11	0.03	29	2.3	0.0
	じゃがいも	90	1.7	1.3	18.3	3	0.4	0	0.09	0.03	35	1.4	0.0
	その他のいも類	97	1.9	0.1	22.3	20	0.6	0	0.07	0.01	5	1.7	0.0
	こんにゃく類	5	0.1	0.0	2.3	45	0.4	0	0.00	0.00	0	2.2	0.0
砂糖類	砂糖類	348	0.1	0.0	86.5	4	0.1	0	0.00	0.00	1	0.1	0.0
	菓子類	215	5.3	6.1	34.8	37	0.6	52	0.05	0.12	2	0.9	0.3
油脂類	油脂類	804	0.6	86.6	1.9	5	0.1	14	0.01	0.02	0	0.0	0.9
	種実類	525	17.8	44.6	22.0	915	7.7	3	0.70	0.22	2	9.6	0.0
豆類	大豆	271	24.2	12.2	17.7	139	4.8	0	0.45	0.17	0	11.0	0.0
	大豆製品	120	9.2	7.9	2.6	148	1.7	0	0.07	0.06	0	1.1	0.1
	その他の豆類	289	13.6	1.7	54.5	71	4.0	0	0.26	0.10	0	12.3	0.1
	みそ類	200	11.2	4.7	28.1	95	3.6	0	0.04	0.10	0	5.2	10.3
魚介類	魚介類生物	144	18.5	6.4	1.7	30	1.1	63	0.10	0.17	1	0.0	0.6
	魚介類干物	239	34.8	7.7	5.4	369	3.1	72	0.14	0.28	0	0.0	0.6
獣鳥肉類	獣鳥肉類	203	18.8	13.1	0.3	5	0.9	190	0.31	0.20	4	0.0	0.3
卵類	卵類	148	12.1	10.2	0.4	50	1.8	143	0.06	0.42	0	0.0	0.4
乳・乳製品	牛乳	67	3.3	3.7	4.8	110	0.0	38	0.04	0.15	1	0.0	0.2
	乳製品	83	3.0	2.2	12.6	92	0.0	19	0.02	0.10	0	0.0	0.2
野菜類	緑黄色野菜	33	1.6	0.2	7.4	51	0.8	347	0.07	0.09	26	2.7	0.1
	その他の野菜	27	1.3	0.2	5.9	26	0.4	7	0.04	0.04	15	2.0	0.0
	乾燥野菜類	222	12.2	2.1	66.2	263	8.8	1	0.37	0.81	2	34.7	0.3
	野菜漬物	43	2.0	0.2	9.6	73	1.2	69	0.10	0.06	15	3.4	3.9
果実類	柑橘類	47	0.8	0.1	11.7	20	0.2	32	0.08	0.03	37	1.1	0.0
	その他の果実	64	0.7	0.1	16.6	8	0.2	10	0.04	0.02	19	1.2	0.0
海藻類	海藻類	51	5.9	0.8	17.8	201	5.1	173	0.09	0.25	12	10.6	3.4
調味料類	調味料・香辛料	121	4.3	5.9	12.1	30	1.1	6	0.04	0.09	1	0.0	7.7

食品構成表の作成手順例

（18 〜 29 歳・女性・身体活動レベル「ふつう」、推定エネルギー必要量：1,950 kcal/ 日）

〈1〉穀類使用量を決定する

　穀類として摂取するエネルギー量を穀類エネルギー比率より算出して設定する。穀類エネルギー比率の目安は 45 〜 55％とする。穀類エネルギー比を 50％とした場合、

$$1,950（kcal）× 50/100（\%）= 975（kcal）$$

となり、975 kcal のエネルギー量を穀類から供給する。3 食で米を用いるケース、米とパン・麺を合わせるケースがあるが、施設の特性に合わせて決定する。

〈2〉動物性たんぱく質給源食品の使用量を決定する

　たんぱく質の給与栄養目標量（エネルギー比率 13 〜 20％）から、肉類、魚介類、卵類、乳類などの動物性食品の使用量を決める。たんぱく質量を算出し、動物性たんぱく質比率が 40 〜 50％を目安として、植物性たんぱくとの摂取比率のバランスを考慮しながら決定する。たんぱく質エネルギー比 15％として、全体のたんぱく質の目標量が 73 g、動物性たんぱく質比を 45％とした場合、ここでのたんぱく質摂取量は、

$$73（g）× 45/100（\%）≒ 33（g）$$

となる。卵（1 個 50 g）、牛乳（1 本 200 g）の様に 1 日の使用量の目安が分かるものから決めて差し引くと、肉類、魚介類の使用量の計算がしやすくなる。肉類と魚類は食品群別荷重平均食品成分表のたんぱく質量の平均値より、肉類と魚類合わせてのたんぱく質量を算出し、使用割合（肉類：魚類＝ 4:6 など）を決めて、使用重量を決定する。

〈3〉油脂類の使用量を決定する

　脂質の給与栄養目標量（エネルギー比率 20 ～ 30％）から、ここまでに使用した食品群の脂質量を差し引き、適正な範囲に収まるように油脂類の使用量を決定する。脂質エネルギー比 25％で全体の脂質摂取量 54g とした場合、〈1〉、〈2〉の合計を差し引いた脂質量を考慮して油脂類の量を決定するが、ここでは目安としてほかの食品群からの脂質量を考慮して、目標量との差の約 1/2 量にする。

（例：脂質目標量 54g －〈1〉〈2〉の脂質量 29.4g ＝ 残りの脂質量 24.6g
　　　　　　　　　　　　　　　　　　　→〈3〉での脂質量 12g）

〈4〉植物性たんぱく質給源食品の使用量を決定する

　これまでのたんぱく質量を目標量から差し引いて、豆類、大豆製品、みそ類の使用量を決定する。
　味噌汁を 1 日 1 杯取り入れるなど前もって決めて、食塩濃度（調味パーセント：0.6 ～ 0.8％）を考慮して使用量を決める。

〈5〉その他のエネルギー給源食品の使用量を決定する

　これまでのエネルギー量を目標量から差し引いて、いも類、砂糖類、菓子類の使用量を決定する。目標量と〈1〉～〈4〉までの合計エネルギーの差のおおよそ 1/2 を目安とする。菓子類の使用量は各施設の特性、実績に応じて決定する。

〈6〉ビタミン・ミネラル給源食品の使用量を決定する

　野菜類は 1 日 350g 以上を目標値として、そのうち 120g は緑黄色野菜とする。
　果物類は、これまでのエネルギー量を考慮して調整する。
　きのこ類、藻類は各給食施設の特性、年齢構成、嗜好などの実態に合わせて設定する。

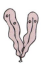

表3-12 食品構成表例（18～29歳女性、身体活動レベル「ふつう」、1,950kcal）

食品群		重量(g)	エネルギー(kcal)	たんぱく質(g)	脂質(g)	炭水化物(g)	Ca(mg)	鉄(mg)	ビタミンA(μgRE)	ビタミンB1(mg)	ビタミンB2(mg)	ビタミンC(mg)	食物繊維(g)	食塩相当量(g)
穀類	米	185	675	11.3	1.7	142.5	9	1.5	0	0.15	0.04	0	0.9	0.0
	パン類	120	299	9.5	4.4	53.8	29	0.8	0	0.10	0.05	0	2.3	1.0
いも類	じゃがいも	70	63	1.2	0.9	12.8	2	0.3	0	0.06	0.02	25	1.0	0.0
	その他のいも類	35	34	0.7	0.0	7.8	7	0.2	0	0.02	0.00	2	0.6	0.0
砂糖類	砂糖類	7	24	0.0	0.0	6.1	0	0.0	0	0.00	0.00	0	0.0	0.0
	菓子類	20	43	1.1	1.2	7.0	10	0.1	10	0.01	0.02	0	0.2	0.1
油脂類	油脂類	14	113	0.1	12.1	0.3	1	0.0	2	0.00	0.00	0	0.0	0.0
豆類	大豆	20	27	0.9	1.2	1.8	14	0.5	0	0.05	0.02	0	1.1	0.0
	大豆製品	80	96	7.4	6.3	14.2	118	1.4	0	0.06	0.05	0	0.9	0.1
	みそ類	10	20	1.1	0.5	2.8	10	0.4	0	0.00	0.01	0	0.5	1.0
魚介類	魚介類生物	65	94	12.0	4.5	1.1	20	0.7	41	0.07	0.11	0	0.0	0.5
獣鳥肉類	獣鳥肉類	45	91	8.5	5.9	0.1	2	0.4	86	0.14	0.09	2	0.0	0.1
卵類	卵類	50	74	6.1	5.1	0.2	25	0.9	72	0.03	0.19	0	0.0	0.2
乳・乳製品	牛乳	200	134	6.6	7.4	9.6	220	0.0	76	0.08	0.30	2	0.0	0.4
野菜類	緑黄色野菜	120	40	1.9	0.2	8.9	61	1.0	416	0.08	0.11	31	3.2	0.1
	その他の野菜類	260	70	3.4	0.5	1.5	68	0.4	18	0.10	0.10	39	5.2	0.0
果実類	柑橘類	60	28	0.5	0.1	10.0	12	0.1	19	0.05	0.02	22	0.7	0.0
	その他の果実	40	26	0.3	0.0	6.6	3	0.1	4	0.02	0.01	8	0.5	0.0
海藻類	海藻類	10	5	0.6	0.0	1.8	20	0.5	17	0.01	0.03	1	1.1	0.3
調味料類	調味料・香辛料	30	36	1.3	1.8	5.3	9	0.3	2	0.01	0.03	0	0.0	6.2
合計		―	1973	74	54	294	637	9.6	763	1.0	1.2	133	18.1	6.2
給与栄養目標量		―	1950	63～98[1]	43～65[1]	244～317[1]	550～2500 (650)[2]	7.0以上 (10.0)[3]	450～2700 (650)[2]	0.6以上 (0.8)[2]	1.0以上 (1.2)[2]	80以上 (100)[2]	18以上[1]	6.5未満[1]

1 日本人の食事摂取基準2025年版（以下省略）の目標量（たんぱく質：13～20（%エネルギー）、脂質：20～30（%エネルギー）、炭水化物：50～60（%エネルギー））を示す。
2 括弧内は推奨量を示す。
3 「月経あり」の数値で、括弧内は推奨量を示す。

5 献立の役割、機能

(1) 献立の役割

献立は、献立作成基準に則って栄養計画の中で設定された給与栄養目標量、食品構成を、食事に反映させるためのいわば栄養管理のための設計図である。給食経営において報告書にもなる重要な書類であり、対象者の適切な栄養摂取を保証し、その他の給食関係書類作成の基礎となる資料である。献立作成作業は給食業務の要であり、管理栄養士・栄養士の中枢をなす。

❶ 期間献立の作成

給食は1食ごとに完結するものではない。前述したように習慣的な摂取量が給与栄養目標量に近づくような献立作成が必要である。そのため、1～2週間や1カ月といった一定期間の献立計画を決め、主菜の食材料や調理方法、味付けなどが続かないか、偏りがないか考慮することが重要である（**表3-13**）

表3-13 週間献立計画例

		1日	2日	3日	4日	5日	6日	7日
朝	主食	米	パン	米	パン	米	米	パン
	主菜/調理法	魚 焼	卵 炒	豆 和え	卵 焼	豆 煮	卵 焼	魚 焼
	ジャンル	日本	西洋	日本	西洋	日本	日本	西洋
昼	主食	パン	米	米	麺	米	米	米
	主菜/調理法	肉 焼	魚 揚	肉 炒	魚 炒	魚 揚	魚 焼	肉 炒
	ジャンル	西洋	中華	西洋	中国	西洋	日本	中華
夕	主食	米	米	米	米	米	米	米
	主菜/調理法	肉 煮	肉 焼	魚 揚	肉 煮	肉 焼	肉 煮	魚 煮
	ジャンル	中華	日本	中華	日本	中華	西洋	日本

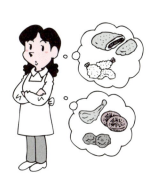

❷ 1食ごとの献立作成

週間の献立作成で主食と主菜のおおまかな方針を決めたのち、詳細な料理名を決めていく。手順は以下の通りである。

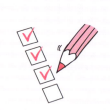

- 主食を決める
- 主菜を決めるが、期間献立計画において予め決めた食材の種類とその調理法から具体的な献立名を決定する
- 副菜及び副々菜は主菜を補う目的があるため、主菜の食材料と調理法、調味料を考慮しながら同じような料理に重ならないよう配慮して決定する
- 汁物、果物・デザートを決定する

献立表は、給食の作業指示書となる重要な書類である。また実施後に加筆・修正を加えたものはそのまま報告書となるため、記載の仕方についてはルールをしっかり理解し正しく記入することが重要である。献立表への料理の記入順序は、上から主食、主菜、副菜・副々菜、汁物、果物・デザートの順であるが、朝食の場合は主食の次に汁物を記載し、主菜、副菜と記入しても構わない。料理ごとの食材や調味料は、調理手順に従って書き込む。その際に下味や、個別に調理する食材は括弧で括るなどして調理従事者がわかるようにしておく。また調理に必要な水も記入するが、単に米を炊く水や下茹でする水などは献立表には書かず、必要に応じて備考欄に記入すればよい。

(2) 献立の構成と留意点

献立作成は、**一汁三菜**を基本とするが、施設の特性に合わせ柔軟に考える。

① **主食**：ごはん、パン、麺などの穀物料理で、1食のエネルギーの約50％を供給する。
② **副食**：おかずのことで、主菜、副菜、副々菜、汁物などのことである。

- 主　菜：メインのおかずのことで、肉、魚介、卵、大豆などのたんぱく質を供給する料理。
- 副　菜：小鉢などと呼ばれる主に野菜料理のことで、主菜を補うための料理。
- 副々菜：主菜、副菜で摂取できなかった栄養素を補うための料理。
- 汁　物：汁を主にした料理で、副菜と同様に野菜やきのこ、海藻類の供給源となる。
- 果物・デザート：食事に楽しみを与える料理のことで、予算やほかの料理との組み合わせを考慮して献立に取り入れる。

基本的な配膳図は下記のイラストのようになるが、応用型としてシチューなどのように主菜と 副菜、汁物が組み合わさった料理もある。この場合、料理の区分は主菜であるため「副菜、汁物込みの主菜」と呼ぶ。またかつ丼やカレーライスなどは主食であるので、「主菜、副菜込みの主食」と呼ぶ。その他の料理も同様で、一汁三菜の基本形に照らし合わせて考えるとよい。応用型を定期的に取り入れることで献立に変化が出る。

献立構成（例）
- **基本型**：主食＋主菜＋副菜＋副々菜＋汁物＋（デザート）
- **応用型**：主食＋シチューなど（主菜＋副菜＋汁物）＋副々菜＋デザート

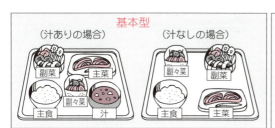
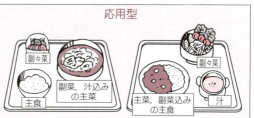

献立作成の留意点
　献立作成では、給与栄養目標量を満たすこと以外に、留意すべき点がいくつかあげられる。

❶ 栄養価、彩り、味
　栄養計画が反映されたものであり、食品構成に基づいて作成され、対象者の給与栄養目標量を満たしている。献立全体の彩りにも配慮がなされており、味も利用者の嗜好に合わせた、満足度の高いものにする。また、**行事食**を取り入れることで、季節感を出すことができる（表3-14）。

❷ 予算内に収める
　食材料費を決められた予算内に収めなければならない。旬の食材を取り入れ、献立に季節感を取り入れ、適正な金額で良質な食材を用いるよう努める。

❸ 施設の人員・設備
　厨房内の人員配置や、調理作業能力を考慮して、時間内に調理作業が完了するように計画を立てなければならない。また調理機器・設備、食数、供食方法などを考慮して、人員や設備に負担がないかどうかも検討する。

❹ 安全・衛生管理
　利用者に安全な食事を提供するために、食材料の選択や組み合わせ、調理方法を検討し、生成上配慮された内容にする。

❺ 栄養教育教材
　利用者が食べることで、献立自体が生きた教材となり、料理の組み合わせ、量などを学ぶことができる内容とする。

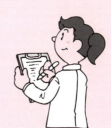

表3-14 行事食

行事名	月日	料理・食材など
正月	1月1日	おせち、雑煮、屠蘇
人日	1月7日	七草がゆ
鏡開き	1月11日	餅入りぜんざい
節分	2月3日	豆料理、いわし料理
上巳（雛祭り）	3月3日	白酒、菱餅、ハマグリ
春の彼岸（春分の日）	3月21日	ぼたもち
端午の節句	5月5日	柏餅、赤飯、ちまき
七夕の節句	7月7日	そうめん
盂蘭盆会	7月15日（陰暦）(8月13～15日)	精進料理、だんご
重陽の節句	9月9日	菊酒、くり
秋の彼岸	9月23日	おはぎ
冬至	12月23日	かぼちゃ
大晦日	12月31日	年越しそば

（資料：中嶋加代子ほか「調理学の基本 第5版‐おいしさと健康を目指す‐」同文書院、2020を基に作成）

（3）サイクルメニュー

期間は各給食施設によるが、一般的には2週間から4週間を1つのサイクルとして一定期間の献立を重複しないように回転させる期間献立とする場合もある。この**サイクルメニュー**の導入は、献立作成業務の負担が軽減され、材料の購入計画や在庫管理を計画的に行うことが可能となる。また、同じ献立を繰り返し実施することで調理作業の標準化につながる。そのため、一定期間の献立計画において旬の食材や季節感のある献立を取り入れ、主菜の食材料や調理方法、日本料理・西洋料理・中国料理などのジャンル、味付けなど同じものが続かないか、偏りがないかなど対象者の満足度を考慮することが必要である。

（4）予定献立表と実施献立表

❶ 予定献立表

栄養・食事計画を反映した、保証された品質の食事を利用者に提供するための計画書としての機能を持つ。また、材料の購入計画、調理作業計画の基礎資料となり、予定献立表を基に材料の発注や在庫管理が進められ、調理作業指示書として作業工程、調理作業、配膳、供食などの調理作業の計画が立てられる。また、利用者の健康な食生活のデザインとなる栄養教育の資料としても活用することができる。

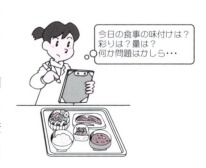

❷ **実施献立表**

　予定献立表を基に実施された後に、生産過程において調理方法や調味料の重量などの変更点や修正点を反映したものであり、給食の実施記録や報告書としての機能を持ち、次回の献立作成に活かす資料となり、栄養管理報告書の資料として保管しなければならない。

　献立表には食事区分（朝食、昼食、夕食など）、予定・実施食数、料理名、材料名、1人当たりの純使用量、使用量、食品名、エネルギー・その他の栄養素量、原価などの項目を記載する。

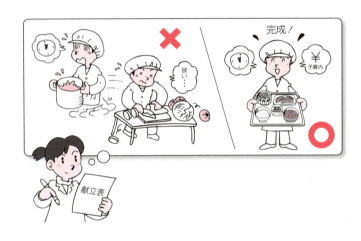

（5）食事提供方法

　食事提供方法は大別すると、**定食方式**（単一定食方式、複数献立方式）、**カフェテリア方式**、**バイキング方式**に分けられる（**表3-15**）。

表3-15 食事提供方法

提供方法		特徴
定食方式	単一定食方式	主として主食＋主菜＋副菜＋副々菜＋汁物＋（デザート）の定食形式で1種類の献立が提供されるもの。利用者に全員に対して同じ食事を提供するため、栄養管理が容易であるが、利用者が食事を選択できないという特徴もある。
	複数献立方式	2種類以上の複数の献立を利用者が自由に選択できる方式であり、利用者の嗜好やニーズへの対応が可能となる。
カフェテリア方式		複数種類の単品料理から利用者が自由に選択して組み合わせることができる方式。
バイキング方式		大皿などに盛り付けた複数の料理を、利用者が自由に選択して取り分けて食する方式。

　カフェテリア方式やバイキング方式は、利用者の自主性によって料理の選択が行なわれるため、摂取量のモデルとなる料理の組み合わせを提示することで、栄養教育の一環となり、利用者が正しく食事を選択することができる。

6 個別対応の方法

特定給食施設すべての利用者に対して適切な食事を提供することが求められる。個々人の性別、年齢、身体活動レベル、BMIなどを考慮しながら許容範囲内で食事の種類を集約して、すべての対象者を適正な範囲に収める給食提供を行うことで、可能な限り個別対応に近づけている。個別対応の例として、嗜好への配慮、個人の栄養療法への対応などがあげられる。

また、乳幼児や児童には**食物アレルギー**を持つ者がおり、個別の対応が必須となる。健全な身体の発育のために該当食品の除去や代替食品などを保護者と連携し、医師の指示に従って対応をする必要がある。調理時のアレルゲン食品の混入にも最大限注意を払い、調理従事者との情報共有が重要となる。

アレルギー物質を含む食品　※特定原材料（表示義務）8品目

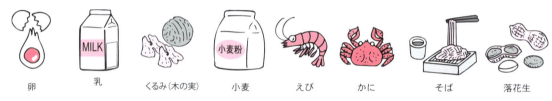

卵　　乳　　くるみ（木の実）　小麦　　えび　　かに　　そば　　落花生

高齢者においては身体機能（咀嚼・嚥下能力など）に個人差があるため、各対象者に応じた対応が必要となる。栄養アセスメントより、現状の身体状況や栄養状態を把握し、栄養補給法や食事の形態についても各個人の栄養計画が必要となる。また、利用者によっては宗教上禁忌となる食材、調味料があり、給食現場においては食の多様化への対応も迫られている。

7 適切な食品・料理選択のための情報提供

「**特定給食施設が行う栄養管理に係る留意事項**」において、特定給食施設は利用者に対して健康や栄養に関する情報の提供を行うことが定められている（以下抜粋）。

- 利用者に対し献立表の掲示や熱量、たんぱく質、脂質及び食塩等の主要栄養成分表示を行うなど、健康や栄養に関する情報の提供を行うこと。
- 給食は、正しい食習慣を身に付け、より健康的な生活を送るために必要な知識を習得する良い機会であり、各々の施設に応じ利用者等に各種の媒体を活用するなどにより知識の普及に努めること。

根拠に基づいた栄養の情報を提供することや、栄養教育を行うことは利用者が正しい食を選択する力を身に付けることにつながる。献立表の提示や、栄養情報のリーフレットなどの作成、栄養指導教室などを開催することで、利用者が主体的に健康な食生活を営むことができるように努める。

2 栄養・食事管理の実施と評価

　栄養・食事管理では、栄養アセスメントに基づき、品質が保証された食事を利用者に提供し、栄養教育を行うことが目的である。提供した食事の摂食状況と、利用者の身体状況を把握してこれらの評価を行い、その結果に基づいて食事計画の改善を図るよう努めなければならない。PDCAサイクルを繰り返し、常に利用者の状況に合った食事を提供するために、マネジメントを行う必要がある。

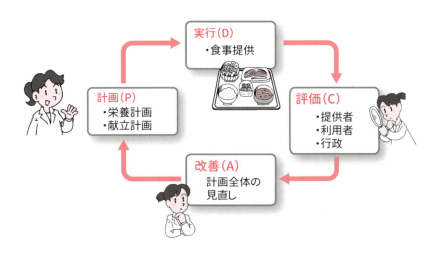

1 食事計画の評価と改善方法

　利用者の把握から給与栄養目標量の設定、献立作成、給食の準備が整い、実際に食事を提供したからといって栄養管理計画が終了するわけではない。食事の摂取状況を定期的に把握し、給与栄養目標量、立案した献立や栄養教育教材としての効果なども含めて、提供した食事について適切な評価を行い、今後の食事計画を見直すための資料とする。評価は提供者側による評価と、利用者側による評価がある。

2 提供者側による評価

提供者側による評価項目は以下の通りである。

① **実施献立の評価**

実施した調理内容の食材や調味料の重量、盛り付け重量、実施給与栄養量、食品群別摂取量について予定献立表と比較して評価する。

② **栄養出納表**による評価

栄養出納表とは実施献立表から、一定期間（通常は1か月）の食品群別摂取量、栄養素等摂取量などの給与状況が食品構成や給与栄養目標量に対して適切であったか評価するためのもので、定期的な献立内容の見直しのために重要である。

③ **食材料費日計表**の作成

各食種における食材の使用量と金額を示す書類である。食材料費が、予定献立表作成の際の予算と比較し、適切な価格で使用されていたかを評価する。

④ **給食日誌**（報告書）の作成

調理当日の調理状況、衛生管理、残食状況、作業上の問題点、利用者からのクレームに対する対応など施設によってさまざまな書式がある。給食日誌は記録書であるとともに給食実施の報告書であるため、後日内容が理解できるよう具体的に記入することが重要である。

⑤ **検食**による評価

給食を提供する前に、施設長あるいは給食責任者が味、外観、温度、安全面、栄養面など食事の品質を点検して評価するもので、内容を**検食簿**（第4章図4-3参照）に記録し、今後の給食を改善する資料となる。

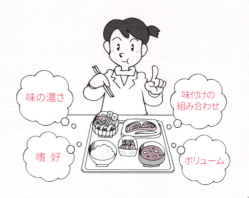

3 利用者側による評価

　提供された食事が味の濃さ、味付けの組み合わせ、提供された食事のボリューム、個人の嗜好など利用者を満足させるものであったか評価を受ける。定期的に満足度調査、残菜調査や嗜好調査を行い、提供する食事が管理栄養士・栄養士の押し付けにならないように注意する。満足度調査・嗜好調査では、提供した食事に対する嗜好、味付け、温度、提供方法、サービス、栄養教育について調査することができる。また逆に、嗜好調査の結果より利用者の嗜好に迎合しすぎないようにも注意が必要である。残菜調査は利用者の摂取状況と、利用者の栄養状態の把握に繋がる。それぞれ調査結果を分析し、次の献立に反映し改善する。

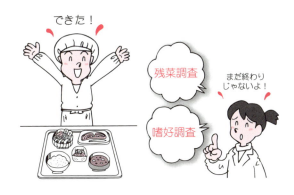

4 行政による評価

　特定給食施設は、給食における栄養管理状況について栄養管理報告書を作成し、各都道府県の所管する保健所への定期的な報告の義務がある。書式は各自治体によって異なるが、施設の種類、調理システム、栄養管理体制、栄養素等摂取量、食品群別摂取量、栄養比率、食数などを記入する。都道府県は提出された書類を基に、特定給食施設の栄養管理実施状況を把握して、評価・指導・助言を行う（図3-2,3-3）。

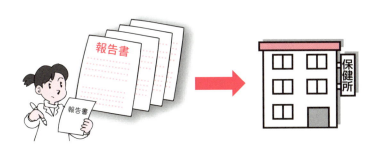

様式第8号

特定給食施設栄養管理報告書(　　年度)
（病院・介護老人保健施設・介護医療院用）

（宛先）福岡市　　保健所長　　　　　施設名
　　　　　　　　　　　　　　　　　　所在地　〒

　　　　　　　　　　　　　　　　　　電話
　　　　　　　　　　　　　　　　　　FAX
　　　　　　　　　　　　　　　　　　E-mail

　　　　　　　　　　　　　　　　　　設置者又は管理者職氏名

福岡市健康増進法施行細則第9条第1号の規定により，次のとおり給食の栄養管理の状況を報告します。

① 施設の種類	1 病院　　2 介護老人保健施設　　3 介護医療院 4 病院に介護老人保健施設が併設　　5 病院に介護医療院が併設						
② 運営方法	1 直営						
	2 委託	委託先名称				委託内容	
	委託内容	①献立作成　②材料購入　③調理　④配膳　⑤下膳　⑥食器洗浄 ⑦施設外調理　⑧栄養指導　⑨その他					
③ 調理システム	施設内調理　・　施設外調理（　一部　・　全部　） クックサーブ　・　クックチル　・　クックフリーズ　・　真空調理						
④ 従事者数		施設側		委託先側		合　計	
		常　勤	常勤以外	常　勤	常勤以外	常　勤	常勤以外
	管 理 栄 養 士						
	栄　　養　　士						
	調　　理　　師						
	調　　理　　員						
	給　食　事　務						
	そ　　の　　他						
	合　　　　　計						
⑤ 1日当たりの給食数	食種　　　　区分	朝食	昼食	夕食	その他		合計
	一般食	常　　　　　食					
		常　食　以　外					
	特　　別　　食						
	その他						
⑥ 平均在院日数	病院　　　　　　　日　　　　介護老人保健施設　　　　日 介護医療院　　　　日						
⑦ 食事提供時間	朝食　　　　　昼食　　　　　夕食　　　　　その他						
⑧ 適温給食の方法	1 温冷配膳車　2 保温食器　3 保温トレイ　4 その他（　　　　）5 無し						

図3-2 栄養管理報告書例その1

（資料：福岡市 特定給食施設栄養管理報告書（病院・介護保健施設・介護医療病院用））

⑨ 献立	1 複数献立（セレクトメニュー）	有（頻度　　回／週）・無	
	2 特別献立（別料金の発生するメニュー）	有　・　無	
	3 行事食　　有（頻度　　回／月）・無		
⑩ 栄養管理体制	1 栄養管理手順の作成　　有　・　無 【栄養状態を把握するために実施している項目及び対象】 ・項目　　　　　　　　　　　　　　　・対象者　全員　一部 【再評価の間隔】 【栄養管理計画の見直しの間隔】		
	2 チーム医療の実施状況 NST（加算有・加算無）・褥瘡・クリニカルパス・回診・カンファレンス		
	3 食事摂取状況の把握　　有　・　無 【把握方法】		
⑪ 施設における給与栄養目標量の設定	1 設定年月日		
	2 設定方法		
⑫ 実施献立の評価	1 給与栄養目標量に対する実施給与量の評価 無　・　有（頻度　　　　　　　　　　　　）		
	2 残食の評価　　無　・　有（頻度と方法　　　　　　　　　）		
	3 検食簿　　　　無　・　有（検食者　　　　　　　　　　　）		
	4 喫食者による評価　無　・　有（頻度と方法　　　　　　　）		
⑬ 栄養教育の状況	1 献立表　掲示　　　有　・　無 栄養成分表示　有（エネルギー・たんぱく質・脂質・塩分）・無		
	2 栄養情報の提供　リーフレット　ポスター　食卓メモ　その他（　　）		
	3 地域での活動		
	4 栄養指導 有・無	個別	入院　名／外来　名／訪問　名／合計　名
		集団	テーマ／回数／指導者数
⑭ 会議	会議名称	参加者（職名）	内容
⑮ 従事者の研修会		回数　参加者数　主な内容	
	施設内研修		
	施設外研修		
⑯ 非常時危機管理対策	1 食中毒対応マニュアル　有・無　2 災害時対応マニュアル　有・無 3 食品等の備蓄　有（　人分を　回分）・無		
⑰ 報告書作成者	所属名　　　　　　　　　職・氏名		

図3-3 栄養管理報告書例その2

（資料：福岡市 特定給食施設栄養管理報告書（病院・介護保健施設・介護医療病院用））

第3章 ○×問題

❶ 特定給食施設における栄養・食事管理の目標は、利用者の健康の保持・増進である。
❷ 特定給食施設において食事計画を立案する際、給食施設の規模は必要な情報である。
❸ 特定給食施設における日本人の食事摂取基準に基づく給与目標量の設定では、脂肪エネルギー比率は30％を下回らないようにする。
❹ 特定給食施設において、料理の出来上がり重量から、利用者の栄養状態の変化を評価する。
❺ 特定給食施設において、顧客満足度は食事管理の評価の対象となる。
❻ 事業所給食では、食品構成を作るために栄養管理報告書を作成する。
❼ 食品構成表は一定期間における1人1日当たりの提供量の目安を、食品群別に示したものである。
❽ カフェテリア方式による給食は、栄養教育教材となる。
❾ サイクルメニュー導入により、調理作業が標準化できる。
❿ サイクルメニュー導入により、棚卸し業務が省略できる。

※ 解答は巻末資料に。

第4章

給食経営における品質管理、生産管理、提供管理

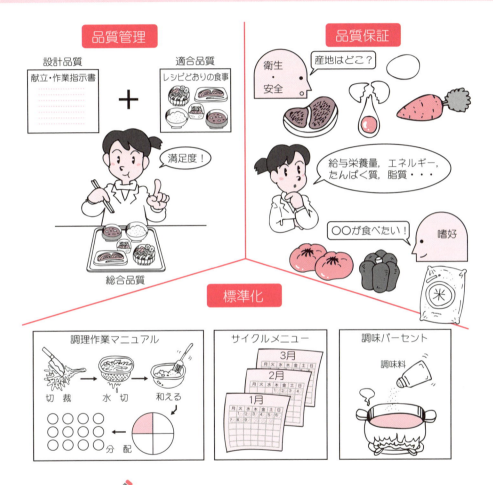

この章で学ぶこと

　給食施設では、栄養・食事計画に基づいて、利用者に対して健康で美味しく、かつ安全な食事を継続的に提供しなければなりません。日々品質の高い製品（食事）を求められることから、管理栄養士・栄養士は食材の調達、保存、生産（調理）までの一連の流れを管理・統制しなければなりません。そのためには、安定的に製品（食事）の品質を保証するための管理方法を知り、良質な食材料を適正な価格で安全に入手して、調理から提供までの工程を標準化する必要があります。

　本章では、給食の品質管理の基本について学び、さらに給食の品質保証と標準化の手法、大量調理の特性について理解します。次に食材料の流通、業者の選定方法、発注、検収、保管、在庫の管理方法を学び適切な食材料の管理方法について理解します。また生産における給食のオペレーションシステム、新調理システム、調理工程の管理方法及び、出来上がった料理の配食・配膳システム、食事環境の整備までの提供サービスなど、生産管理の一連の流れについて理解します。

1 給食の品質と標準化

製品の質のことを品質といい、製品（食事）の品質が規格に合うように、または、一定の水準を保つように、製造工程を管理することを品質管理（QC：quality control）という。食事やサービスの品質は、給食の目標・目的の達成に大きな影響を及ぼす。栄養・食事サービスにおいては、食事やサービスの品質を決定し、そのとおりの食事を生産・提供することで目標が達成される。

給食では、利用者に対して提供する食事の品質保証のために、味、温度、給与栄養量などを、継続的に一定の水準を満たさなければならないが、献立、調理作業、調理工程などをマニュアル化して標準化することで実現しやすくなる。

1 給食経営における品質と品質管理の意義

（1）給食における品質と品質管理の意義

給食における品質管理とは、利用者が要求する料理やサービスを経済的に安全的に作り出すための管理技法であり、質の高い料理を適正に、利用者の欲しい時にタイミングよく提供するための管理活動である。

給食は、利用者の健康の保持増進、疾病の予防・治癒、心身の健やかな成長を目指している。利用者の満足度が高く、栄養面においても適切な食事を提供するよう努めることが品質管理につながる。

給食における品質は、料理が生産される段階で分類すると製造時の目標となる設計品質と、設計の段階で目標としたものが食事で実現したかどうかの適合（製造）品質、利用者の満足度を表す総合品質の3つに分かれる（図4-1）。

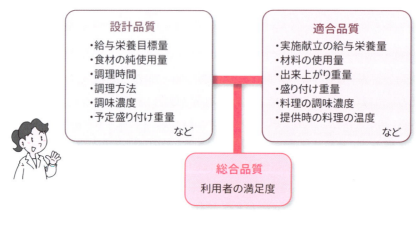

図4-1 給食における品質

❶ 設計品質

栄養・食事計画において、食事やサービスの目標を設計する。その設計内容の品質を設計品質という。給食では、栄養・食事計画で決定した栄養的な価値や量、外観（色、食器など）、おいしさ（味、香り、温度、食感）、衛生的安全性、原価などの利用者のニーズや感覚に合わせたものを目標とする。設計品質は、予定献立表に示される。

❷ 適合品質

献立・作業指示書に示された内容が、実際の食事に実現されたかどうかの品質を適合品質という。味、外観、出来上がり重量、給与栄養量などが計画通りに提供されているか、その食事が衛生的で安全な食事であるか、機能的であるか、また利用者のニーズに合っているかを評価する。給食では、調理作業能力や食材料の鮮度・状態などによって、出来上がった料理が設計品質と同等にならない場合もある。作業指示書の計画通りに作業を進めることが品質の向上につながる。

❸ 総合品質

設計品質と適合品質を総合して評価したものである。設計品質と適合品質が共に高くなければ、高い総合品質を得ることはできない。高い品質水準の献立、作業指示書であっても出来上がった料理が、利用者の満足度を得られなければ、総合品質が高いとはいえない。2つの品質を高めることで利用者の満足度は高くなる。給食の総合品質は、利用者の特性、ニーズを把握して献立を立てることと、実際に献立に示された量と質の食事を生産することで、利用者の満足度によって評価される。この総合品質を保証するために適温・適時の提供が必要となる。また、総合品質には生産管理が大きく関わる。

高い総合品質を得るためには、**PDCAサイクル**に基づく継続的なマネジメント活動によって問題点を明確にし、改善点を見出すことで実現可能となる（**図4-2**）。

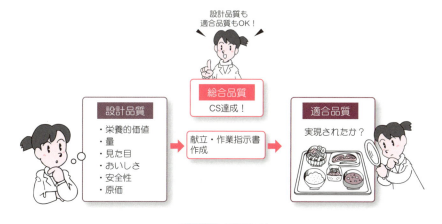

図4-2 品質管理

設計品質管理では、栄養・食事計画において対象者全員に対して適切な食事やサービスの目標を設計し、利用者のニーズや嗜好にも合わせた内容となるように継続して改善活動を行う。適合品質管理では、献立・作業指示書に示された設計内容通りの調理を行い、提供を行うための改善活動を行う。総合品質管理では、利用者の満足度を向上させるための給食全体の総合的な改善活動を行い、品質管理の最終目標・目的は高い総合品質を得ることである。

(2) 給食における品質保証システム

品質保証とは「消費者の要求する品質が十分満たされていることを保証するために生産者が行う体系的活動」である。顧客や消費者の十分な満足、信頼を得られ継続的に使用される製品を企画・設計、製造して販売し顧客満足度を向上させるために、品質を保証するそれぞれの作業を組織的に行う活動が**品質保証システム**である。製造工程のみの管理ではなく、企画・設計及び販売の段階でも管理することが重要である。

品質保証対策として、工業製品の規格標準の保証となる **JIS**、安全・衛生を保証する **HACCP システム**、消費者保護を意図した **ISO** による品質保証の認証取得などがある。利用者のニーズに合った食事を継続的に一定水準の品質で提供できるように管理をシステム化することで、利用者の満足を得て、安定した給食運営を行うことができる。HACCP システムや**製造物責任法（PL 法）**などを参照し、マネジメントシステムを構築することで安全な品質の保証に繋がる。

❶ JIS

日本工業規格（Japanese Industrial Standards）の略称。一般に「ジス」とよばれる。工業標準化法（昭和 24 年法律第 185 号）に基づいて、鉱工業の生産、流通、消費にわたって技術的な事柄の統一、標準化を図るために定められた鉱工業製品の規格その他の工業標準。

❷ HACCP システム

危害分析重要管理点（Hazard Analysis and Critical Control Points）の略であり、食品安全衛生に関する危害の発生を事前に防止することを目的とした、自主的な衛生管理システムである。「大量調理施設衛生管理マニュアル」は、このシステムの概念に基づいている。

❸ ISO

国際標準化機構（International Organization for Standardization）の略称で、物資及びサービスの国際交流を容易にし、知的、科学的、技術的及び経済活動分野の協力を助長させるために、世界的な標準化及びその関連活動の発展、開発をはかることを目的に設立された組織である。ISO 規格は、製造された製品や提供するサービスに関する国際基準である。給食に関わる規格は**表 4-1** の通りである。

表4-1 給食に関わるISO規格

ISO 9001	品質マネジメントシステム	品質管理・品質保証に関する一連の国際規格であり、製造物や提供されるサービスの品質を管理するシステム。
ISO 14001	環境マネジメントシステム	企業活動、製品及びサービスの環境負荷の低減を継続的に実施するためのシステム構築に関するシステム。
ISO 22000	食品安全マネジメントシステム	安全な食品を生産・流通・提供するため、HACCPの手法とISO 9001を基礎としたシステム。
ISO 45001	労働安全管理システム	労働災害の防止、労働者の健康保持増進、適正な労働環境を作り、事業場の安全衛生水準の向上を図ることを目的としたシステム。

❹ 製造物責任法（Product Liability Low：PL法）

　製造物の欠陥などにより、人体に危害などを加え損失が生じた場合の損害補償について定められた法律。給食施設が提供する食事もPL法の対象となるため、品質管理を徹底した調理が必要である。

2 給食の品質基準と献立の標準化

(1) 給食の品質基準と評価

　食事・サービスの質を一定の基準以上に保つためには、品質の指標に基準を設定して評価を行うことが重要である。栄養・食事計画（Plan）、献立・調理サービス（Do）において、それぞれの品質管理の目標達成度を評価（Check）して、問題がある場合には分析し、品質の改善（Action）向上につなげることが品質評価の目標・目的である。これを繰り返し、最終的には総合品質を高め、利用者の満足を得ることを目標とする。

　品質評価の対象は、製品の品質と利用者満足度を併せて総合的に評価する。製品の品質は、設計品質と適合品質について評価され、それぞれ指標は異なる。また、利用者満足度は総合品質として評価され、指標は総合的おいしさと利用者の栄養・健康状態である。

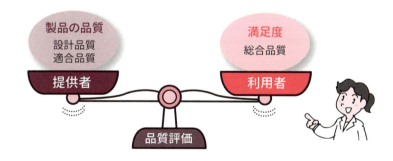

製品の品質基準の指標には、食事の量、栄養素量、調味濃度、料理の温度などがあり、実測できるので絶対的評価が可能である。一方、相対的評価（例：良い・普通・悪いなど）となる満足度などの質的指標は、喫食調査による質問に対する回答をカテゴリー化し、数量化（例：良い3点・普通2点・悪い1点など）して、設計品質、適合品質、総合品質それぞれに指標を設定する（**表4-2**）。

品質評価は提供者側と利用者側の両方の観点から実施する。

表4-2　給食の品質の評価指標

管理項目	設計品質の指標	適合品質の指標	総合品質の指標
食材	●重量・個数・質	●重量・個数・鮮度・いたんでいない・賞味期限	
給与栄養目標量	●予定献立での予定給与量	●実施献立での給与量	
味	●料理の予定調味濃度（%）	●実際の料理の調味濃度（%）	
見た目	●料理の予定の色（焼き色、野菜の緑色など）	●実際の料理の色（出来上がりの焼き色、野菜の緑色が鮮やかなど）	
温度	●予定提供温度、喫食温度	●実際の提供温度・喫食温度	
量	●出来上がり予定量 ●1人分盛り付け予定量	●出来上がり重量 ●1人分の供食量	
衛生	●加熱温度・時間 ●保管温度・時間 ●異物混入などのアクシデントを無くす	●実際の加熱温度・時間 ●実際の保管温度・時間 ●異物混入などの衛生面の報告の有無	
利用者の満足度			●満足度 ●残菜量 ●苦情件数

（資料：石田裕美ほか「給食マネジメント論」、第一出版、2014 参照）

（2）提供者側からの評価

給食従事者が行う適合品質の代表的な評価は**検食**である。検食における評価指標は、評価者が分かりやすい表現にする。評価者は自身の五感を用いて検食を行うため、正しく評価するためには、日頃の教育・訓練が同時に必要である。物理的・化学的な測定をし、数量化した基準だけでなく、調理従事者に分かりやすい基準を示すことも重要である。評価内容は**検食簿**（**図4-3**）に正確に記録し、保管する。また、実施献立も評価対象となり、一定期間の実施給与栄養量、食品群別給与量の確認を行い、栄養出納表より給与栄養目標量を供給できているか評価をする。

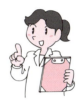

図4-3 検食簿（例）

(3) 利用者側からの評価

利用者による総合品質の評価は、**満足度調査**である。実施方法はインタビューや質問票を用いて行う。また**残菜調査**を行うことで、利用者の嗜好や喫食量を把握する。調査結果を分析し、食事に対する評価と満足度を両面から把握して、次回の給食実施に繋げる。評価方法を以下に示す。

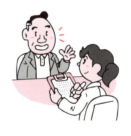

❶ 満足度調査

調査項目は、献立、料理（味、量、温度、食べやすさなど）、調理法、食材料のほか、サービス方法などがあげられる。利用者の負担にならない項目の数とし、選択肢などは回答しやすい形式とし、調査方法も状況に応じて検討することが望ましい。

❷ 残菜調査

食事の提供量に対する残菜重量の割合を算出する。残菜が多い料理は調味、かたさ、温度、量、利用者の嗜好など要因を検討して、課題点を抽出し改善に努める。残菜量は施設全体の摂食量把握にも必要な項目である。

$$残菜率（\%）= 残菜重量 / 供食重量（1人分供食重量 \times 提供食数） \times 100$$

(4) 官能検査による評価

味や外観、総合的な評価には官能検査が用いられる。官能検査は、人の感覚機能を測定器として評価する方法であるため、当日の健康状態、気分、天候などの影響を受けて、個人差が生じやすいことを考慮し、物理的な測定などの客観的な指標と併せて評価をすることが望ましい。

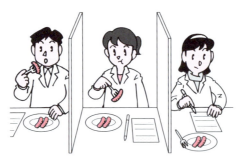

3 献立の標準化

給食の品質（総合品質）は献立、作業指示書などの設計品質、出来上がった料理などの適合品質によって決まり、食事の質、給与栄養量、味、温度、彩り、衛生面、利用者の満足度などが評価基準となる。

一定の品質を得るために、複雑化を防ぎ合理的な単純化、または統一化を図ることを標準化という。継続的に高い品質の食事を提供するためには、献立作成、調理工程、調理作業などの標準的なマニュアルを作成して、誰でも同様の作業が行え、いつも同じ品質の料理が提供できるように標準化することが必要となる。生産（調理）工程の標準化には、献立の標準化が重要である。

献立を標準化するためには、4～8週間の献立のサイクルメニュー（第3章参照）の活用が有効である。サイクルメニューを基本献立として調理作業内容の標準化を行い、これらの献立を繰り返し提供することで調理作業が合理化され、効率的に一定の品質の高い食事を継続的に提供できる。時期によって食材の旬、金額、流通が変動するため、定期的にメニューを見直す必要がある。

(1) 調味パーセントの標準化

調味は給食の品質を左右する。大量調理の調味は、献立ごとの調味料の割合を標準化しておくことで調理従事者の違いによる味のばらつきを少なくすることができる。料理の味付け材料に対する調味料の割合を調味パーセントという。材料の重量に対しての調味料（主に塩分や糖分）の割合を表す。ここでいう塩分、糖分とは調味料の中に含まれる食塩や砂糖の量を示したものである。計算は次式のようにする。

$$調味パーセント(\%) = 調味料の重量 / 材料の重量 \times 100$$

汁物、焼き物、煮物、味付きご飯などあらかじめ調味パーセントを標準化しておくことで、献立作成担当者、調理従事者による出来上がりの違いが生じる可能性が低くなる。大量調理では、調理操作の違いによる脱水量の変化や加熱時間の違いは、調理した材料への調味料の浸透や付着の程度に影響する。調味パーセントは、汁物はだし汁を調味対象として、焼き物、炒め物、煮物は、魚・肉・野菜など全材料に対する調味割合とする（**表4-3**）。

表4-3 糖分・塩分の調味パーセント

料理名		調味対象	調味パーセント 塩分	調味パーセント 糖分	備考
汁物	スープ	だし	0.2～0.5		だしの味が濃い場合は塩分をうすくできる
汁物	みそ汁	だし	0.6～0.8		
汁物	すまし汁	だし	0.5～0.7		
汁物	けんちん汁	だし	0.6～0.7		
焼き物	魚の塩焼き	魚（1尾魚）	1～3		魚の種類、鮮度による
焼き物	魚の塩焼き	魚（切身魚）	0.5～1		
焼き物	魚のムニエル	魚	0.5～1		
焼き物	豚肉のくわ焼き	肉	1～1.5	2～3	
焼き物	ハンバーグ	材料[※1]	0.4～0.6		※1 全材料に対して
煮物	魚の煮つけ	魚	1.5～2	2～7[※2]	※2 鮮度、魚の種類による
煮物	サバのみそ煮	魚	1.5～2	6～8	
煮物	里芋の煮物	芋	0.8～1.2	4～6	
煮物	炒り鶏	材料[※3]	1～1.2	4～6	※3 全材料に対して
煮物	青菜の煮浸し	青菜	0.8	1	
煮物	乾物の煮物	材料[※4]	1～1.5	4～15	※4 もどした材料に対して
ごはん	炊き込みご飯	米	1.5		
ごはん	すし飯	米	1.2～1.5[※5]	2～5	酢12%、※5 飯に対して0.6～0.8%
ごはん	チャーハン	飯	0.5～0.8		油5～8%
その他	お浸し	材料[※6]	0.8～1		※6 ゆでる前の材料に対して
その他	野菜の炒め物	材料[※7]	0.5～1	0.5	油5～10%、※全材料に対して
その他	茶わん蒸し	卵液	0.3～0.6		
その他	野菜の即席漬け	材料	1.5～2		

（資料：香川昭夫「八訂 食品成分表2023」、女子栄養大学出版部、2023）

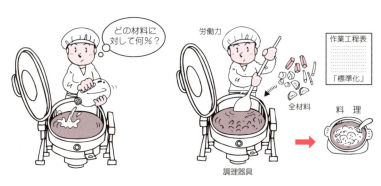

4 調理工程と調理作業の標準化

（1）調理工程の標準化

　食材料を人や設備機器類により料理・食事に変換する過程を **調理工程** という。調理方法（調理操作の種類と順序）を管理し、それぞれの調理操作について分析・検討する。給食の生産工程においては、全材料（生産対象）を労働力（生産主体）と調理機器（生産手段）を用いて調理作業を行い、料理（製品）に変換する計画を立てる。良質な製品を作るためには、適切な調理工程管理が重要である。調理工程の標準化は調理作業全体の効率化を図り、提供する食事の品質及び利用者の満足度向上につながる。設備・機器、調理従事者の技術に合わせて標準化を行うことで、作業の効率化を図り、安定して高い品質の食事を時間通りに提供することができる。

（2）調理作業の標準化

　調理作業の標準化は、調理従事者の誰が担当をしてもいつも同じ品質の料理が出来上がる利点を持ち、衛生的安全性、作業の効率化の点からも重要である。食材料の下処理法、炊飯方法、出汁の取り方、調理方法（焼き物、蒸し物、揚げ物、煮物、和え物）などの標準的操作方法を決定して施設・調理従事者数に応じたマニュアルを作成する。また、食材の切り方、下処理方法、調味パーセント、加熱温度・時間、使用する機器、保管方法（温蔵・冷蔵）、盛り付け方法などを示す。調理作業の標準化による利点として、品質の安定化、作業時間の短縮・均一化、技術・技能の習熟、献立の改善、衛生管理に役立つなどがある。たとえば炊飯は洗米時間、水切りの時間、浸漬時間の違いによって炊き上がりの状態に影響が出るため、マニュアルに基づいて標準化をすれば、毎回同じように炊くことができる（図4-4、表4-4）。調理操作の種類と順序、調理時間を標準化することで品質の安定化につながる。

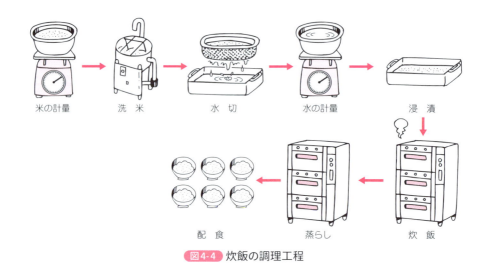

図4-4　炊飯の調理工程

表4-4 炊飯の作業工程例

時刻	調理操作	重量・時間	備考
9:40 ↓	米の計量	4kg×2釜	50人分×2釜
	洗米	5分間×2回	洗米機を使用
	水切り	30分間	
	水の計量	5.4kg×2釜	米の重量の1.35倍（蒸発量を考慮）
	浸漬	30分間	
10:50	炊飯	20分間	
11:10	蒸らし	15分間	
11:25	計量	5分間	1人当たりの供食量を算出
11:30	配食	175g×100人分	米の重量の2.2倍

※米の重量1人80g、100人分を2釜（50人×2）で炊く場合

(3) 各調理作業における標準化の項目

❶ 下処理作業の標準化
- 洗浄方法・時間、水切り時間
- 廃棄量
- 切り方（加熱が均一になるように同じ大きさに切る）
- 調味操作（浸漬時間、調味パーセントなど）

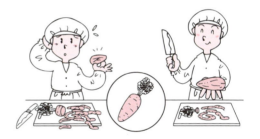

❷ 加熱調理作業の標準化
- 加熱時間
- 加熱温度
- 調味操作（タイミング、調味パーセントなど）
- 加熱調理機器の設定（スチームコンベクションオーブンの機能など）
- 大量調理施設衛生管理マニュアルに基づいた加熱調理

5 大量調理の特性の理解と大量調理機器を活用した品質管理

(1) 大量調理の特性

　大量調理では、少量の食材料で行う調理と比較して調理時間が長くなるだけでなく、調理科学的に異なる現象が生じることもある。給食施設の制約条件（調理過程、時間、施設・設備、調理作業の人数、供食方法、価格など）で大量の食材料を取り扱うため、調理作業の標準化を行い一定水準の品質を保ち、衛生的で安全な食事を提供しなければならない。そのためにも、大量調理の特性を理解する必要がある。

　調理操作中の温度変化や蒸発量、廃棄量、味の濃度などは料理の品質（重量、喫食温度）

に影響するため、一定水準の品質となるように標準化が必要となる。大量調理では、少量調理との違いを理解して、大量調理に適した方法、技術を用いなければならない。大量調理において品質に影響をもたらす要因となる調理特性を以下に示す。

❶ 廃棄率の変動

食材の廃棄量は日本食品標準成分表を参照するが、食材の状態（形状、鮮度）、調理従事者の技術、使用する調理機器によって変動しやすい。このため発注量の算出、出来上がり重量、味付けに影響がある。各施設において食材の**廃棄率**を計量・記録し、独自の廃棄率を算出して処理方法や切り方の手順をマニュアル化することが望ましい。

❷ 水分量の変動

食材量が多いため洗浄による食材への**付着水**量も多くなり、出来上がり重量や調味に影響が出る。洗浄後は極力水切りを徹底することが望ましい。また加熱中の蒸発率が少量調理に比べて低いため、炊飯、煮物などの加水量を調整する必要がある。和え物では、調味後に浸透圧の作用によって食材から放水するため、味とテクスチャーに影響を及ぼす。盛り付けの直前に調味する、段階的に調味をするなどして調整する。

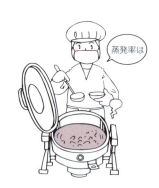

蒸発率は

❸ 煮崩れしやすい

食材料が多いため加熱時間が長くなり、部分的な加熱の差が生じやすい。撹拌が困難で、特にいも類などのでんぷんを多く含む食材では煮崩れを起こしやすい。また、消火後の温度が下がりにくいため、その点を考慮して調理時間を検討する。

❹ 温度変化

温度上昇（食材料投入前後の、水から沸騰までや揚げ油の適温までの温度上昇）が緩慢で時間を要するため、味の品質が変動する。野菜の炒め物では温度上昇に時間を要し、食材からの放水量が多くなる。1回に投入する食材料の量を調整して、加熱温度と時間を標準化する。温度と時間は衛生面からも検討して標準化する。

❺ 調味濃度の変化

食材の付着水、加熱時間の違い、火力の差により、調味料の浸透や付着に差が生じたり、調理の出来上がりから喫食までの時間が長くなると、料理の重量が変化したりするため、出来上がりの味に影響を及ぼす。調味パーセント（％）で調味料の重量を標準化して、調理工程中の操作を一定にする。

❻ 調理後の保存による変化

　大量調理は、調理終了後から喫食までの時間が長く、ウォーマーや温蔵庫などで保存されるため、加熱により料理の味・色彩に変化が生じることがある。

　前述の大量調理の調理特性は下処理、加熱調理、調味、保存の工程で品質に影響を及ぼす。品質の低下を防ぐためには特性を理解し、それらに応じた方策を取ることが必要である（**表4-5**）。

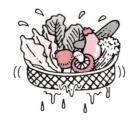 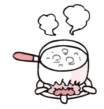 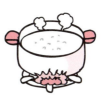

表4-5 大量調理の調理特性と標準化

調理操作		特徴	標準化する項目
下処理	洗浄・消毒	●食材料が多いため付着水が多い。	●大量調理施設衛生管理マニュアルに基づいて洗浄・消毒方法を標準化し、水切りを徹底する。
	皮むき	●作業員によって廃棄率が変動。 ●機器（ピーラーなど）使用での廃棄率の変動。	●（手作業）下処理方法を標準化する。 ●（機器使用）1回の投入量、機器稼働時間を標準化する。
	切砕	●作業員によって切り方にばらつきが出る。	●切り方、厚さ、大きさなどを標準化して作業指示書などで具体的に指示する。
加熱調理	焼く	●焼きむらが生じる。	●調理機器の機能を考慮し、加熱時間、加熱温度、1回の投入量を標準化する。
	煮る	●蒸発率が低いため煮汁の量の調整が必要。 ●煮崩れを起こしやすい。	●調味液の分量を標準化する。 ●加熱中の攪拌の、消火のタイミングを標準化する。
	揚げる	●食材投入後に温度低下が起こり、調理時間が長くなる。	●フライヤーに入れる油の量、1回の食材投入量を標準化する。 ●加熱温度、加熱時間を標準化する。
	炒める	●食材からの放水によって味にばらつきが生じる。 ●加熱むらが生じる。	●フライヤーに入れる油の量、1回の食材投入量を標準化する。 ●加熱温度、加熱時間を標準化する。
	炊飯	●炊き上がりにばらつきがある。	●洗米時間、水切り時間、浸漬時間を標準化する。 ●蒸発率を考慮した加水量を標準化する。 ●1釜で炊く量を標準化する。
	汁物	●調製後のだし汁の量にばらつきが生じ、出来上がり重量が変動する。 ●提供時に水分が蒸発して調味濃度が変動する。	●蒸発率、鰹節・昆布の吸水を考慮してだし汁の調製方法を標準化する。 ●調味パーセント、調味のタイミングを標準化する。 ●保温時間を設定し、定期的に味の確認を行う。
調味	和え物など	●食材からの放水によって味にばらつきが生じる。	●調味濃度、調味のタイミングを標準化する。 ●調味前に食材の水分を絞る。
保存	保温・保冷	●調理後の保温による品質、色彩の劣化が生じる。	●保温機器の機能を把握し、保温温度、湿度の設定を行う。

（2）大量調理機器を活用した品質管理

　給食では大量調理機器の活用により、作業時間が短縮できるため、調理作業全体を円滑に進めることができる。皮むき、切砕作業を大量調理機器で行うことで、すべて一定の廃棄量、切り方（長さ、厚さ）になり、調理従事者による変動が少なくなる。しかし、むき残しや、切り損じなどが生じることもあるため目視で確認を行い、最終的には人の手によって処理をする必要がある。

　大量調理の品質管理は前述の大量調理の特性や、施設設備の条件を前提とした調理の標準化が課題であり、大量調理機器は機能や特性を理解して適切に効率よく使用する必要がある。調理機器メーカーの指定するマニュアルの設定が基本となるが、施設ごとに品質基準があり、提供食数、利用する食材なども異なることから、各施設で独自の機器マニュアルを作成して温度・時間などを設定することが望ましい。機器ごとに品質に影響を及ぼす要因を**表4-6**に示す。

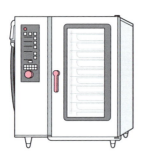
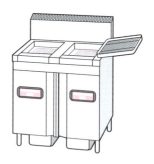

表4-6　大量調理機器が品質に及ぼす影響と留意点

調理操作	機器名	留意点
下処理	球根皮むき器（ピーラー）	食材の投入量が多いと、皮むきに時間がかかり、廃棄率が高くなる。1回当りの投入量と稼働時間を標準化する。
	合成調理器（フードスライサー）	刃の種類、厚さなどを料理ごとに設定する。切り残しや、切り損じは目視で確認して人の手で処理する。
	洗米機	洗米時間が長いと米の品質が低下するため、適切な洗米時間を設定する。
加熱調理	スチームコンベクションオーブン	加熱時間に影響があるため、1回で庫内に入れる食材量を標準化する。加熱むらが生じやすいが、料理ごとに加熱温度、加熱時間、加湿量を設定する。
	フライヤー	食材投入後に油の温度低下が起こるため、投入量と温度を標準化する。
	回転釜	釜の容量、火力が機器によって異なるため、炒める、煮るなど調理法によって適正な食材投入量を把握する。
冷却	ブラストチラー	庫内への食材の投入量によって温度低下の時間が異なる。長時間冷却すると食材の表面が凍結する機能もあるため、料理によって適切な設定にする。

2 食材料管理

　食材料管理とは、献立計画に基づいて食材料の発注から、納品、検収、保管・貯蔵、出納までの食材料に関する一連の業務が適切に行われるように管理することである。食材料費は、給食経営における経費の中でかなりの部分を占めるため、給食施設の経営計画において効率的に使用することが重要である。各給食施設の目的に合った給食を提供するために、安全で良質な食材料を適時、適量、適正価格で購入し、食材料の適性に合った方法で保管を行い、無駄なく使用する方法を構築することが食材料管理の目的である。食材料管理のプロセスを図4-5に示す。

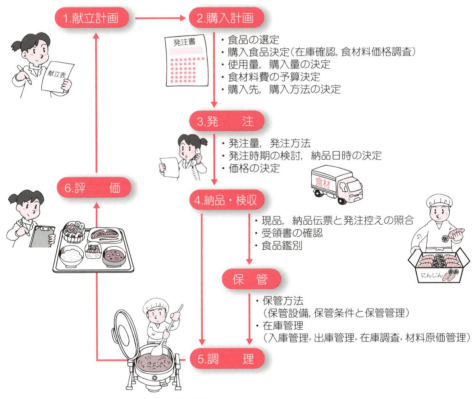

図4-5 食材料管理の流れ

1 食材料の選択

（1）給食における食材料の選定条件

　給食において、食材料の質は給食のおいしさなどの品質を左右する。また、食材料費は給食経営の中でも経費の多くを占める項目であるため、限られた予算の中で良質な食材を経済的に入手することが求められる。

食材料の購入先は、生産者、仲卸業者、卸売業者、小売店に大別できる。生産者に近いほど流通経費が節約され、安く購入することができる。利用者の特性や献立の種類、予算、食事回数、給食システムなどの給食目的に応じた食材料を選定する。食材を選定する際の留意点を以下に示す。

❶ 予定献立に示された食材料の種類と量があること
❷ 食材料の質が良く、適正価格であること
❸ 安全で衛生的であること
❹ 献立に適した規格（鮮度、品種、サイズ、形など）であること

（2）給食に用いられる食材料の分類（保管条件による分類）

❶ 生鮮食品（即日消費品）

魚介類、肉類、卵、豆腐、乳類、野菜類、果物類、きのこ類、生麺など貯蔵に耐えられないもので保存期間が短く、使用のたびに購入するものである。保存期間は1〜3日であり、即日消費することが望ましい。また、野菜類、果物類、魚介類は天候などの影響を受けやすく安定供給されないこともあり、ほかの食材料に比べて価格変動が大きい傾向がある。調理工程や人員、調理機器などを考慮して状況に応じてカット野菜など下処理済の食材を用いることで調理作業量の軽減や調理の効率化につながる上に、価格の変動が少ないため、安定した金額で計画的に購入することができる。

❷ 貯蔵食品（在庫品）

冷蔵庫での短期間保存が可能な**短期貯蔵食品**と、常温で一定期間の保存が可能な**長期貯蔵食品**に分けられる。短期貯蔵食品は根菜類、いも類、卵類、バターなどがあげられ、長期貯蔵食品は穀類、乾物類、油類、缶詰、調味料などがある。保存期間は1週間〜1年間である（**表4-7**）。ただし、使用頻度の少ない食品は、即日消費品として取り扱う。

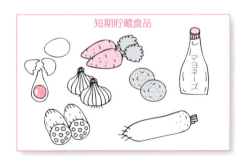

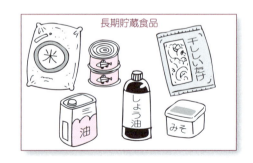

表4-7 貯蔵食品の分類

食品の分類	特徴	食品	保存期間
短期貯蔵食品	冷蔵環境下で短期保存が可能	根菜類、いも類、卵類、バター、マヨネーズなど	1～2週間
長期貯蔵食品	常温での長期保存が可能	穀類やその加工品、乾物類、油類、缶詰、調味料（味噌・醤油）香辛料　など	月～1年単位

❸ 冷凍食品

　食品を長期保存するために前処理を施し、品温が−18℃になるように急速凍結し、そのまま消費者に販売されることを目的として包装されたものである。肉類、魚介類、野菜類、果物類などの素材を冷凍したものと、加熱・調味済みで加熱だけをすれば提供可能な商品がある。生鮮食品に比べて価格が安定しており、既に処理がなされているため、下処理の作業も軽減、生ごみの削減も期待できる。また貯蔵性が優れているため在庫管理がしやすいが、期限が設定されているため表示の確認が必要である（**表4-8**）。

表4-8 冷凍食品の期限表示

	食品	保存期間（月）		食品	保存期間（月）
魚介類	多脂肪のもの	6～8	野菜類・果実類	アスパラガス	8～12
	少脂肪のもの	10～12		いんげん、さやいんげん	8～12
	エビ	12		ブロッコリー	14～16
肉類	牛肉	12		カリフラワー	14～16
	ローストビーフ	12		軸付きコーン	8～10
	牛ひき肉	10		カットコーン	24
	豚肉	6		にんじん	24
	ひき肉ソーセージ	6		マッシュルーム	8～10
	ベーコン（生、未燻蒸）	2～4		グリンピース	14～16
	ラード	9		かぼちゃ類	24
	鶏肉	12		ほうれん草	14～16
	フライドチキン	6		あんず	18～24
	可食の内臓	4		いちご	12

（資料：日本冷凍食品協会「冷凍食品の期限表示の実施要領」を基に作成）

生鮮食品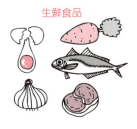

貯蔵食品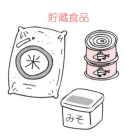

冷凍食品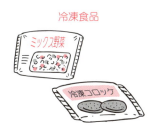

❹ レトルト食品（レトルトパウチ食品）

カレーなどの調理済み食品を遮光性と機密性のある容器に入れ、加圧加熱殺菌したものである。食品衛生法において「pH4.6を超え、且つ水分活性が0.94を超えるレトルト食品にあっては、中心部の温度を120℃で4分間加熱する方法または、これと同等以上の効力を有する方法」で加熱することが定められており、微生物による腐敗を防ぎ、光や酸素を遮断するため保存性が高く、常温での長期保存が可能である。

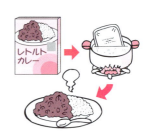

❺ 凍結乾燥食品（フリーズドライ食品）

食品を真空状態の-30℃以下で急速凍結し、減圧をすることで水分を乾燥させたものである。色・味などの変化がなく長期保存が可能で、水、お湯で戻して使用する。

(3) 食品の加工度別の分類

給食施設において、加工食品はその利便性と保存性を考慮して使用される。加工食品は加工の度合いによって「一次加工品」、「二次加工品」、「三次加工品」に分類される（**表4-9**）。

表4-9 加工品の分類

分類	食品
一次加工食品	魚・肉類：ひき肉、切り身、干物 野菜・果物：カット野菜 調味料：砂糖、塩、醤油、味噌　など
二次加工食品	穀類：パン、麺 魚・肉類：ソーセージ、ハム、ベーコン 野菜類：冷凍野菜（茹で処理後） 調味料：マヨネーズ、マーガリン　など
三次加工食品	菓子類、インスタント食品、冷凍食品、レトルト食品、調理済みチルド食品、惣菜食品　など

(4) 食材の流通

近年の技術発達や、輸入や流通ルートの多様化に伴って、多種多様な食材が市場に出回るようになっている。多様な食材を取り入れることで献立の幅は広がるが、食品添加物や残留農薬など安全性に問題があるものもあるため、食材に関する正しい情報を入手して選択する能力を身に付ける必要もある。

食材料の流通は生産者から直接消費者に渡るケースは少なく、主として生産者から卸売業者、小売業者を介して消費者に渡ることが多い（**図4-6**）。

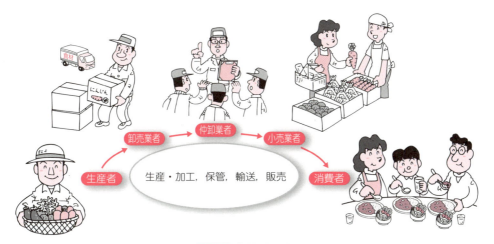

図4-6 食材料の流通

　食材料の価格形成は、さまざまな因子や背景によってなされるが、流通・加工コストも大きな要因となる。購入は、仲介業者を少なくして、鮮度の低下などの品質低下や、手数料の負荷により高価格になることを防ぐようにすることが可能となる。食材料の管理にあたっては、適切な品質・価格で安心・安全に流通するシステムの把握が必要となる。産地直結体制の整備や地産地消促進、**トレーサビリティシステム**（流通経路の追跡、図4-7）、**コールドチェーン**（低温で流通、図4-8）に配慮し、利用者の安心・安全、高品質な食材料を提供することやコスト面、環境面に配慮した流通を意識する。

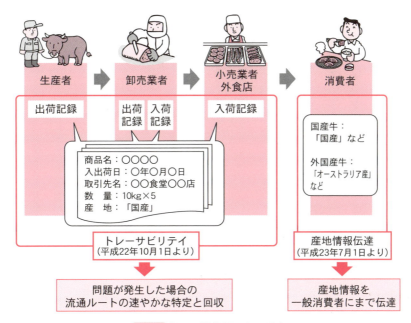

図4-7 トレーサビリティシステム
（資料：農林水産省「食品トレーサビリティについて」を参照して作図）

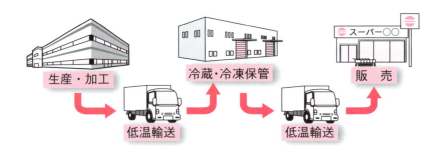

図4-8　コールドチェーン

2 購買方針と検収方法

(1) 購買計画

食材料を合理的に購買するためには、献立計画に基づいて購買計画を立てなければならない。以下の点に留意する。

❶ 利用者、調理設備、保管設備、食品の特性などを考慮する。
❷ 施設の給食条件に合った適切な食材料を選定する。
❸ 適正購入量を決定した上で、購入先や購入方法を選定する。
❹ 適時に適正価格で購入できるようにする。

(2) 購入先の選定

購入先は、**小売業者**、**仲卸業者**、**卸売業者**、**生産者**に大別できる。生産者に近いほど流通消費が節約され、安く購入することができる。利用者の特性や献立の種類、予算、食事回数、給食システムなどの給食目的に応じた食材料を選定する。

(3) 購入先の選定条件

食材の調達に当たり、安全面、経済面に加えて食材の品質など総合的に判断して業者を選定する。選定条件を以下に示す。

❶ 適時に購入できる
❷ 衛生管理（商品、店舗、搬出・搬入経路、容器、従業員）ができている
❸ 経営内容、販売実績が良く社会的信用がある
❹ 配送能力が整っている
❺ 適正価格である

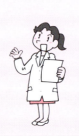

（4）契約方法

業者と契約を結んで購入する方法はいくつかある。食材の性質を考慮して、各施設の条件に合った方法を選ぶことが重要である。

❶ 随意契約方式

購入先を限定せず、必要に応じて契約業者を決定する方法であり、価格変動の大きい食材料、生鮮食品などの購入に用いられる。適正価格を常に把握しておく必要があり、具体例として、直接市場などに出向いて購入するなどがあげられる。納入業者が卸売価格で納入する、複数の業者から交互に購入し、価格や品質の競争をさせるなどの契約方法がある。

❷ 相見積方式

複数の業者に対して食材の品目、規格、購入量を事前に示し、見積書を提出させて品質や単価を比較検討し、契約業者を決定する方法であり、すべての食材に適用する。

❸ 競争入札方式

指名競争入札方式と**一般競争入札方式**があり、価格変動が少なく使用量が多い食材（米、調味料など）の契約に適する。公正だが時間と手間がかかる特徴を持つ。

指名競争入札方式はあらかじめ複数の業者を指名して条件を示して公開入札し、条件の合う業者を選定する。

一般競争入札方式は、業者を指名せず条件を示し、不特定の業者による入札を行う。業者を指名する指名競争入札方式よりも時間がかかることが多い。

❹ 単価契約方式

品目ごとに一定期間の単価を決めて契約する方式。価格の安定した食材料の購入に用いられる。単価は相見積もり、入札によって決定する。

（5）購入方法

給食施設の規模や購入先によって方式が異なる。購入方法としては以下の方法がある。

> ❶ 生産者から直接購入する
> ❷ 卸売業者や小売業者からの店頭購入
> ❸ 大量の食材料を一括して購入する一括購入（規模の大きい施設）
> ❹ **カミサリーシステム**（給食施設が共同して一括購入、保管、配送を行うためのセンターを設置し食材料の購入の合理化を図る）（図 4-9）
> ❺ 契約購買（長期、定期、不定期）

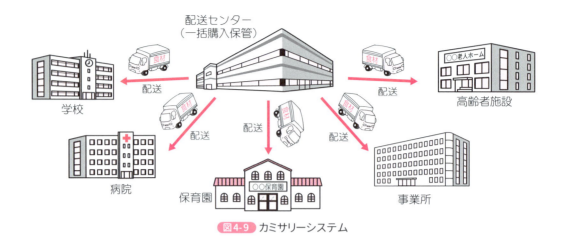

図4-9 カミサリーシステム

(6) 材料の発注

❶ 発注量の算出方法

発注は、献立計画に基づいて、必要な食材料を適時に適量を入手するために計画的かつ正確に行う。発注量は予定献立の**総使用量**であり、下記の式によって算出される。**発注係数（倉出し係数）**を用いて算出する方法もある（表4-10）。

■ **廃棄部分のない食品**
・発注量（総使用量）＝1人分の純使用量（可食量）×予定食数

■ **廃棄部分がある食品**
・発注量（総使用量）＝1人分の純使用量（可食量）／ 可食部率[1] × 100 ×予定食数
・発注量（総使用量）＝1人分の純使用量（可食量）× 発注係数[2] ×予定食数
　[1] 可食部率＝100 − **廃棄率**
　[2] 発注係数（倉出し係数）＝（1 ÷ 可食率）× 100

表4-10 発注係数（倉出し係数）

廃棄率 (%)	5	10	15	20	25	30	35	40	45
可食部率 (%)	95	90	85	80	75	70	65	60	55
発注係数	1.05	1.11	1.18	1.25	1.33	1.43	1.54	1.67	1.82

上記の計算式により発注量を算出し、包装単位などを考慮して、購入しやすい量や単位に修正して発注する。廃棄率は、日本食品標準成分表に記載されたものを使用するが、施設ごとの作業の方法によって割合が違うため、実測に基づいた値を使用する方が望ましい。

❷ 発注方法

発注方法は以下に示す方法に分けられる。

<u>発注書による発注</u>
　発注伝票に必要事項を記載し、業者に直接伝える方法で正確な方法である。発注伝票は3枚複写（控え用、業者用保存用、納品用）とし、食品名、規格、数量、納入月日（時期）、納品場所、予定価格、希望事項などを記入する。

<u>コンピュータによる発注</u>
　給食施設のコンピュータからメールやインターネットを通じて発注する方法である。

<u>電話発注</u>
　直接電話により発注する。発注控えを作成し、伝達ミスのないように復唱することが大切である。

<u>店頭発注</u>
　特殊な食品や少量の物、鮮度を要するものなどに利用する。直接材料を確認できる。

❸ 発注時期

一般に即日消費品と貯蔵食品などの在庫品によって発注時期が異なる。

<u>即日消費品</u>
　予定献立に基づき、1～2週間単位の食材料を2～3週間前に発注して、使用分を当日、または前日納品する。

<u>貯蔵食品（在庫品）</u>
　食品別に在庫量の上限量（最大限度量）、下限量（最少限度量）を決めておき、下限量に近づいた時点で上限量を満たすように発注する（図4-10）。

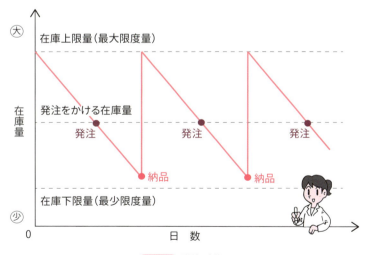

図4-10 発注時期

（7）検収

　検収とは、納品される食材料が発注どおりの品質（鮮度、品質保持期限）、数量、規格、価格（単価、金額）、品温、異物混入、衛生状態を、現品と発注伝票控え、納品伝票を照合しながら検査して受領することである。検収者は食品鑑別ができる管理栄養士、栄養士、調理主任などが行い、複数人が立ち会うことが望ましい。

❶ 検収の留意点

- 検収簿（図4-11）を作成し、発注者と別の者が検収を行う。
- 専用の検収室で行い、業者の調理室への立ち入りは禁止する。
- 納品された食品は検収後、給食施設専用容器に移し替えて保管設備へ収納する。
- 大量購入時には、化学的検査や抜き取り検査を行う。
- 不適格品が出た場合は、献立変更や食材料の代替えなど臨機応変に対応する。

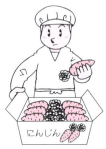

図4-11 検収記録簿の例

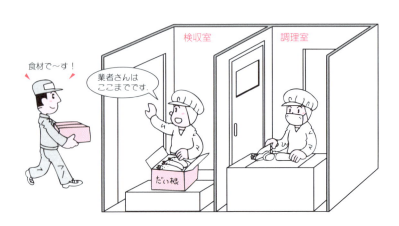

❷ 食品の鑑別

　食品の鑑別（方法）には、**官能検査、理化学的検査、細菌学的検査**がある。官能検査は色・形・香り・味などを項目として五感による鑑別方法であるため、判定基準を決めて適正な判断を行う（**表4-11**）。設備や時間の都合から官能検査が行われることが多いが、経験による熟練が必要となる。大量調理施設では、食材料の受け入れにあたり、納入業者に定期的に実施する理化学的検査、細菌学的検査結果を提出させる必要があり、検査結果は1年間保存する。

表4-11 食品の鑑別方法

	鑑別方法	鑑別の対象
官能検査	人の感覚器官を測定器とする分析型官能検査	食品の特性（食品の色、形、光沢、香り、テクスチャー（質感）、味など）
理化学的方法	理化学的検査	硬度、乾燥度、容量、温度、比重など
	化学的検査	成分、有害度、添加物、農薬、pHなど
	細菌学的検査	細菌数、病原菌など

3 食材料の保管・在庫管理

(1) 保管温度と設備

　納入された食材料は品質の保持に留意し、専用設備において適切に保管する。保管にあたっては **T-T・T** *（time-temperature tolerance：時間‐温度・許容限度）管理を考慮する。保管後は食材料の出納を的確に行い、在庫、賞味期限などを正確に把握し、合理的管理を行う。

> *T-T・T：食品の品質を一定に維持・保存するための温度と期間の関係を指す。食材ごとに適した保管温度を把握することが必要となる。

❶ 保管設備

　食材料によりそれぞれ食品倉庫、冷蔵庫、冷凍庫などに保管する。保管期間は短いほどよい。保管設備と期間を**表4-12**に示した。

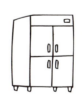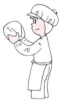

表4-12 食材料の保管設備と保管期間

食材料の種類	保管設備	保存温度	注意点	保管期間
貯蔵食品（在庫品）	食品庫	室温、20℃前後	防湿、換気、防虫防鼠、清潔に留意する	週・月・旬単位
生鮮食品など	冷蔵庫	5～10℃（食材ごとに適正な温度で保管する）	生鮮食品、調理済み食品、加工食品に区分して保管する	即日使用が原則、食品によっては1～3日
冷凍食品	冷凍庫	食品中心部が−18℃以下、均一保持とする	生物、半調理品、調理済み食品に区分して保管する	予定献立に従って1週間程度

❷ 保存温度区分

保存温度条件区分は、室温（20℃前後）、保冷（10±5℃）、冷蔵（0～5℃）、氷温（-3～0℃）、冷凍（-18℃以下）で、食材やそれぞれの食品によって適正な温度と湿度で保存された時に、その食品の劣化が少なくなる。大量調理施設衛生管理マニュアルに基づいた、各食品の保存温度を表に示す（表4-13）。

表4-13 原材料、製品などの保存温度

保存温度	食品名
室温	穀類加工品（小麦粉、でんぷん）、砂糖、液状油脂、乾燥卵、清涼飲料水（食品衛生法の食品添加物などの規格基準に規定のあるものについては当該保存基準に従うこと）
15℃以下	ナッツ類、チョコレート、バター、チーズ、練乳
10℃前後	生鮮果実・野菜
10℃以下	固形油脂（ラード、マーガリン、ショートニング、カカオ脂）、ゆでだこ、生食用かき、魚肉ソーセージ、魚肉ハム及び特殊包装かまぼこ、食肉・鯨肉、食肉製品、鯨肉製品、殻付卵、乳・濃縮乳、脱脂乳、クリーム
8℃以下	卵液
5℃以下	生鮮魚介類（生食用鮮魚介類を含む。）
-15℃以下	冷凍ゆでたこ、生食用冷凍かき、冷凍魚肉練り製品、細切りした食肉・鯨肉を凍結し容器包装に入れたもの、冷凍食肉製品、冷凍鯨肉製品、冷凍食品
-18℃以下	凍結卵

（資料：大量調理施設衛生管理マニュアルより改変、平成29年6月16日最終改正）

❸ 保存上の注意

- 保管条件（種類、温度、規格、最大在庫量、使用頻度など）を考慮して収納場所を決める。
- 「先入れ先出し」の原則で先に購入したものを先に使用する。
- 品質保持のため、温度、湿度、換気、包装、除臭、光、衛生（防虫、防鼠、掃除、整理、消毒）に注意する。
- 食品庫への関係者以外の立ち入りを禁止する。
- 低温障害を起こす食品（バナナ、さつまいも、マンゴーなど）には注意する。

（2）在庫管理

在庫品の入・出庫に際しては、**食品受払簿***に出納を記入し、帳簿と現物の在庫量が一致するように管理する。標準在庫量の下限量（最小限度量）と上限量（保管能力、使用量、使用頻度、品質保持期間、資金などにより決定）を確認し、下限量に達する前に上限量を確保することで、不備な備蓄、停滞を避ける。

> * **食品受払簿**：在庫を管理するための帳簿であり、貯蔵食品の食品庫への出し入れについて、入出庫時に品目別に記録するもの。

一般に月末に食品受払簿と在庫量を照合し、在庫品の種類・品質、記入漏れ、保管環境などの調査（棚卸し*）をする。月間使用量を算出（月末在庫量と月初在庫量の差）し、誤差が大きい場合は、原因を調査する。期首・期末の在庫調査を行って原価計算時の食材料算出資料とする。保管中に紛失したものは、経費（棚卸減耗費）として処理する。

　食材料の品名、納品業者名、生産者の名称と所在地、ロット番号、納品年月日の記録を1年間保存する。

> *　**棚卸し**：定期的に在庫量と食品受払簿を照合すること。1カ月に1回行うことが一般的であり、棚卸しで確認された在庫量を期末在庫量という。

(3) 食材料管理の評価

　食材料管理は献立、購入計画、発注、検収、保管、出納、調理、原価計算に至るまで、すべての過程が適切であったかが評価の対象となる。食材料費の適正な統制（コントロール）ができたかについて評価を行い、PDCAサイクルに基づき問題点の改善を図る。

　食材料費日計表は使用量から、食材ごとに係る価格を集計して毎回の給食の1人分の材料費を表すものである。食材料費は個別、週別、月別、食品群別に算出して評価を行う。

❶ 食材料費の算出

　食材料費の算出は、次の式によって行う（**図4-12**）。

> **食材料費＝期首在庫金額＋期間支払金額－期末在庫金額**
> ・期首在庫金額：ある期間の最初の時点の在庫食材の金額、前記からの繰越金
> ・期間支払金額：ある期間の食材料に支払った金額
> ・期末在庫金額：ある期間の最後（期末）の在庫食材の金額、次期繰越金

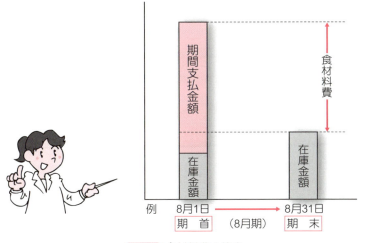

図4-12 食材料費の算出

❷ 食材料費の変動予測

食材料費の適正予算を算出するためには、食品の価格の変動予測をすることが必要である。特に生鮮食品は、価格の変動が大きいので、食品ごとの年間出回り期と価格表を食品別に作成し、物価資料（使用食品単位一覧表、消費者物価指数、卸売物価指数、新聞などによる価格変動予測報道）と比較して適正価格を予測する。

❸ 食材料費の検討

給食費に占める食材料の割合は大きい。食材料費の引き下げは給食全体の原価の削減につながるため、ABC分析（図4-13）や購入方法、契約方式を検討する。

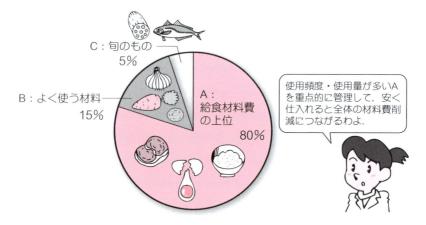

ABC分析　一定期間の食材料費の使用金額（単価使用量）が高い順番に並べて、全体に対する構成比が大きい順にAグループ、Bグループ、Cグループに分類し、Aグループを重点的に管理してコストダウンにつなげる方法。

図4-13 ABC分析

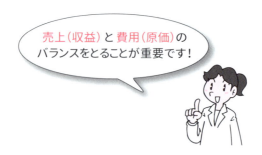

3 生産（調理）と提供

　生産とは、労働力、原材料などの生産資源を、有用な財やサービスに変換する諸活動をさす。給食経営の生産資源7要素（**7M**）は、人（Man）、機械や設備（Machine）、材料（Material）、予算・資金（Money）、工程・方法（Method）、マニュアル（Manual）、献立（Menu）である（第2章 **4** **1 給食経営の資源** 参照）。また、需要の3要素（**QCD**）は、製品の品質（Quality）、原価（Cost）、納期（Delivery）である。したがって、生産管理の目的・目標は生産の7Mを合理的に運用し、需要のQCDを満足させることであり、給食における生産管理の目的・目標は、適切で効率的な調理作業を行い、所定の時刻に、栄養・食事計画で設計された品質（品質基準）の食事を提供できるように、計画・指揮・統制することである。

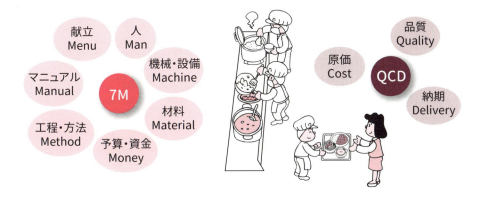

1 給食のオペレーションシステム

　オペレーションとは、機械の操作や作戦などの意味をもつが、広義には、給食運営業務全体をさす。給食施設の場合、生産と提供の現場で用いられることが多い。給食に関わる作業は、食事の提供回数、メニュー数の増加、利用者のニーズなどにより煩雑になり、オペレーションも多様化してくる。効率的に食事をつくり（生産）提供する（サービス）ためには、オペレーションをシステム化（体系化）する必要があり、その施設にあわせたオペレーションシステムの構築が必要となる。

　生産と提供におけるオペレーションシステムには、流通システムや調理システム、適温供食システムなどがあげられ、生産と提供を合わせて考えるシステムとして、**コンベンショナルシステム**、**セントラルキッチンシステム（カミサリーシステム）**、**レディフードシステム**、**アッセンブリーサーブシステム**がある（表4-14、4-15）。給食施設では、これらのシステムを効率的に組み合わせる。

表4-14 生産と提供におけるオペレーションシステムの例

生産/提供	分類	システム名	概要
生産	流通システム	産地直結	生産者と消費者が直結するシステム。例として農協、生協などがある。
		コールドチェーン（低温流通システム）	食材料を生産から消費の段階まで、低温管理化で流通させるシステム。Time-Temperature Tolerance（時間 - 温度・許容限度）を各食材料の最適温度に合わせて厳密に管理する。
		トレーサビリティシステム	食材料の生産から流通までの履歴を管理・公開するシステム。
	調理システム	クックサーブシステム	食材を加熱調理後、速やかに提供（Serve）する従来型の調理方式。
		クックチルシステム	食材料を加熱調理後、冷水または冷風による急速冷却（90分以内に中心温度3℃以下まで）を行い、3℃以下で冷蔵保管・配送し、提供時に再加熱（中心温度75℃以上、1分間以上）、盛り付けする調理方式。
		クックフリーズシステム	食材料を加熱調理後、急速冷凍（-18℃以下）して-18℃以下で冷凍保管・配送し、提供時に再加熱（中心温度75℃以上、1分間以上）、盛り付けする調理方式。
		真空調理システム	食材料の下処理後に、調味液とともに専用の袋に詰め真空包装し、低温（58〜95℃）で加熱調理する調理方式。
		ニュークックチルシステム	食材料を加熱調理後、冷水または冷風による急速冷却（90分以内に中心温度3℃以下まで）を行い、盛り付け後に0〜3℃で冷蔵保管する調理方式。
提供	提供システム	適温供食システム	適温に管理された給食を供食するシステム。適温の食事を提供するために冷温蔵配膳車、保温トレイ、保温食器、食堂設置のウォーマーなどを使用。
		清算システム	給食代金の計算システム。料理選択時に精算する方式と料理選択後、または喫食後に一括精算する方式がある。支払いは現金で支払う方式、カードで支払う方式、食券方式などがある。料理を載せたトレイを精算機に置くと自動計算されるオートレジ方式もある。
生産と提供	大量調理（給食）システム	コンベンショナルシステム	調理はクックサーブで行う。喫食当日に同一施設で調理及び提供する。従来型の提供方法。 例：学校給食（単独調理場方式）
		レディフードシステム	調理はクックチル、クックフリーズ、真空調理などの新調理システムを用いる。事前に調理された料理を保管し、喫食時間に合わせて再加熱し、提供する。生産と提供の分離（生産日と提供日が異なる、生産施設と提供施設が異なる）が可能。 例：病院や施設
		セントラルキッチンシステム（カミサリーシステム）	調理はクックサーブ、新調理システムを用いる。食材料の調達と調理を1カ所（セントラルキッチン）で集中して行い、各施設に配送し、最終的な準備と提供は複数の離れた場所（サテライトキッチン）で行う。 例：学校給食（学校給食センター）
		アッセンブリーサーブシステム（コンビニエンスシステム）	調理は料理製造側のクックサーブや新調理システム。出来上がった料理（調理済食品、加工食品）を購入し、トレイセット前に調理室で再加熱後、盛り付け、提供する。朝食のみ導入するなどコンベンショナルシステムとの併用もある。 例：院外調理

表4-15 調理システムの主な長所・短所

分類	システム名	長所	短所
調理システム	クックサーブシステム	生産から提供までの時間が短い。	喫食時間に合わせて工程を組み立てるため、作業閑忙の平準化が難しい。生産後に保存できない。
	クックチルシステム	冷蔵で最長5日間（96時間以内）の保管可能。提供前の作業が再加熱、盛り付けのみのため生産性が向上。	専用の冷蔵・冷凍保管庫、再加熱機器が必要のため初期費用がかかる。
	クックフリーズシステム	冷凍で保存期間は（食品にもよるが）最長8週間の保管可能。	冷凍で劣化する食材料（料理）には不向き。
	真空調理システム	素材の風味、香りを逃がさずに仕上がり、調味料の浸透も均一になる。	真空包装機などの専用の機器、専用袋が必要。
	ニュークックチルシステム	再加熱カートなどで再加熱後、すぐに提供可能。	専用機器などの初期費用がかかる。

　調理から喫食までの時間が長いため、調理後、冷却、冷蔵、再加熱の温度や時間が決められており「**大量調理施設衛生管理マニュアル**」（第5章 1 3 **大量調理施設衛生管理マニュアル** 参照）に準じた衛生的な取り扱いが重要となる（**図4-14**）。

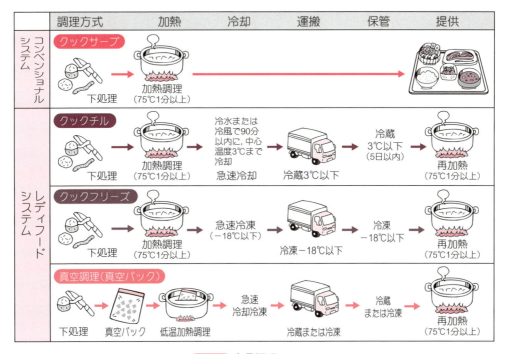

図4-14 大量調理システム

2 生産計画と人員配置；調理工程、作業工程

(1) 生産計画と人員配置

　生産計画とは、生産管理の目的・目標を達成するために生産ラインの計画を立てることである。給食における生産ライン計画の概要を図4-15に示す。

インプット（投入）計画 → **生産プロセス（工程）計画** → **アウトプット（産出）計画**

生産資源(7M)の検討
・人員（労働力）
・食材料　・機械/設備
・工程/方法　・資金
・マニュアル　・献立

・調理工程
・作業工程

需要の3要素(QCD)の検討
・品質
・原価
・納期

図4-15　給食における生産ライン計画の概要

　給食では家庭の食事とは異なり提供時刻が決まっている。いかに栄養価に優れており、味の良い献立でも、定刻に作業が終了せず利用者へ提供できないのであれば、利用者を待たせることになる。さらに調理従事者に時間の余裕がなくなればミスも増え、インシデントや重大なアクシデントにつながる恐れも生じる。そのため、調理従事者に過度の負担なく、定刻に食事が提供できるように施設の人員・設備に余裕を持った食材料の調理工程・人の作業工程を計画することが重要である。

　特定の調理従事者の作業量が多い、若く熟練度の低い調理従事者に複雑な作業を担当させるなど作業工程上の偏りは、決められた提供時刻に作業が終了できなくなる。また使用機器の作業能力も作業時間に影響を及ぼす要因である。作業工程表には、作業内容のみを記入した簡素なものから、作業時刻や調理従事者の担当業務まで細かく記入したものなど、施設によってさまざまなものがある。担当者が調理をよく理解し、作業の段取りを考えて作業できる工程表であることが重要である。

(2) 工程管理

　工程管理とは調理工程と作業工程を統制することであり、工程管理は作業指示書（レシピ）（図4-16）と工程表（図4-17）に沿って行う。また、必要に応じて作業動線図を用いる（図4-18）。

❶ 作業指示書（レシピ）

　調理従事者に対する調理作業についての指示を示したもので、料理単位の食材料の使用量（1人分と仕込み食数分）、調味割合（調味パーセント）、調理手順・料理の出来上がりの形態や重量などを記載する。調理作業の指示は、重量、時間、温度などを具体的に数値で示し、

食材料については衛生的安全性からの検討がなされ、調理についても調理工程の細菌学的安全性の検討がなされていることが必要である。

年　月　日（ ）

献立名	食品	1人分 純使用量(g)	1人分 廃棄率(%)	1人分 使用量(g)	(100) 人分 純使用量(kg)	(100) 人分 使用量(kg)	調味%(%)	下処理 ・切り方・消毒	調理方法の指示 調理手順(時間、温度を明記)	調理方法の指示 調理衛生(CCP 明記)	調理方法の指示 保管方法 使用食器 盛付重量
鮭のムニエル	鮭切身	80			8	80g × 100切			①魚肉下処理室で、鮭に下味をつける。 ② ①に小麦粉をまぶす。 ③バターを溶かし、サラダ油と混ぜ合わせる。 ④ 10切 / エナメルパン 10 として並べる。 ⑤スチコン・コンビモード 220℃・50%・10分 ⑥一切れずつ盛り付ける。 ⑦温蔵庫で保温する。	①手袋 ②手袋 ⑤中心温度 75℃ 1分以上を確認 ⑥⑦手袋	温蔵庫 65℃以上
	食塩	0.5			50(g)	50(g)	魚の 0.6% 塩分				
	こしょう	0.01			1(g)	1(g)					
	小麦粉	4			0.4	0.4					
	バター	3			0.3	0.3					
	サラダ油	1.5			0.15	0.15					

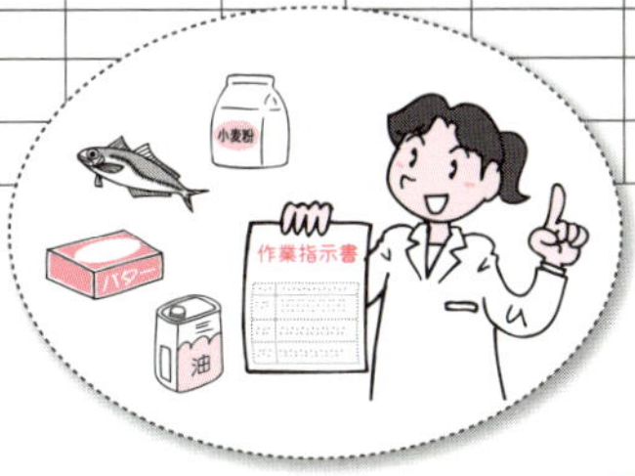

図4-16 作業指示書の例

❷ 工程表

調理工程（料理単位ごとの、食材料から料理への変換過程における調理操作の種類と順序を示す）と作業工程（調理従事者に焦点をあてた工程で、調理作業の順序、機器の設定作業を示す）を組合せ、献立名、担当者、食材料、作業分担、時間配分、使用機器、作業区域、**重要管理点（CCP）**などを記載したものである。

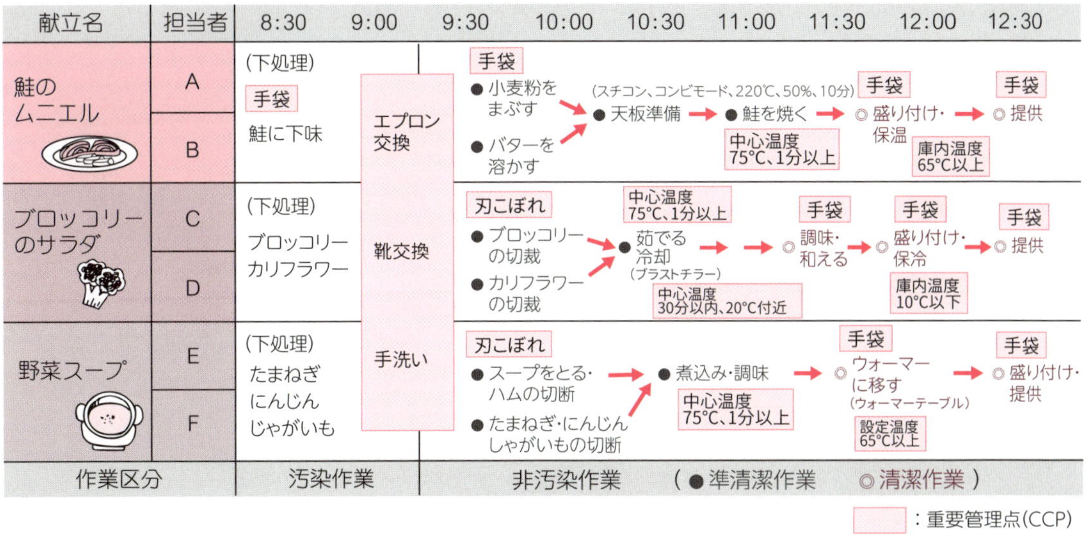

図4-17 工程表の例

❸ 作業動線図

　給食施設の図面などを用いて、食材料の流れを線と矢印（動線）を用いて示す。汚染度の高い食材料（肉・魚・卵など）と汚染させたくない食材料（非加熱調理食品や和えものなど）の交差を防ぐために明確な動線を示す。汚染度の高い食材料の動線は赤色系、汚染させたくない食材料は青色系と決めておく。やむを得ず動線が交差する場合は、作業工程表で時間差をつけてタイムスケジュールを考える。作業動線図を作成する際の記載事項を以下に示す。

- 食品の搬入口
- 食品の保管部分
- **汚染作業区域・非汚染作業区域**の区分及び機械器具など
- 汚染作業区域から非汚染作業区域に食品を受け渡す場所または台など
- 調理後の食品の保管場所（配膳棚や配膳室など）
- 献立名及び使用されている食材料名
- 汚染度の高い食材料（肉・魚・卵など）と汚染させたくない食材料（非加熱調理食品や和えものなど）

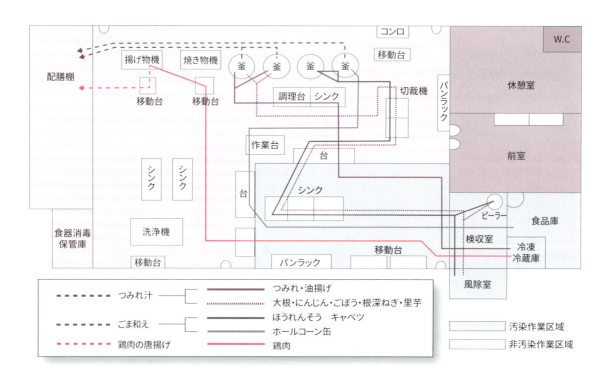

図4-18 作業動線図の例

（資料：文部科学省スポーツ・青少年局学校健康教育課「学校給食調理従事者研修マニュアル」2015）

調理作業（**主体作業**）には、その前後の**付帯作業**がある。さらに主体作業には、**主作業**と**付随作業**（主作業を補助する作業）がある。給食における作業の分類を**表4-16**に示す。

表4-16 給食における作業の分類

作業分類		概要	例
主体作業	主作業	本来の目的の作業で、食材料の変化に直接関与する作業。正味の作業。	調理作業全般（洗浄、はく皮、切さい、加熱、混合、攪拌、調味、計量、盛り付けなど）
	付随作業	主作業を補助する作業で、生産に対して間接的に付与する要素。	機器操作のうち、始動・停止などの操作
付帯作業	準備作業	器具の準備や整備、段取りなど	食材の運搬、器具準備、指示書の確認など
	後始末作業	器具片付けや清掃などの後始末。	ゴミの廃棄、機器清掃など

3 生産性とその要因

（1）生産性

生産性とは、より少ないインプット（投入）で、より多くのアウトプット（産出）を生み出すために考えられた概念である。給食においては、**労働生産性**の向上が求められる。給食施設における労働生産性とは、調理従事者1人当たりの生産量（額）のことであり、次式を用いて算出する。労働生産性が高いほど、効率よく生産活動が行われたことを示す。

> 調理従事者1人当たりの生産量（額）
> ＝生産食数（あるいは売上高）÷調理従事者（あるいは労働時間）

※ **調理従事者数**＝フルタイム労働者数＋換算フルタイム労働者数
※ **換算フルタイム労働者数**＝（フルタイム労働者の早出・残業時間数＋パートタイム労働者の就業総時間数）
　　　　　　　　　　　　　　÷　フルタイム労働者の基準労働時間

（例）
❶ **生産食数100食、調理従事者数5人の場合**
　調理従事者1人当たりの生産量（食／人）＝100÷5＝20

❷ **生産食数200食、調理従事者数5人の場合**
　調理従事者1人当たりの生産量（食／人）＝200÷5＝40

❶と❷を比較した場合、❷のほうが調理従事者1人当たりの生産量（労働生産性）が高く、効率よく生産活動が行われていると評価する。

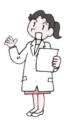

（2）生産性の向上要因

給食において生産性を高める要因として、以下があげられる。

> ❶ 無駄な作業（指示待ちの時間、意味なく歩き回るなど）を省く
> ❷ 調理器具や器の整理整頓
> ❸ 作業の質を高める（機器の充実、調理技術の習得など）

給食施設では生産性を高めるために、施設・設備環境を整備し、調理機器を充実させるなど作業の質を高める必要がある。そのためには、機器購入費などの**イニシャルコスト**（初期投資費用）や**ランニングコスト**（維持費用）及びそれらの支出を上回る収益の根拠を長期的視点で給食施設の経営者に示し、理解を得る取り組みが必要である。

4 提供サービス

料理の盛り付けから供食までの配膳、配食作業の管理を**提供管理**という。料理を良い品質で提供できるように、衛生管理、時間管理、温度管理は細心の注意を払って行い、品質低下を避け、利用者へのサービスと配膳・配食作業の効率化を目標とする。配膳は開始時刻や作業時間の配分、担当者の時間配分について計画を立てて進める。適時適温の食事提供を行うためには、配膳時刻を考えて調理終了時刻を計画する。

1 配膳・配食における精度管理、配食・配膳システム

（1）配膳（盛り付け）・配食作業

配膳とは、出来上がった料理を食器に盛り付け、トレイに1食分ずつ組み合わせることで、**配食作業**とは、配膳された料理を利用者に届ける作業である。配膳は盛り付けの出来、不出来によって料理のおいしさを左右するため、盛り付けの工夫をすることが大切である。配食方法には以下の4つがある。

❶ 対面配食

利用者と対面して盛り付けながら手渡しする方法、配食から喫食するまでの時間が短いために、料理の温度管理や衛生管理の点では良いが、配食時間は長くなる。

❷ 事前配食

調理室内で料理を盛り付ける方法で2つの方法がある。

- **カフェテリア方式**：カウンターやショーケースに並べられた料理を利用者が選択して組み合わせる方法。
- **トレイセット方式**：盛り付けられた料理を厨房内でトレイにセットしておく方法。病院では中央配膳方式として配膳車に載せて病棟に運ぶ。

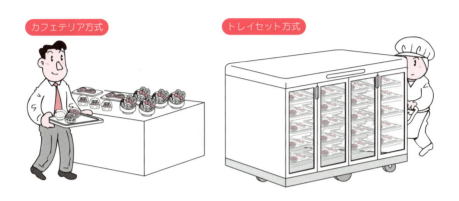

❸ パントリー配食
料理を食缶でパントリー（配膳室）に運び、盛り付ける方法。調理室と喫食場所が離れている場合に行われる。病院での病棟配膳など。

❹ 利用者配食
バイキング方式や学校給食で児童・生徒が教室で盛り付ける方法。

（2）提供管理のポイント
利用者への提供においては、利用者及び提供者の動線を考慮しなければならない。提供方法には**セルフサービス**、**フルサービス**、**ハーフサービス**（利用者が自分で受け取り、喫食後の食器返却は食事提供側が行う）の3つがある。

提供管理のポイントを以下に示す。

❶ 利用者へのサービスと効率化を考えて均一に効率的に美しく、迅速に盛り付ける。
❷ 適温で提供するためには、料理の出来上がり温度、配膳・配食による温度変化、保管温度と品温、温度保持による食味の品質劣化、盛り付け後の時間経過による温度変化についての実態を把握する。
❸ 保管食器や食器の選定、保管温度の設定、配膳・配食作業の方法を検討する。
❹ 食中毒予防のための保管温度は10℃以下または、65℃以上とし、盛り付け時の手や器具の清潔保持に気を付ける。

(3) 廃棄物処理

調理作業に伴う**廃棄物**を適切な方法で迅速に処理する。廃棄物は食材料の廃棄部分や料理の残食などがあり、可燃物（紙、ダンボール、木製のもの）、不燃物（瓶、缶、ガラス、陶器、金属）などに分けられる。廃棄物の処理は、以下のように「大量調理施設衛生管理マニュアル」に沿って行う。

① 廃棄物容器は、汚臭、廃液が漏れないように管理すること。
② 返却される残菜は、非汚染区域に持ち込まないこと。
③ 廃棄物は、廃棄物集積場に搬出し、作業場に放置しないこと。
④ 廃棄物集積場は、廃棄物の搬出後清掃する。周囲の環境に悪影響を及ぼさないよう管理すること。

食品リサイクル法においては、食品廃棄物は、「食品循環資源」として位置づけられ、発生抑制に努めること、堆肥化、飼料化を検討すべきものと位置づけられている。

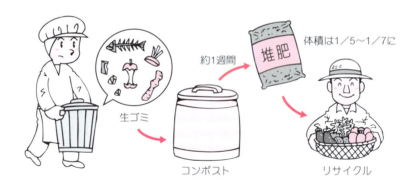

(4) 生産管理の評価

生産管理の評価は、**表 4-17** に示すとおり、①生産（調理）工程、②料理、③提供作業、④衛生的安全性、⑤従業員の疲労度について行う。改善点があれば、生産計画にフィードバックして見直し、よりよい食事づくり、提供のための資料とする。

表4-17 生産管理の評価項目と評価方法

評価項目	評価内容	評価方法
生産（調理）工程	● 調理作業は作業工程表のとおり進んだか ● 調理従事者の配置人数はよかったか ● 廃棄率は規定どおりであったか ● 献立計画に応じた料理がつくれたか	調理時間、調理作業の調査
料理	● 栄養、衛生、嗜好、質、量、食材料の組み合わせはよいか ● 献立と使用食品に変化はあるか（彩りはきれいか） ● 盛り付け量は適当か ● おいしいか ● 食べ残しはどれくらいか ● その理由は何か	検食簿 嗜好調査 残食調査
提供作業	● 料理の盛り付けはよかったか ● 料理の付け忘れはなかったか ● 適温で配膳・配食できたか	出来上がった料理の温度・時間・重量などチェック
衛生的安全性	● 料理は衛生的につくられたか ● 食器の洗浄は適切か ● 食器に中性洗剤の残存はないか ● 調理機器や調理台の洗浄・消毒はよいか	料理の細菌検査 食器の洗浄度テスト 中性洗剤残留物テスト ふき取りテスト
従業員の疲労度	● 作業員の疲労の度合いはどうか 　精神的疲労 　肉体的疲労	自覚的症状調査 フリッカーテスト 膝蓋腱反射テスト

2 食事環境の設備

(1) 食事環境整備の意義・目的

　近年、給食は栄養管理や衛生管理が徹底した食事の提供だけでなく、喫食する場の食事環境が重要視されてきている。食事をする場であることに加え、良好なコミュニケーションをとることのできる快適な環境は、結果として、喫食率や利用者の満足度を高めることに繋がり、健康の維持・増進に寄与する。そのため、食事環境の雰囲気やさまざまなサービスを重視している。たとえば、学校では学習する教室ではなく、給食を楽しむためのランチルームを設置している。病院では診療報酬としての食堂加算の算定要件でもあることから、入院患者用の食堂を整備している。加えて、食環境整備として、食に関する情報を卓上メモやポスターなどの栄養媒体によって提供することも可能であり、栄養教育の実践の場にもなり得る。

（2）食事環境整備のポイント

利用者の食事の満足度を高める食事環境整備のポイントは、以下があげられる。

> ❶ **設備**：内装、テーブル・椅子、食器は、利用者に適したものを備える。テーブルは、トレイの面積を考慮する。また、清潔で明るく、食事をおいしく味わうための雰囲気作りも大切である。食堂の入口に利用者のための手洗い設備を設け、壁やテーブルクロスの色や照明（JIS 基準では、食堂：200〜500 ルクスを推奨、サンプルケース：500〜1,000 ルクスを推奨）、温度に配慮し、さらに BGM を用いることでリラックスした時間をつくることができる。また、受動喫煙防止の措置を講じる必要がある（健康増進法第 25 条）。
> ❷ **位置**：利用しやすさ（移動距離）、採光、眺望などを考慮する。
> ❸ **面積**：事業所給食などの労働安全衛生規則においては、1席当たりの面積は、1人につき1 m^2 以上を確保する必要がある。
> ❹ **情報サービス（掲示板や POP、カウンターなど）**：利用者へのサービスや教育の一環として、健康情報などのポスターや POP の掲示、利用者とのコミュニケーションを図るためのカウンター接客なども取り入れることができる。利用者の喫食状況や嗜好を知る機会につながるため、より満足度の高い食事の提供が可能となる。

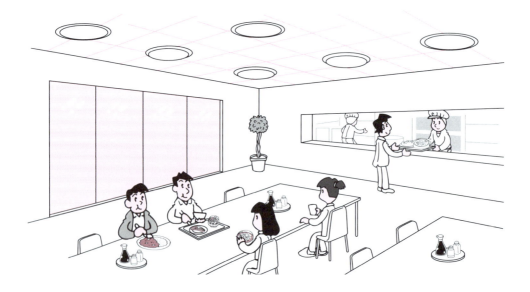

第4章 ○×問題

❶ 品質マネジメントシステムの構築は、ISO14000シリーズにより評価される。
❷ 給食の設計品質は、予定献立表で示される。
❸ 給食の適合（製造）品質は、検食で評価する。
❹ 大量調理の特性として、回転釜を使うと、煮物の煮崩れが少ない。
❺ 大量調理の特性として、野菜の炒め物は水分放出が多い。
❻ 検収した食品は、納入容器のまま収納する。
❼ 食品の保管庫への出し入れは、食品受払簿により管理する。
❽ 在庫品の棚卸しは、不定期に行う。
❾ 在庫金額は、出庫量と購入単価から把握する。
❿ 食材料費のABC分析を用いて、Aの食材を重点的に管理する。
⓫ レディフードシステムでは、生産から提供までを連続して行う。
⓬ クックサーブシステムでは、生鮮食品は調理当日に仕入れるようにする。
⓭ クックチルシステムの導入にかかる初期投資費用は低い。
⓮ アッセンブリーサーブシステムでは、下処理室での作業は不要である。
⓯ 給食施設における労働生産性とは、調理従事者1人当たりの給食生産数を表す数字である。

※解答は巻末資料に。

第5章

給食の安全・衛生

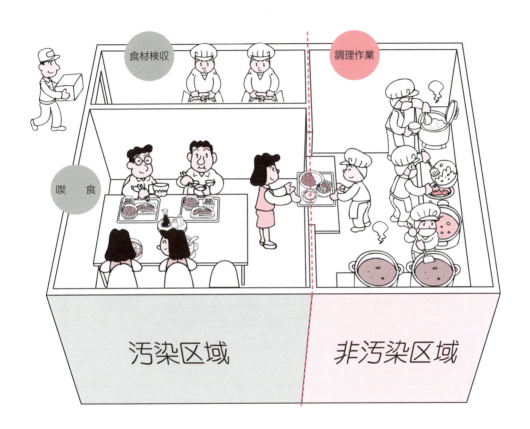

✎ この章で学ぶこと

　給食施設の作業は食材の搬入に始まり、検収・保管、下調理・主調理、盛り付け・配膳、下膳・洗浄などの行程で行われます。食中毒などの食品衛生上の事故を防止するためには、人、食物、調理器具、調理施設・設備、調理システムなど、給食に関わるすべての面で、徹底した衛生管理を行い、利用者に安全かつ美味しい食事を提供できるマネジメント能力が必要です。

　また、給食施設での事故・災害などを未然に防ぐだけでなく、調理従事者の労働災害などが生じない作業環境を整備することも重要です。そして、災害時においては、管理栄養士・栄養士はそれぞれの現場において、「食」を介して、被災者の支援にあたらなければなりません。

　本章では、安全管理の方法として、HACCPの考え方及び「大量調理施設衛生管理マニュアル」を理解した上で、食中毒などの事故を未然に防ぎ、安全な給食を提供できる知識及び技術を修得します。また、給食施設における災害時対策についても理解します。

1 安全・衛生の概要と運用

1 給食におけるHACCPの運用

危害分析重要管理点（**HACCP**：Hazard Analysis and Critical Control Point）とは、アメリカ航空宇宙局（NASA）が宇宙食の開発を行う際、安全性を確保するために導入した科学的な衛生管理システムであり、標準的に活用されている衛生管理の手法である。食材の入手から提供までの全ての行程において、発生の恐れのある危害要因（生物的・化学的・物理的）を分析し、重要管理点を重点的に管理することにより、危害発生を未然に防ぎ、食品の安全性を確保するものである。この手法は国連食糧農業機関（FAO）と世界保健機関（WHO）の合同機関である食品規格（コーデックス）委員会が発表し、各国において採用を推奨している。

手 順
❶ 危害要因をあらかじめ分析（HA）する
❷ 危害を防止（除去または低減）するための重要管理点（CCP）及び管理基準（CL）を設定する
❸ 継続的に監視し、記録する（モニタリング）

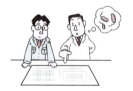

わが国では、1998（平成7）年の「食品衛生法」の改正により、HACCPの概念が導入された。さらに、2020（令和2）年には食品を取り扱うすべての事業者を対象として、HACCPの導入及び運用を制度する法律が施行された。HACCPは7原則と12手順からなるシステムであり、食品等事業者はHACCPの考え方を取り入れ、使用する食材や製造工程に応じて、衛生管理計画を策定し、運用する（**表5-1**）。そこで、厚生労働省は衛生管理計画を策定するための参考資料として、さまざまな業種の食品等事業者団体が作成した手引書を確認し、提示している。HACCPシステムを効果的に機能させるためには、「一般衛生管理」及び「5つの要素（5S活動）」が基本となる。

給食施設においては、HACCPの概念を踏まえて策定された「**大量調理施設衛生管理マニュアル**」や「**学校給食衛生管理基準**」などを遵守することにより、安全かつ美味しい食事を提供している。

表5-1 HACCPシステムの7原則12手順

手順	原則	内　容
手順1		HACCPチームの編成
手順2		製品（給食）説明書の作成
手順3		製品（給食）の用途及び対象となる消費者（喫食者）の確認（どのような・どのように）→明確化
手順4		（給食の）製造工程一覧図・施設図面・標準作業書の作成
手順5		（給食の）製造工程一覧図を現場で確認
手順6	原則1	危害要因の分析（HA）
手順7	原則2	重要管理点（CCP）の設定
手順8	原則3	管理基準（CL）設定
手順9	原則4	モニタリング方法の設定
手順10	原則5	改善措置の設定
手順11	原則6	検証方法の設定
手順12	原則7	記録及び保存方法の設定・維持管理

（資料：厚生労働省「食品製造におけるHACCP入門のための手引書〜大量調理施設における食品の調理編〜」）

2 衛生教育：一般的衛生管理プログラム

一般的衛生管理プログラム（**PP**：Prerequisite Program）とは、HACCPシステムを効果的に機能させるために、前提的に整備しておくべき衛生管理のことであり、一般的に遵守しなければならない衛生管理の基礎である（**表5-2**）。PPの要件は10項目あり、施設・設備の衛生管理や食品取扱者の衛生教育などの衛生管理事項により構成される。一定水準以上の製造環境を維持するために、これらの項目について、作業内容や手順を具体的に記載した衛生管理標準作業手順書を作成し、管理する。

表5-2 一般衛生管理プログラム

❶ 施設設備の整備と衛生管理	❻ 排水及び廃棄物の衛生管理
❷ 従事者の衛生教育	❼ 従事者の衛生管理
❸ 施設設備、機械器具の保守点検	❽ 食品等の衛生的取扱い
❹ 鼠族昆虫の駆除	❾ 製品の回収プログラム
❺ 使用水の衛生管理	❿ 製品等の試験検査に用いる設備等の保守点検

食中毒を予防するための三原則のうち、「菌を増やさない」、「菌を殺す」はHACCP管理により対応可能であり、「菌をつけない」は作業環境の整備及び従事者の衛生教育の実施で対応するため、PPに該当する。

〜 HACCP 〜　　　　　〜 PP 〜

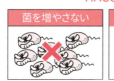
菌を増やさない

菌を殺す

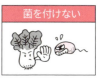
菌を付けない

（1）製造環境の衛生管理

　食品の安全を保つために、施設・設備の衛生管理を行い、食品の安全を確保するための日々の活動として、5つの要素があり、一般衛生管理の基本となる。5Sは「整理」・「整頓」・「清掃」・「清潔」・「習慣づけ」の頭文字からなっている（表5-3）。この5Sを実行することにより、施設・設備を清潔に保ち、食品への二次汚染や異物混入などの悪影響を防ぎ、HACCPを効率的に機能させることができる。すなわち、5S活動は一般衛生管理の基本、かつ、日常的に実施するものであり、給食施設において、安全な食事を提供するためには必須である。5S活動を円滑に行うためには、施設での実施体制を整え、調理従事者に対して、目的や方針を周知することが大切である。

表5-3　5つの活動

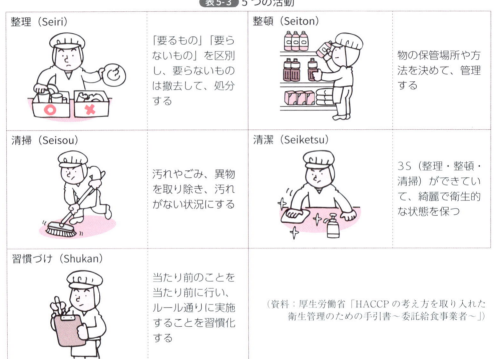

整理（Seiri）	「要るもの」「要らないもの」を区別し、要らないものは撤去して、処分する
整頓（Seiton）	物の保管場所や方法を決めて、管理する
清掃（Seisou）	汚れやごみ、異物を取り除き、汚れがない状況にする
清潔（Seiketsu）	3S（整理・整頓・清掃）ができていて、綺麗で衛生的な状態を保つ
習慣づけ（Shukan）	当たり前のことを当たり前に行い、ルール通りに実施することを習慣化する

（資料：厚生労働省「HACCPの考え方を取り入れた衛生管理のための手引書〜委託給食事業者〜」）

❶ 施設の衛生管理

　汚染作業区域と非汚染作業区域を明確に区別する。各区域は壁で区画し、床面を色別したり、境界にテープを貼るなど工夫する。また、区域別にシンク、調理台、冷蔵庫などの機器類を配置し、作業は区分する。調理室の床はドライシステムまたはウエットシステムであっても、ドライ運用とする。調理従事者専用の便所、休憩所、更衣室を設置し、調理室とは壁により区分する。手洗い設備は出入り口、トイレ、作業区域ごとなどに設置し、手指の洗浄・消毒が随時行えるよう備える。調理室内への部外者の立ち入りは禁じ、調理作業に不要な物品などは置かない。

食材を搬入するための検収室は汚染作業区域の中で、最も外部に近く、汚染度が高い。原材料の包装の汚染を調理室に持ち込まないために、食材ごとに専用かつ衛生的なふた付き容器に入れ替え、適切な温度帯で保管する。

❷ 食品取扱設備などの衛生管理

　原材料には、さまざまな食中毒菌が付着している可能性が高く、作業区域や用途に関わらず、同じ機器や器具を用いると、食材と器具が相互に汚染される。そのため、調理機器・器具類は作業区域別、用途別に準備して混同しない。器具類は洗剤を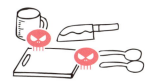
使用してよく洗浄し、流水で十分に洗剤を洗い流した後、熱湯や薬品による消毒を行い、乾燥して保管庫などに格納する。その際、床面から60cm以上の清潔な場所で下向きに保管するか、器具類を飛沫防止カーテンで覆うなど、水の掛からない対策を実施し、衛生的に保つ。

　<u>フードカッター</u>や合成調理器は、1日1回以上、分解して洗浄・消毒する。使用前には必ずアルコールを噴霧し、消毒する。冷蔵庫、冷凍庫、温蔵庫などは常に清潔に保つため、食品残渣などは速やかに片付ける。洗剤による洗浄及び消毒を行い、特に人の触れる頻度が高い、扉の取っ手部分は念入りに清掃する。大型調理機、調理台、ガス台、シンク、冷凍庫、冷蔵庫、配膳台など、それぞれの清掃方法のマニュアル化を図り、清潔保持に心がける。

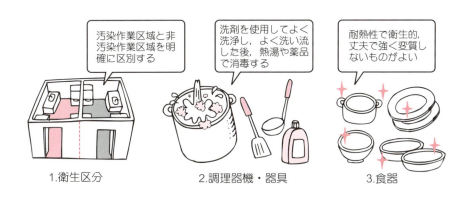

❸ 鼠族・昆虫対策

　調理室内への有害生物の侵入は、二次汚染や異物混入の原因となる。給食施設の出入り口や調理室の扉・窓は開放しない。有害生物は食物残渣やゴミに集まるため、排水溝は常に清掃し、清潔を保つ。定期的に、専門業者による駆除を行い、実施記録は保管する。

❹ 廃棄物・排水の取扱い

　生ゴミは、有害生物の発生源となるため、蓋付き容器に入れて速やかに調理室外に搬出する。ゴミ集積所は定期的に清掃し、ハエや昆虫の発生を防ぐ。

調理室からの排水には、食品残渣や油分などが含まれる。公共の下水溝に流出させないために、調理室内にはグレーチング（**図 5-3 参照**）を、排水口にはグリストラップ（**図 5-4 参照**）を設置する。グリストラップの清掃及び点検は定期的に専門業者に依頼し、実施記録は保管する。

❺ 食品などの取扱い　→ ❸ 大量調理施設衛生管理マニュアルを参照のこと

給食は、一度に大量の食事を調理・提供するため、1 回の食中毒事件であっても、集団感染・大量被害となり、多くの人々に影響を及ぼす。そのため、献立作成の際には、食中毒発症の原因となりやすい食品や料理は避ける。特に、食中毒が多発する時期（5 〜 10 月）には生野菜や和え物などの非加熱調理には注意を払う。また、調理作業が衛生的、かつ、安全に行えるよう、調理従事者数、調理設備・機器など、調理能力を考慮した、作業効率の高い献立の作成に努める。

食材料は原則として 1 回で使い切る量を調理当日に仕入れる。納品は検収室にて、担当者立ち合いのもと、検収簿に基づいて、厳密に検収を実施、適切は保管及び温度管理を行う。また、外部からの汚染物質の侵入を防ぐために、専用容器に入れ替えて、食材ごとに適した温度で保管する。

原材料の洗浄・消毒・殺菌などの下処理は、**汚染作業区域**にて行う。

食肉類、魚介類、野菜類など、区別して取り扱い、食品別、用途別に専用のまな板、包丁などの調理器具は使い分ける。器具を洗浄するためのシンクや作業する調理台も専用の場所を使用する。魚介類は流水にて十分に洗浄し、内臓や骨などを取り除いた後、水気をよく拭き取り、調理開始まで時間を要する場合は、専用の冷蔵庫に保管する。

野菜類は土、虫、埃、農薬などの付着物を流水で十分洗浄した後、皮などの廃棄部を取り除く。特に、生食用野菜や果物は、流水で十分洗浄した後、次亜塩素酸ナトリウム溶液などで殺菌処理し、再度十分な流水ですすぎ洗いを行う。

冷凍食品の解凍は冷蔵庫内で行い、解凍により浸出する**ドリップ**による汚染に注意する。

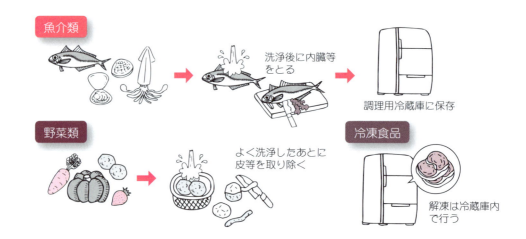

主調理・盛り付け・配膳は**非汚染作業区域**にて行う。

　食品の加熱によって、加熱調理食品は、中心部が75℃以上になっていることを確認し、その時点からさらに1分間以上加熱する。加熱後の食品を切る、和えるなどの調理操作を行う場合は、短時間で冷却し（30分以内で中心温度を20℃付近とする）、冷却開始・終了時刻を記録する。二次汚染を防止するため、調理済み食品に直接手を触れないよう、菜箸や使い捨て手袋などを使用する。また、提供までの時間ができるだけ短くなるよう、効率的に作業する。調理従事者の手を介して、食材が汚染されるのを防ぐために、1つひとつの作業ごとに手洗いと消毒を励行し、使い捨て手袋は交換する。調理後、提供までに30分以上要する場合は、衛生的な容器に入れてふたをし、温かい調理食品は65℃以上、その他は10℃以下で保存する。温冷配膳車を使用する場合についても同様に行う。調理済みの食品は、調理終了後から2時間以内に喫食する。

❻ 使用水などの衛生管理

　給食施設で使用する水は「飲用適」かつ、安全でなければならない。始業前及び調理作業終了後に使用水の検査を行い、記録する。

　遊離残留塩素を測定し、0.1mg/L以上でなければならない。水質検査では使用水の色、臭い、濁り、異物の有無などを確認し、異常が認められた場合は、使用を中止する。

　貯水槽の清掃や井戸水の水質検査は定期的に実施し、検査結果は必ず保管する。

（2）給食従事者の衛生管理

❶ 人の衛生

　食の衛生管理のためには、食品を取扱う給食従事者は衛生的でなければならない。しかし、給食施設における事故の中には従事者自身が汚染源となるものもあり、従事者が食品を汚染する直接の原因となったり、また汚染を仲介する可能性がある。これらの事故を未然に防ぐためには、調理従事者の清潔保持及び健康管理は重要となる。食中毒が発生した時の原因究明を確実に行うために、原則として、調理従事者などは当該施設で調理された食品を喫食しない。

　採用時は医師による**健康診断**、**検便**を実施、採用後は健康診断を年1回以上定期的に行い、検便は月1回以上（5月から10月の事故多発時には2回が望ましい）実施する。また、検便には**腸管出血性大腸菌 O157**の検査を含め、必要に応じ、10月から3月には**ノロウイルス**の検査も含める。また、パートタイマーの職員についても常勤者と同様の健康管理を要する。

　調理従事者として、衛生的な生活環境を確保しながら、手洗いの励行、加熱食品の摂取など、自らが食品の汚染の原因にならないよう努める。常に体調管理に留意し、自身とその同居者の体調不良時（下痢、腹痛、嘔吐、発熱など）は始業前には責任者に申し出て、調理作

業に従事しない。特に、下痢や腹痛、発熱などの場合は、直ちに医療機関を受診し、原因疾患を特定する。症状が緩解した場合は、検便結果の陰性をもって、調理業務に復帰することとし、検査結果が確認されるまでは、食品に触れる業務には携わらない。

手指に傷がある場合、黄色ブドウ球菌が存在している可能性がある。手指に化膿している傷やひどい手荒れがないか、始業前の健康状態とともに確認する。特に、手指に化膿創のある場合は、使い捨て手袋の着用の有無に関わらず、食品を扱わない。また、爪は短く切り、マニキュア・ハンドクリームなどはつけない。時計やアクセサリー類は一切つけず、全て外す。

外部から異物や汚染物質を持ち込まないために、調理室内では清潔な作業衣、マスク、帽子を着用し、常に清潔な身だしなみを心掛ける。また、汚染度の高い区域（汚染作業区域）から低い区域（非汚染作業区域）へ移動する場合は、着衣や履物の交換を行い（交換が困難な場合は消毒・殺菌設備を準備する）、手洗い及び手指の消毒を励行する。用便の際は、調理作業時に着用する外衣、帽子、履物は脱ぎ、絶対にそのまま入らない。

給食施設の衛生管理責任者は、調理従事者に対して、衛生・安全教育を実施し、衛生管理に必要な知識や技術を周知徹底して、食中毒などの衛生事故や労働災害の防止に努めなければならない。

衛生教育の方法として、年間・月間計画を立てて、テーマは調理従事者の健康管理、食中毒防止の具体的方法など、衛生管理の重要性の高いものから取りあげる。講習会・研修会・勉強会などを通して、食品衛生に必要な具体的な知識を習得する。また、ポスターの掲示やパンフレットの配布による食品衛生に関する啓蒙活動も効果的である。

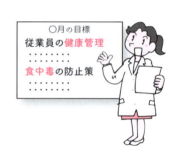

❷ 手洗い

適切な手洗いは給食従事者にとって、衛生管理の基本である。人から食品への二次汚染を防ぐためには、給食に関わる全員が正しい手洗いを徹底しなければならない。手洗いの方法は大量調理施設衛生管理マニュアルの「手洗いマニュアル」に従う（表5-4）。

表5-4 手洗いマニュアル

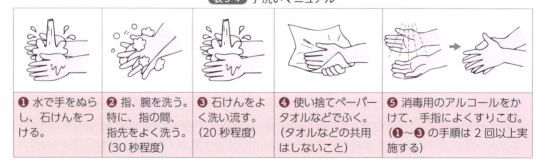

調理室に入る前、作業開始前、作業区域の移動時、用便後、食品に触れる作業前、扱う食品や作業が変わる時、生の食品に触れた後などには、必ず正しい手洗い・消毒を励行する。

(3) 食品取扱者の教育・訓練

安全な食材を調達するためには、衛生管理及び品質管理について十分に理解の上、施設の基準を満たし、信用できる食品納入業者を選定する。食品衛生に対する高い意識を持たせ、調理従事者に準じた厳しい衛生管理の実施の遵守を指導する。

定期的に（毎月1回以上）検便を実施し、証明書の提出を求める。業者の家族などに感染症や食中毒が発生した場合は、直ちに食材の納入を停止する。食材については、定期的に実施する微生物及び理化学検査の結果を提出させ、その結果は1年間保管する。

食材の納入は必ず検収室で行い、調理室内は出入り禁止とする。検収には調理従事者などは必ず立ち会い、食材の品質、鮮度、保管・梱包の状態や配送中の保管温度などを確認し、基準を逸脱するものは交換・返品する。

(4) 給食利用者の教育

調理従事者が徹底した衛生管理を行い、安全な食事を提供しても、利用者の不注意により事故が発生する場合もある。従事者のみならず、利用者に対しても衛生管理を実施し、衛生意識を高めることが重要である。

食中毒などの事故防止のため、利用者が食堂へ入る際は清潔な服装、履物で入室するよう、注意を呼びかける。食堂には手洗いを設置し、食事前の手洗いを徹底させる。食事の持ち帰りは禁止し、給食以外の飲食物の食堂への持ち込みは避けることが望ましい。

3 大量調理施設衛生管理マニュアル

1996（平成8）年、学校給食などで発生した腸管出血性大腸菌O157による集団食中毒事件をうけ、厚生労働省は1997（平成9）年、給食施設などの食中毒防止のため、HACCPの概念に基づいて、「大量調理施設衛生管理マニュアル」を作成した。2017（平成29）年には、ノロウイルス及び腸管出血性大腸菌による食中毒の発生防止策として、給食従事者の健康状態の確認及び記録の実施の重要性が確認されたことから、マニュアルの一部が改正された。調理過程における具体的な重要管理項目として、4項目が示されている。

1. 原材料受入れ及び下処理段階における管理を徹底すること
2. 加熱調理食品については、中心部まで十分加熱し、食中毒菌等を死滅させること
3. 加熱調理後の食品及び非加熱調理食品の二次汚染防止を徹底すること
4. 食中毒菌が付着した場合に菌の増殖を防ぐため、原材料及び調理後の食品の温度管理を徹底すること

大量調理施設衛生管理マニュアルは**表 5-5** のように構成され、4 項目の重要管理事項の内容は 1 〜 5 として記載されている。また、給食施設においては、衛生管理体制を確立し、これらの重要管理事項について点検・記録を行うとともに、必要な改善措置を講じる必要がある。給食施設の運営管理責任者は施設の衛生管理に関する責任者（**衛生管理者**）を指名する。それぞれが果たすべき具体的な役割は**表 5-6** に示す。そして、これを遵守するための更なる衛生知識の普及啓発に努める。なお、このマニュアルは同一メニューを 1 回 300 食以上または 1 日 750 食以上を提供する大量調理施設に適用されるが、中小規模施設においても、マニュアルに準じた衛生管理を行うことが望ましい（マニュアルの詳細については**巻末資料 3** を参照）。

表 5-5　大量調理施設衛生管理マニュアル

I　趣旨	III　衛生管理体制
II　重要管理事項	1.　衛生管理体制の確立
1.　原材料の受入れ・下処理段階のおける管理	（別添 1）原材料・製品等の保存温度
2.　加熱調理食品の加熱温度管理	（別添 2）標準作業書
3.　二次汚染の防止	手洗いマニュアル
4.　原材料・調理済み食品の温度管理	器具等の洗浄・殺菌マニュアル
5.　その他 （1）施設設備の構造 （2）施設設備の管理 （3）検食の保存 （4）調理従事者野等の衛生管理	原材料等の保管管理マニュアル
	加熱調理食品の中心温度及び加熱時間の記録マニュアル
	（別添 3）調理後の食品の温度管理に係る記録の取り方について

（資料：大量調理施設衛生管理マニュアルより作成）

表 5-6　衛生管理体制の確立

運営管理責任者 （調理施設の経営者・学校長等施設の運営管理責任者）	衛生管理者
○ 食材ならびに納入業者の選定 ○ 点検実施の確認 ○ 点検結果への対処・改善 ○ 衛生管理者及び調理従事者に対して 　・衛生管理に必要な知識・技術の徹底 　・健康状態の把握 　・健康診断・検便の実施 　・調理作業の可否判断 ○ 感染症への速やかな対処（ノロウイルスなど）	○ 点検表に基づく点検の実施 ○ 調理従事者との作業分担

（資料：大量調理施設衛生管理マニュアルより作成）

（1）原材料の受入れ・下処理段階における管理

❶ 原材料の仕入れ時の記録

　原材料については、品名、仕入元の名称及び所在地、生産者の名称及び所在地、ロットが確認可能な情報（年月日表示またはロット番号）、仕入れ年月日など、食材受け入れ時の記録を1年間保管する。

❷ 納入業者からの書類提出

　納入業者には食材の微生物及び理化学検査の結果を定期的に提出させ、1年間保管する。ただし、検査結果から、食材として不適であると判断した場合には、納入業者の変更を検討するなど、適切な措置を講じる。

❸ 検収

　食材の**検収**には、必ず調理従事者など（管理栄養士・栄養士・調理責任者など）が立ち合い、検収場で**検収簿**（第4章 **図4-11** 参照）に基づき、品質、鮮度、品温（運搬時の温度管理を含む）、異物の有無などについて、点検・確認を行い、結果を記録する。特に、冷蔵・冷凍食品は適切な温度で納品されているか、表面温度計で品温を計測する。

　原材料の包装の汚染を調理室に持ち込まないため、検収後の食材はそれぞれ専用の衛生的なふた付き容器に入れ替え、生鮮野菜類は10℃前後、食肉類は10℃以下、魚介類は5℃以下、冷凍食品は－15℃以下にて保管する。また、食材搬入の時刻、室温、冷凍及び冷蔵設備などの保管庫内の温度は、定期的に記録する。

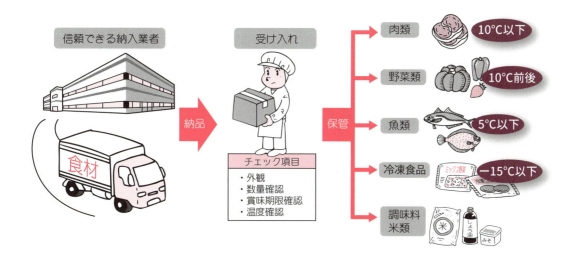

❹ 納入量の管理

期限切れ食品の使用は食品事故につながる恐れがあるため、食材は鮮度保持、賞味期限、使用頻度、用途、保管条件などを考慮して、計画的に発注する。原材料の納入に際して、原則として、生鮮食品（肉類、魚介類、野菜類など）は、1回で使い切る量を調理当日に仕入れる。缶詰、乾物、調味料などの常温保存可能なものは除くが、定期的に食品庫内の棚卸しを行い、品質劣化を起こさないために、貯蔵期限には十分に注意を払う。

❺ 非加熱で提供する野菜及び果物

野菜及び果物を生食用として提供する場合、別添2に従い、流水で十分洗浄し、**次亜塩素酸ナトリウム溶液**（200 mg/L（200 ppm））で5分間またはこれと同等の効果を有する溶液にて殺菌した後、流水で十分すすぎ洗いを行う。

次亜塩素酸ナトリウム溶液（200 mg/L）の作り方

例）6％次亜塩素酸ナトリウム溶液を用いて、「200 mg/L 次亜塩素酸ナトリウムを100 L」作りましょう。

計算）200 mg/L → 0.02％　　6％ → 60,000 mg/L
60,000 mg/L を 200 mg/L に希釈するには…
60,000 mg/L ÷ 200 mg/L ＝ 300
　　→→ 6％次亜塩素酸ナトリウム溶液を300倍に希釈すればよい

200 mg/L 次亜塩素酸ナトリウム溶液を100 L 作るためには…
100 L ÷ 300 倍 ≒ 0.333 L
mL にすると…　　0.333 L × 1,000 ≒ 330 mL

（2）加熱調理食品の加熱温度管理

食品を加熱することにより、細菌などを死滅させることはできるものの、毒素が発生した場合は通常の加熱では破壊されず残存することがある。加熱調理食品は別添2に従い、中心部が75℃以上になっていることを確認し、その時点からさらに1分間以上（二枚貝などノロウイルス汚染のおそれのある食品の場合は85〜90℃で90秒間以上）または、これと同等以上加熱されていることを確認し、その際の温度及び時刻を記録する。測定点は揚げ物、焼き物、蒸し物、炒め物は3点以上、煮物は1点以上とする。

(3) 二次汚染の防止

❶ 調理従事者などの手洗い

→ **2 衛生教育：一般的衛生管理プログラム（2）給食従事者の衛生管理** を参照のこと

調理従事者などは別添2に従い、次に定める場合、手指の洗浄及び消毒を行う。使い捨て手袋を使用する場合も同様であり、原則として交換する。

---

① 作業開始前及び用便後
② 汚染作業区域から非汚染作業区域への移動時
③ 食品に直接触れる作業の直前
④ 生の食肉類、魚介類、卵の殻等に触れた後、他の食品や器具等に触れる時
⑤ 配膳前

---

❷ 原材料の保管及び下処理

壁などで区分けされた専用の保管場（汚染作業区域）に保管設備を設けて、食材の分類ごと（食肉類、魚介類、野菜類など）に分けて保管する。原材料の包装の汚染を調理室に持ち込まないために、検収後の食材はそれぞれ専用の衛生的なふた付き容器に入れ替えて、原材料が相互に汚染されることを防止する。

食材料の洗浄・消毒・殺菌などの下処理は、汚染作業区域にて確実に行い、非汚染作業区域に汚染を持ち込まない。

❸ 用途別の器具・容器などの使用及び洗浄・殺菌

下処理用は食肉類、魚介類、野菜類などに、調理用は加熱調理済み食品用、生食野菜用、生食魚介類用に区分けし、食品別、用途別にそれぞれ専用のまな板、包丁などの器具・容器などを準備する。下処理用と調理用の器具などが決して混在しないように、細心の注意を払う。また、作業する調理台や器具・容器などを洗浄するシンクにおいても、原則として、用途別に専用のものを設置することが望ましい。

使用後の器具・容器などは別添2に従い、全面を流水で洗浄した後、さらに80℃、5分間以上の加熱、または、これと同等の効果を有する方法にて、十分殺菌した後、乾燥させて、清潔な保管庫にて衛生的に保管する。なお、器具、容器などの洗浄・殺菌は、原則として全ての食品が調理場から搬出された後に行う。

フードカッターや野菜切り機などの大量調理機械は、分解洗浄できるものを選定し、少なくとも1日1回以上、全て分解して洗浄・殺菌後、乾燥させる。使用前にはアルコール消毒を行う。また、木製の器具（まな板、ざるなど）は汚染が残存する可能性が高いため、極力使用を控えることが望ましい。

❹ 食品、移動性の器具及び容器の取扱い

食品、移動性の器具及び容器などは、床面からの跳ね水などによる汚染を防止するために、それらの取り扱いは床面から60cm以上の場所（調理台、台車など）で行う。食缶などで食品を取り扱う場合には、30cm以上の場所（台、台車など）に載せて行う。

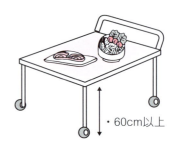

加熱調理後の食品の冷却や非加熱調理食品の一時保管は、ほかからの二次汚染防止のため、清潔な場所で行う。調理終了後の食品は衛生的な容器にふたをして保存し、ほかからの二次汚染を防止する。

❺ 使用水の検査・記録

給食で使用する水は食品製造用水を用い、当然安全でなければならない。毎日、始業前及び調理作業終了後、使用水の水質検査を行い、色、濁り、におい、異物の有無などを確認する。貯水槽からの水や井戸水などを使用する場合は、遊離残留塩素が0.1mg/L以上であることを確認し、いずれについても、検査後の結果は記録し、保管する。

（4）原材料・調理済み食品の温度管理

❶ 原材料

別添1に従い、戸棚、冷凍または冷蔵設備にて、それぞれ適切な温度で保存する。また、搬入時刻、室温、冷凍または冷蔵設備内の温度を記録する。

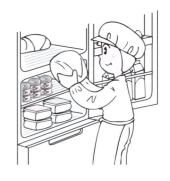

冷凍または冷蔵設備から出した原材料は、放置せずに、速やかに下処理、調理を行う。加熱調理を行う食品は、下処理が終わり次第、迅速に調理に移行する。

❷ 調理済み食品

食中毒は調理終了から提供までの時間が長いことや保管温度の管理不備によって発生することが多いため、調理後の食品は、2時間以内に喫食する。調理後すぐに提供しない場合は、食中毒菌の増殖を抑制するために、10℃以下または65℃以上で保存し、室温放置は厳禁である。

加熱調理後、食品を冷却する場合は、食中毒菌の発育至適温度帯である20～50℃の時間をできるだけ短くするために、ブラストチラー、タンブルチラーなどの冷却機による冷却や清潔な場所での衛生的な容器への小分けを行い、30分以内に中心温度を20℃付近（ま

たは 60 分以内に中心温度を 10℃付近）まで下げる工夫をする。冷却開始及び冷却終了時刻を記録する。

　調理終了後から提供までの時間が 30 分以内であれば、調理終了時刻を記録する。調理終了後、提供までの時間が 30 分以上の場合、温かい状態で提供される食品は、速やかに保温食缶などに移し替え、保存する。その際、食缶などへ移し替えた時刻を記録する。その他、生野菜や冷製で提供されるものは、10℃以下で保存し、保冷設備への搬入時刻、保冷設備内温度及び保冷設備からの搬出時刻を記録する。

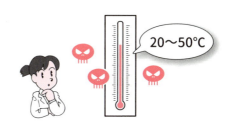

食中毒菌の発育至適温度帯

　調理済み食品を配送する場合は、保冷または保温設備のある運搬車を用い、10℃以下または 65℃以上の適切な温度管理を行って配送し、配送時刻の記録を行う。なお、65℃以上で提供される食品以外は、保冷設備への搬入時刻及び保冷設備内温度の記録を行う。

　ほかの調理施設などからの調理済み食品を受け入れる場合、温かい状態で提供される食品以外は、提供まで 30 分以上を要する場合、10℃以下で保存し、保冷設備への搬入時刻、保冷設備内温度及び保冷設備からの搬出時刻を記録する。

（5）その他

❶ 施設設備の構造
　→ 4 安全・衛生のための施設と設備 を参照のこと

❷ 施設設備の管理
　→ 4 安全・衛生のための施設と設備 を参照のこと

❸ 検食（保存食）の保存
　食中毒などの事故発生時の原因究明の試料として、原材料及び調理済み食品を食品ごとに 50 g 程度ずつ、清潔な容器（ビニール袋など）に入れて密封し、−20℃以下で 2 週間以上保存する。原材料は洗浄・殺菌などを行わずに購入したそのまま、調理済み食品は配膳後の状態から採取する。

❹ 調理従事者などの衛生管理
　→ 2 衛生教育：一般的衛生管理プログラム（2）給食従事者の衛生管理 を参照のこと

❺ 衛生検査と評価

　給食施設では「大量調理施設衛生管理マニュアル」に基づき、徹底した衛生管理の下、安心・安全な食事の提供を行っている。その調理過程の重要管理事項の1つに「加熱調理後の食品及び非加熱調理食品の二次汚染防止を徹底すること」との記述があり、これは給食施設内の設備・器具を衛生的に保つべきであることを意味する。実際に、給食施設ではマニュアルに従い、清掃・殺菌を実施しているが、食中毒菌やウイルスは目に見えないため、清潔であると断言できない。つまり、清掃・消毒が不十分であった場合には二次汚染のリスクが高まる。そこで、食品残渣などの汚染度を簡便に計測・数値化できる方法を用いて、定期的に検査することが推奨される。自主検査を行うことにより、給食の安全性を確保し、事故を未然に防ぐことが重要である。

フードスタンプ法

　フードスタンプの培地面を検査材料（手指・調理機器など）に押し付けて、培養することにより、細菌による汚染の有無を確認し、洗浄度などを客観的に評価することができる。

ATPふき取り検査法

　有機物に含まれる**ATP（アデノシン三リン酸）**を汚れの指標とした検査法であり、目に見えない汚れを検出することができる。ATP量はRLU値（相対的発光量）として求められ、汚染度が高いほど、RLU値は高値を呈する。判定基準と比較することにより、衛生状態を評価する。誰でも・簡単に・その場で・すぐに、測定・数値化することにより、二次汚染を予防することができる。

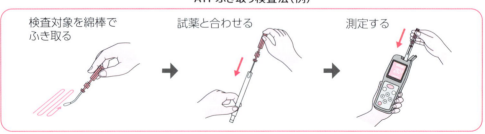

ATPふき取り検査法（例）

食器洗浄テスト

　呈色反応によって、洗浄後の食器に残存したでんぷんやたんぱく質、脂肪を検出し、食器の洗浄度を評価する。また、食事由来の残存物だけでなく、洗剤系の残留物を検査することにより、すすぎ残しの有無を把握することができる。

4 安全・衛生のための施設と設備

(1) 施設・設備管理の概要

いろいろな制約がある中で、給食を円滑かつ効率的に運営するためには、給食システムに応じた施設・設備が必要である。施設・設備管理の範囲及び対象は広範であるため、日常における効率的な運用及び適正な保守管理を行うには、専門的知識を要する（**表5-7**）。安全かつ衛生的な質の高い食事を提供しうる環境であることに加え、調理従事者が安全に作業できる環境でなければならない。そして、利用者が喫食するための快適な食事環境を整えることも必要となる。

表5-7 施設・設備管理の範囲と対象

範　囲	対　象
○ 検収・保管施設 →食品・消耗品など ○ 調理施設 →下処理・主調理 ○ 配膳施設 →盛り付け・配膳 ○ 食器・器具の洗浄・消毒・保管施設→洗浄室 ○ 食堂 ○ 事務室 →栄養士室 ○ 厚生施設 →トイレ・更衣室・休憩室	○ 環境 →建物の範囲・排気・排水・厨芥* ○ 面積・位置・形態 ○ 建物・内装 →天井・床・壁・出入口・窓 ○ 機械・機具類 ○ 食具→食器・什器・カトラリー類・トレイ ○ 付帯設備→熱源・照明・給排水・換気・通信・搬送

*厨芥（ちゅうかい）：厨房から出る、調理した後の野菜のくずや食べ物の残りなどのごみ

また、給食施設の新築や増改築の際の計画作成時には、管理栄養士・栄養士として、オペレーションシステムに応じ、設備や機器の選択、作業動線の設定、**ゾーニング**＊及びレイアウトなどを適切に選定できるための能力が求められる。給食の施設・設備は、給食の種類、規模、利用者の利用条件、調理従事者の作業条件などにより異なる。そのため、施設・設備の管理や作業環境の整備には、①機能性・生産性・経済性、②衛生性・安全性、③耐久性、④メンテナンス性を考慮する必要がある。

> ＊ゾーニング　衛生レベルに応じた作業区画に分けること。

(2) 施設・設備の基準と関連法規

❶ 施設・設備の関連法規

全般的な給食施設・設備に関する法規としては、**食品衛生法**がある。また、学校、病院、事業所など、給食施設の種類によって遵守すべき法令が設けられている（**表5-8**）。また、建築、消防、電気設備など関連の法令に加え、大量調理施設衛生管理マニュアルなど、適切な安全・衛生管理を行うためには、多くの関係法規を理解しなければならない。そして、法令を遵守することのできるシステムを構築することも重要である。

表5-8 給食施設・設備に関する法規

給食全体	食品衛生法 食品衛生法施行規則 大量調理施設衛生管理マニュアル	
事業所	労働安全衛生規則 事業附属寄宿舎規定	●事業者の食堂の設置（第629条） ●食堂・炊事場に関する規定（第630条） ●食堂の設置義務（第24条） ●食堂・炊事場に関する規定（第25条）
学校	学校給食法 学校給食実施基準 学校給食衛生管理の基準	●学校給食施設に関する規定（第5条） ●学校給食設備に関する規定（第6条）
病院	医療法 医療法施行規則	●給食施設の設置（第21条） ●給食施設に関する規定（第20条）
児童福祉施設	児童福祉施設最低基準 保育所における調理業務の委託について	●調理室について
老人福祉施設	特別養護老人ホームの設備及び運営に関する基準 養護老人ホームの設備及び運営に関する基準	●調理室、食堂の設置（第11条） ●調理室、食堂の設置（第11条）
その他の社会福祉施設	知的障害者援護施設の設備及び運営に関する基準 身体障害者更正援護施設の設備及び運営に関する基準	●調理室、食堂の設置 ●調理室、食堂の設置
その他	建築基準法 ガス事業法施行令ほかガス関係法規 電気設備関係法令 環境基本法 大気汚染防止法 水質汚濁防止法 悪臭防止法	

❷ 立地条件・位置、面積

立地条件・位置

　給食施設は食品を取り扱うことから、衛生的な環境にあることが最も重要であり、その他に、安全性、作業効率、環境を考慮する。位置選定の際には、次に示す一般的な立地条件を満たすことが望ましい。

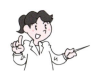

- 食材料の搬入、厨芥の搬出、利用者に便利である
- 通風、採光、換気や防虫などの条件がよい
- 汚水溝やごみ捨て場の近くは避ける
- 調理場から発生する騒音、臭いや油煙などが他部署に影響しない
- 施設・設備の関連法規の基準をクリアしている

面 積

厨房面積は施設の種類、給食のオペレーションシステム、メニュー数や食数、調理従事者の人数、調理機器などの性能、配膳方法などにより決められる。調理室と食堂の面積の基準について、次に示す。

A) 機器の占有面積からの算出
　調理室の面積は「機器の占有面積」と「作業スペース」からなる。
- 大施設 → 機器占有面積×3～4倍
- 小施設 → 機器占有面積×2～2.5倍

B) 目安としての面積：日本厨房工業会の厨房面積の概算値を表5-9に示す。

表5-9 厨房面積の概算値

厨房の名称	A 項 厨房面積	B 項 事務室、厚生施設、機械電気室、車庫など	C 項 条件
学校給食（ドライシステム、炊飯施設含む）			
単独校調理場	0.191 m²/児童1人	0.03 m²～0.04 m²/児童1人	児童数901～1,200人の場合
共同調理場	0.176 m²/児童1人	0.05 m²～0.06 m²/児童1人	児童数10,001人の場合
病　院	1.3～1.4 m²/ベッド当たり	0.27～0.3 m²/ベッド当たり	500ベッド以上の場合
	1.75～2.35 m²/ベッド当たり		50～100ベッド内外の場合
寮	0.3 m²/寮生1人	3.0～4.0 m²/従業員1人（機械電気室・車庫含まず）	
集団給食	食堂面積×1/3～1/4		回転率1回の場合
	0.35 m²/喫食者1人		喫食者100人の場合
	0.25 m²/喫食者1人		喫食者1,000人の場合

（資料：「業務用厨房設計事例集」編集委員会編：業務用厨房設計事例集（2002）p.3　社団法人　日本厨房工業会）

食堂面積は事業所給食では、**労働安全衛生規則**（630条の2）により、喫食者1人当たり1 m²以上と決められている。また、病院においては、食堂加算の条件として、病床1床当たり0.5 m²以上と定めている。また、次の計算式でも算出することができる。

- 食堂面積＝（1人当たりの面積×喫食数）／利用回転数

（3）レイアウト・ゾーニング

レイアウトとは、機器の占有面積、作業スペース、通路、さまざまな動作に要するスペースなどを確保し、作業動線を考慮して、作業区域ごとに機器類を配置することである。同時に、給排水やガスなどの設備についても十分検討の上、配置を考えなければならない。それらを正確に表したものが図面となる。

レイアウトを描くにあたり、給食業務が安全に遂行できることを大前提として、能率的かつ衛生的に行うことのできる作業動線計画を綿密に検討しなければならない。

- 給食施設の設計の目的（給食のオペレーションシステム・規模など）を達成できる
- 建物の構造、熱源及びその容量を確認する
- 給食の特性（対象・食数・提供食種・供食方法など）を考慮する
- 関連法規を遵守する
- 食材の搬入、検収・保管、下処理、主調理、盛り付け、配膳・提供、下膳、洗浄、厨芥に至る、給食を提供するための全ての作業工程の流れがスムーズである
- 効率よく合理的に作業を行うことのできる作業スペースを確保する
- 二次汚染を防ぐため、基本的には一方向の動線（ワンウェイ）とし、人・食材・食器などの交差や逆戻りを極力避け、最短で移動できるゾーニング、機器の配置とする
- 「汚染作業区域」と「非汚染作業区域」を明確に区別し、各区域は壁で区画し、床面を色別したり、境界にテープを貼るなど工夫する
- 区域別にシンク、調理台、冷蔵庫などの機器類を配置する
- 衛生的考慮として、手洗い設備は出入り口、トイレ、作業区域ごとなどに設置し、手指の洗浄・消毒が随時行えるよう備える
- 調理従事者専用の便所、休憩所、更衣室を設置し、調理室とは壁により区分する

一例として、福祉施設のレイアウト、設備、機器の配置図を示す（**図5-1**）。

（4）調理室内の内装と関連設備

内装（床・壁・天井・窓）や付帯設備（給水・給湯設備、電気設備など）は、耐火性、耐震性に優れていること、常に衛生的な状態を確保でき、作業能率が良く、調理従事者が安全かつ働きやすい環境であることが大切である。

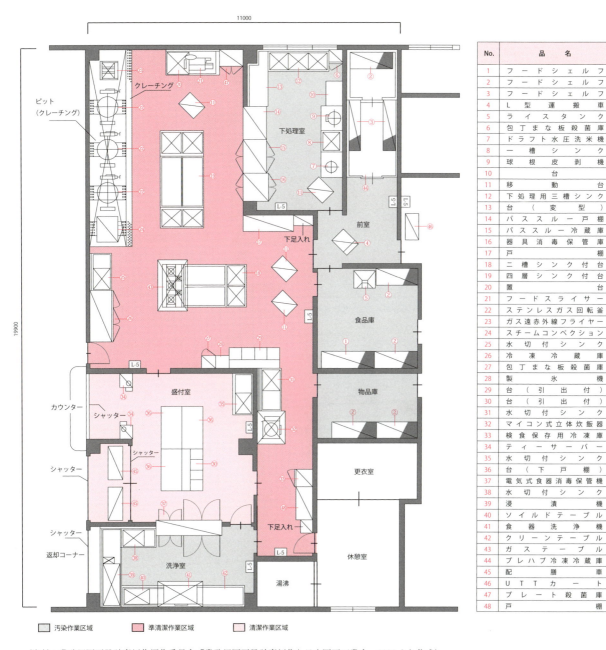

図5-1 給食施設の設備・機器の配置例（福祉施設：規模170食、厨房面積132 m²）

（資料：業務用厨房設計事例集編集委員会「業務用厨房設計事例集」日本厨房工業会、2002より作成）

調理工程が進むに従い、食材料に付着した細菌を持ち込まないように、作業区域は「汚染作業区域（検収室・原材料保管室・下処理室）」と「非汚染作業区域（準清潔作業区域（調理室）と清潔作業区域（調製場・盛り付け場））』とを明確に区別する。調理従事者が作業区域を的確に理解し、業務に従事できるように、各区域は壁などで仕切るか、区域ごとに床面を色別にしたり、あるいは、床面の境界にテープを貼るなど、できる限りわかりやすく示す。

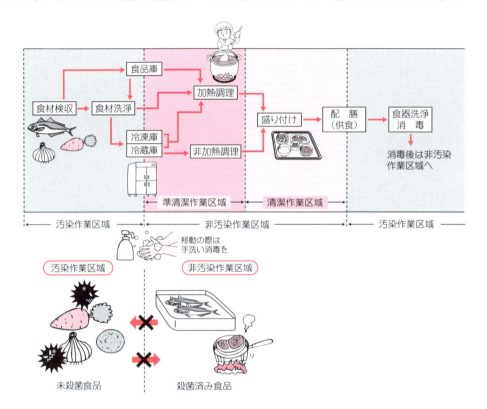

❶内　装
床

　床の材質は、油・熱・酸などで変質しにくく、摩擦に強く、耐水性・耐火性に優れているものを選ぶ。加えて、作業の安全や調理従事者の疲労度を考慮して、滑りにくく、疲れにくいものとする。また、清掃しやすく、亀裂の生じにくいものとすることも重要である。

　床の構造には**ドライシステム**と**ウェットシステム**があり、室内の温度及び湿度上昇を抑え、室温25℃以下・湿度80％以下を維持して高温多湿を避けるには、水はねや滑りを防ぐことのできるドライシステムが望ましい。ドライシステムとウェットシステムの特徴は**表5-10**に示す。また、床面には、清掃時に十分に水が流れ、水はけをよくするために、1/100〜1/50程度の勾配をつけて、水が溜まらないようにする。食品の二次汚染を防ぐだけでなく、調理室内の機械・器具の劣化を軽減し、調理従事者の労働環境を改善し、作業効率を上げるためにも、ドライシステム化が推奨される。

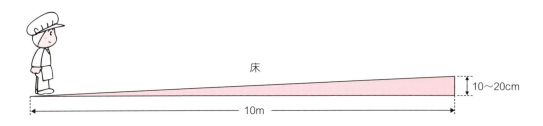

表5-10 ドライシステムとウェットシステムの特徴

	ドライシステム	ウェットシステム
衛生面	高温・多湿を防止できるため、細菌の繁殖を防ぎ、衛生的である。	高温・多湿なため、細菌・害虫・かびなどが発生しやすい。
作業環境	作業の能率面、安全面、衛生面において作業環境がよい。床がすべりにくく、軽装で作業ができるので従業員の身体的負担が軽減できる。	高温・多湿のため作業環境が悪い。ゴム長靴、ビニール前掛けを使用するので作業能率が低下。床が濡れているので滑りやすい。
経済性	設備コストは割高。湿度が低いため機器の損傷が減少し、耐久性が向上。保全費が少なくなる。	設備コストは安くすむが、多湿なため建物・設備機器の傷みが早く、保全費がかさむ。

壁・天井

　壁は、ほこりや汚れがつきにくく、清掃しやすく、耐水・耐火・耐久性に優れたものとする。汚れが目立つように、明るい色調を選択する。また、床と壁の境界には丸みをつけて、R構造とすることで、汚れが溜まりづらく、清掃しやすい（図5-2）。また、大量調理施設衛生管理マニュアルでは、厨房内の床から1mまでは1回／日以上の清掃を行うこととなっており、床から1〜1.5mまでは水や熱に強く、汚れのつきにくいタイルなどの素材を使用されることが多い。また、冷蔵庫や器具庫などの開閉によって、扉の当たる場所には、ゴム製などの「プロテクター」をつけることで、衝撃を吸収し、壁の破損を防ぐことができる。

　天井は、明るい色合いで、耐水・耐熱・耐久性に優れ、さらに防音性がある材質がよい。表面は平らで清掃しやすく、また、ほこりがたまらないように、ダクトやパイプ類、梁は露出せず、二重天井とする。天井からの水滴落下防止の観点から、天井裏には断熱材を貼る。

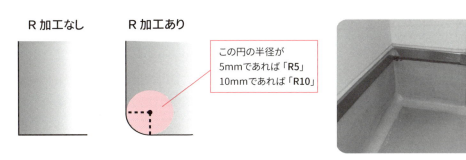

図5-2 R構造

> 窓

　窓は採光を目的とし、直接外気は入れないほうがよい。一般的には窓の大きさは床面積の1/2程度が必要とされ、高さは床から1m前後が適当であり、開閉式の場合は防塵・防虫のための網戸が必須である。

> 出入り口

　それぞれの出入り口の利用頻度、衛生面上の考慮が必要か否かにより、網戸・二重扉・自動扉・エアカーテンなどを設置し、食品を汚染するネズミや昆虫の侵入を防ぐ。

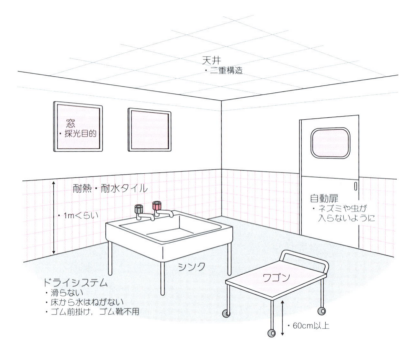

❷ 関連設備

> 給水・給湯設備

　給食の使用水は、水質基準を満たした飲用適のものとする。給食施設では、調理・飲用・洗浄・清掃などに大量の水を必要とするため、十分な量の水の確保が必須である。設備や機器には、食器洗浄機や水圧式洗米機、シャワーシンクなど、一定以上の水圧が必要なものがあるため、水圧の不足に注意する。一方、災害などの非常時対策として、断水時の貯水槽の準備なども必要である。

　給湯設備には、給湯を必要とする場所で個別に供給する「瞬間湯沸かし器」と、大規模な施設において1か所で一括して湯を沸かして供給する「貯蔵式湯沸かし器」がある。給湯温度は、一般調理作業用は45～50℃、食器洗浄用は60～95℃であり、給湯量は一般的には吸水量の1/3～1/2程度が目安である。

> **排水設備**

　排水は給水量以上に大量となる。調理室内の排水には洗剤や油脂、残菜が含まれているために、排水管の詰まりや逆流を防ぐために、管の太さを十分にとる。床面の排水溝には、清掃を容易にするために、蓋（**グレーチング**）が設置され、溝は適度に勾配（1/100以上）をつけて、排水が末端まで容易に行うことのできる構造となっている（図5-3）。また、排水溝の側面と床面の境目は角を丸くする加工をして、アールをつけることにより、内容物の滞留を防ぎ、清掃が行き届く。

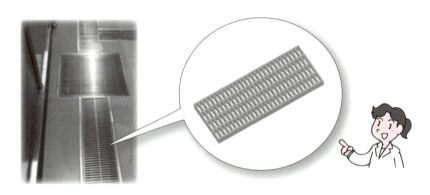

図5-3　グレーチング（例）

　調理室外への排水中に含まれる生ごみや油を回収するために、排水溝の末端には**グリストラップ（油分分離阻集器）**を設ける（図5-4）。悪臭の発生や害虫の侵入を防ぐもので、食事を提供する施設（給食施設・飲食店など）は、グリストラップの設置を義務付けられている。定期的に清掃を行い、清潔を維持する。

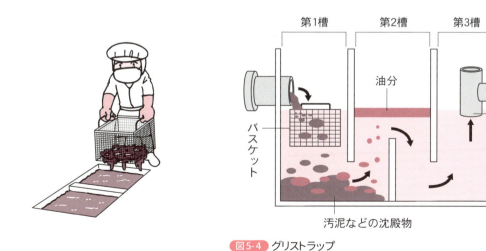

図5-4　グリストラップ

ガス設備

ガスは給食施設の熱源として、最も多く利用されており、都市ガスと液化石油ガス(プロパンガス)がある。ガスはエネルギーが高く、比較的安価であり、取り扱いも簡単である。ガス使用には換気装置が必要で、ガス漏れやガス爆発の事故が起こらないよう、安全装置付きのものにするなど、万全の措置が必要である。

電気設備

給食施設には電動機器として、冷却機、調理機器、食器洗浄機や消毒殺菌庫、通信機器などさまざまなものがあり、単相100V用と3相200V用がある。照明及び電動機器それぞれに必要な電気容量を確保するだけでなく、適切な場所で使用するためのコンセントの設置場所や個数についても十分に検討する。漏電や感電などの事故防止のため、コンセントは防水とし、設置場所は安全性を担保するために、床付近の低い位置は避ける。近年、電気はガスに比べて熱効率がよく、室温が上昇せずに安全かつ作業環境にもよいことから、調理機器などの電気利用率が増加している。

換気設備

調理室では給食の調理や清掃の過程において、蒸気・熱・煙・二酸化炭素・油滴などが大量に発生するため、速やかな排気及び給気が必要である。また、十分に換気をすることによって、高温多湿を避け、調理室の温度湿度を適切に保つ。また、空気が非汚染作業区域から汚染作業区域へと流れるように、より清潔な区域の空気圧を高くする。換気設備にはフード、ダクト、ファン(換気扇)などがあり、常に清潔を保つために、定期的な清掃を行う。特に、レンジやフライヤーなどの油滴が発生する箇所には**グリスフィルター**を取り付けて、油脂や塵埃を除去する(図5-5)。

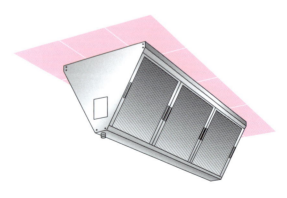

図5-5 グリスフィルター

照明設備

調理室内の明るさは調理従事者の疲労度や作業能率に影響するため、十分な明るさを確保する。JIS基準では、調理室の照明は200～750ルクス、食堂は200～500ルクスが目安である。照明器具は天井埋め込み式とし、ほこりや油滴がつきにくいものがよい。また、照明の位置は、調理室全体を照らす照明のほか、機器類や間仕切りによって影ができる場所や細かな作業を行う場所には、局所的に照明器具を備えることも必要となる。

手洗い設備

手洗い設備は、出入り口、トイレ、各作業区域の入り口手前に設置する。水栓は自動的に止水・吐水できるように、センサーや足踏みペダル式が望ましい。同時に、消毒設備が必要であり、手指の洗浄後は十分に乾燥するための使い捨てペーパーや温風乾燥機、消毒液を噴霧する装置を設置して、調理従事者からの二次汚染を防止するための衛生管理の徹底を図る。

（5）調理室内の機械・器具

給食施設では、少人数の調理従事者で一定時間内に大量の食事を提供しなければならない。そのためには、作業の省力化・迅速化・標準化が必要であり、大量調理専用の業務用機器を用いて、効率よく給食を作る。給食の設備・機器類は年々改善が進み、近代化の方向にある。

調理機器の選定・購入にあたっては価格的に高価であるため、一旦設置すると、長期間使用することとなるため、十分な検討が必要であり、カタログなどの資料だけでなく、メーカーが行う展示会やショールーム、既存の給食施設の見学を通して、積極的な情報収集を行う。

機器の選定にあたっては、次のような条件を考慮する。

- 機器の導入により、作業の省力化、能率化が高まる
- 取り扱いが容易で、清掃や手入れがしやすく、安全である
- 適正な価格帯であり、維持費が安価である
- 機器占有面積を含め、作業スペースを十分に確保することが可能である
- 信用あるメーカーの機器で、アフターサービスが行き届く

図5-6に主な調理機器を示した。

1 ●安全・衛生の概要と運用

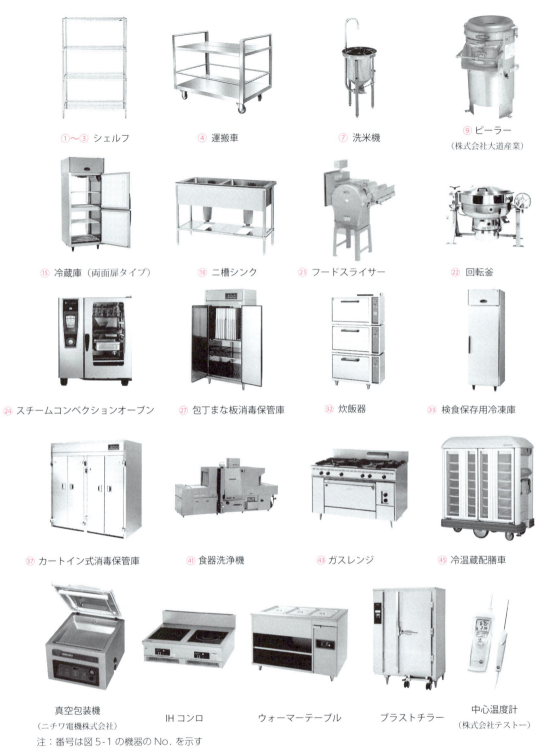

注：番号は図5-1の機器のNo.を示す

図5-6 主要な調理機器

（資料：株式会社フジマック（https://www.fujimak.co.jp/）より）

下処理機器

- **洗米機**：水圧及び米の摩擦で洗米できるが、洗米時間が長くなり過ぎないように注意が必要である。
- **ピーラー（皮むき機）**：根菜の皮をむきながら洗浄する。
- **フードカッター**：主に野菜のみじん切りに適応する。
- **フードスライサー（合成調理器）**：付属の刃を替えることにより、さまざまな切裁（せん切り・輪切り・おろしなど）ができる。

主調理機器

- **レンジ**：熱源としてガス・電気・IHがあり、加熱調理機器である。
- **スチームコンベクションオーブン**：1970年代にドイツで開発され、1980年以降、日本に輸入された。オーブン機能（30～300℃）にスチーム噴射機能（100℃）を追加した複合調理器であり、操作方法は簡便かつ一度に大量に調理できることから、給食施設においては主要な加熱機器である。加えて、食材からの水分蒸発が少ないため、柔らかな仕上がりになり、美味しさにも影響を与える。食材別・料理別の加熱条件を標準化することにより、作業所要時間の予測が可能となり、給食の生産計画が容易になる。
- **回転釜**：大量の食材を加熱（炒める・湯がく・煮るなど）する調理機器である。熱源はガス・電気・蒸気などがある。ドライシステム対応として、壁に支えを作り、回転釜を固定する「ウォールマウント工法」による設置が増えている。回転釜を支える脚がないため、床の清掃がしやすく、排水が溜まらないため、調理室を衛生的に保つことができる。
- **フライヤー**：熱源はガス・電気・蒸気などがある。多量の油を注ぎ、設定した加熱温度を維持しながら、一度にたくさんの食材を揚げることができる。
- **ブレージングパン（ティルティングパン）**：平底の回転釜であり、煮崩れしにくい。
- **立体炊飯器**：熱源はガス・電気・蒸気などがある。1釜で4～7kgの炊飯が可能であり、縦型のため、省スペースでの設置が可能であり、機器占有面積は小さい。

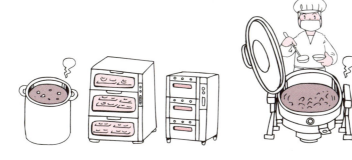

盛り付け・配膳機器

- **ウォーマーテーブル**：温かい食事を温かい状態で提供するために、湯煎式で保温する機器である。
- **コールドテーブル**：調理台の下に冷蔵庫が組み込まれたもので、食材や料理を冷蔵状態で保管する。
- **保温・保冷配膳車（冷温蔵配膳車）**：配膳車の内部が2種類の温度設定が可能なエリアに区分され、1つのトレイ上で『保温』、『冷蔵』の2つの温度帯で食事を保管することができる。そのまま喫食者の元へ運搬することが可能なため、適切な温度管理や衛生管理のためには効果的である。

洗浄・消毒機器

- **食器洗浄機**：高圧噴射により、自動で食器洗浄を行うことができる。『ボックスタイプ』と『コンベアタイプ』に大別される。ボックスタイプは小規模施設、コンベアタイプは汚れた食器を洗浄機にセットする側と洗浄後の食器を収拾する側を要するため、調理従事者の多い大規模施設に適している。
- **食器消毒保管庫**：洗浄後の食器をカゴに並べ、濡れたままの状態で、そのまま保管庫に戻して、乾燥・消毒ができる。
- **包丁・まな板消毒保管庫**：熱風による乾燥・消毒ができる。汚染作業区域と非汚染作業区域のそれぞれに専用の保管庫を設置し、機器類が混在することを防ぐ。

その他の機器

- **ブラストチラー・タンブルチラー**：加熱した料理を急激に冷却する装置であり、ブラストチラーは冷風、タンブルチラーは冷水による。また、病原菌の発育至適温度帯（20～50℃）をできるだけ短く通過させるために必要な冷却機器である。

調理機器の保守管理の基本は、調理従事者1人ひとりが機器の取扱説明書を熟読し、正しい取り扱いができることである。機器の使用方法や手入れ法など、各施設でマニュアルを作成し、所定の場所に保管し、随時確認できる環境を整える。また、機器の使用頻度に関わらず、定期的な保守点検を行い、正しく作動することを確かめておく。

(6) 食器・什器

❶ 食器

メニューの多様化、カフェテリアやバイキングなどのシステム導入や適温給食などにより、給食用食器の種類や材質は多様化の傾向にある。食事を美味しく味わうためには、料理を盛り付ける器の選定は軽視することができない。食器選定にあたっては、さまざまな条件を考慮する（表5-11）。

表5-11 食器選定の条件

❶ 衛生・安全性	材質は食品衛生法などの規格基準に合うもので、洗浄や消毒により変形や変質を起こさない。
❷ 能率性	持ち運びに便利、洗浄・消毒が容易で積み重ねができ収納しやすい。
❸ 耐久性	傷、汚れや色が着きにくい、変質しない。熱や衝撃にも強く壊れにくい。
❹ 耐熱性	電子レンジ、オーブンなどの使用や盛りつけ後の長時間の冷蔵、冷凍に耐えられる。
❺ 料理との調和	食器の形や色、材質などが料理と合うこと、また食器同士も調和がとれる。

　食器とは、皿・椀・丼類・鉢などの器、箸、フォーク、スプーン、ナイフなどのカトラリー、それらを載せるトレイなどを指す。

　給食用食器の材質は、メラミン樹脂などのプラスチック製品が主流であるが、汚れや色素が付着しにくいものがよい。また、丈夫で破損しにくく、軽量なものが扱いやすい。また、食器洗浄機の使用や定期的な漂白などにも対応でき、熱や薬品によって、変質しないことを確認する。また、最近は、口に触れたときの温かさや適度な重みが求められ、木製や強化磁器、ガラスなどを使用することもある。

　また、自助食器類は障害のある方でも食事が食べやすい工夫がなされているため、福祉施設などでは、自施設の対象者の身体状況を考慮して、選定する。

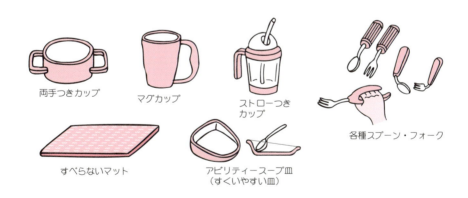

❷ 什 器

　給食施設で使用する食器以外の調理器具全般を指す。二次汚染を防止するために、食品別、用途別に専用のものを準備する。

　材質は、食器同様にさまざまであるが、プラスチック製品、ステンレスやアルミニウムなどの金属製品が多い。使用後は洗浄し、消毒保管庫にて、熱風による乾燥・消毒を行い、衛生的に保管するため、熱や薬品によって変質せず、丈夫なものがよい。また、木製の器具（まな板、ざるなど）は汚染が残存する可能性が高いため、極力使用を控える。

2 事故・災害時対策

　事故とは予期せずに起こった現象であり、ほとんどが偶発的であるものの、中には予測可能なものも含まれ、身体的な傷害を被ったり、生命に危険が及ぶこともある。一方、災害とは自然現象や人為的な原因により、危害が及ぶことをさし、ほぼすべてが偶発的といえる。

　給食施設では、安心・安全な食事を提供するために、食中毒をはじめ、感染症、異物混入、薬物汚染など、起こり得る食品衛生上の事故に対する配慮を行わねばならない。給食に関わるすべての事象において、日常の給食業務を通して、徹底した衛生管理を行い、事故を未然に防ぐ。加えて、調理従事者の衛生管理は当然のことながら、衛生的な給食を提供するための施設・設備を整備することが重要である。

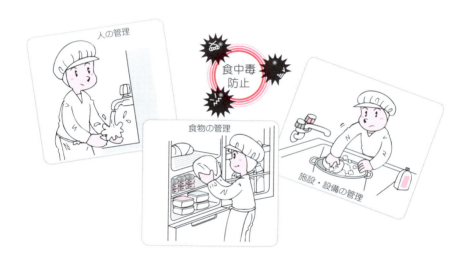

1 事故の状況と対応

　給食は、人々の健康に直接的かつ大きな影響を及ぼすことから、利用者の特性に応じた適正な栄養量であり、安全かつ、健康な食習慣づくりの一翼を担うものでなければならない。しかし、給食施設における事故（**ヒューマンエラー**）は決してゼロになることなく、発生し続けており、食中毒をはじめ、異物混入、誤嚥性肺炎、感染症などが含まれる。そのため、管理栄養士は、ヒューマンエラーに対しては、日頃から起こりうる事象であることを常に認識し、給食業務に関わる人、食物、調理器具、調理施設・設備の衛生管理、調理システムの整備など、的確かつ迅速な対応が求められる。

　事故の被害を最小限に抑え、再発を防止するためには、発生した事故の状況を的確に把握し、原因を究明し、防止対策を検討する安全管理体制を整備することが重要である。

(1) 食中毒

食中毒とは食物や人、器具・容器包装などを介して、人体へ侵入した病原微生物や有害・有毒な化学物質などによって引き起こされる、急性胃腸炎を主とした健康障害である（**表5-12**）。その病因には細菌、ウイルス、寄生虫、自然毒などがあり、このうち、患者数が最も多いのは細菌性食中毒である。

表5-12 食中毒の分類

細菌性食中毒	感染型	サルモネラ、腸炎ビブリオ、カンピロバクター、病原大腸菌など
	毒素型	黄色ブドウ球菌、ボツリヌス菌、セレウス菌など
ウイルス性食中毒		ノロウイルスなど
自然毒食中毒	植物性	ジャガイモ、毒キノコ、トリカブトなど
	動物性	テトロドトキシン、貝毒など
化学物質による食中毒		ヒスタミン、ヒ素、カドミウムなど
寄生虫による食中毒		アニサキスなど

原因となる細菌は人や食物、調理器具、調理場など、調理に関わる環境に広く分布しているため、食中毒の原因物質を完全に排除することは非常に難しい。そのため、食中毒を予防するためには、給食施設を衛生的に整えることに加え、食物を扱う調理従事者及び食事を喫食する人々への衛生管理の徹底も重要となる。

❶ 食中毒の状況

食中毒は事件数では1,000件、患者数では10,000人程度、毎年発生している。2022（令和4）年の年間発生状況は、事件数では寄生虫、細菌、ウイルスの順に多いのに対し、患者数では細菌を原因とする食中毒が最も多く、次いでウイルスとなっている（**図5-7**）。病因物質別発生状況は、事件数ではアニサキスが顕著に多く、カンピロバクター、ノロウイルスの順であるが、患者数ではノロウイルスによるものが最も多く、ウェルシュ菌、カンピロバクターと続いている（**図5-8**）。近年、カンピロバクター食中毒が増加しており、その要因としては鶏肉食品などの生食や加熱不十分による摂取が考えられる。また、ノロウイルスは食物だけでなく、排泄物（嘔吐物、糞便など）を介した経路も考えられ、大変強い感染力を持つことから、事件数は少ないにもかかわらず、多くの患者数が発生することに繋がっている。

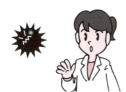

気温の高い夏場は、細菌性食中毒の発生件数が増えます。

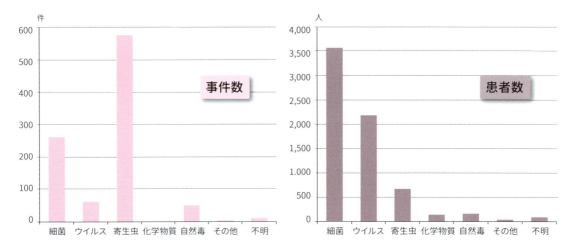

図5-7 食中毒発生状況
（資料：厚生労働省：2022年（令和4年）食中毒発生状況）

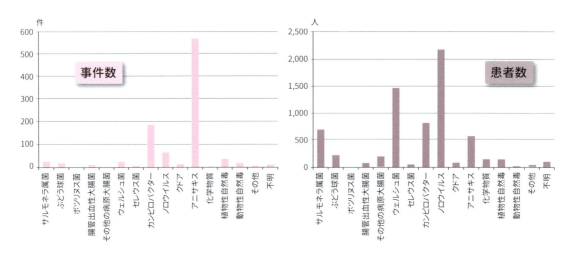

図5-8 細菌・ウイルスによる病因物質別発生状況
（資料：厚生労働省：2022年（令和4年）食中毒発生状況）

　食中毒の原因や特徴、その対策について、**表5-13**にまとめた。管理栄養士・栄養士は食中毒の特徴を十分に理解した上で、人・食材・施設管理を徹底し、食中毒の発生をできる限り、防止しなければならない。

表5-13 食中毒の原因や特徴、その対策

	原因	特徴	対策
サルモネラ	●卵料理（オムレツ・自家製マヨネーズ…） ●生卵→加熱不十分 ●肉料理（レバ刺し・牛のたたき…）	●6〜9月に多く発生 ●乾燥に強い ●加熱に弱い	●75℃1分間以上の加熱 ●卵は新鮮なものを冷蔵保管し、早期に消費 ●割卵後は直ちに調理 ※割り置きしない
黄色ブドウ球菌	●おにぎり・お弁当… →加熱後の手作業が原因	●化膿した傷などを触った手指を介して食品を汚染 ●熱に弱い ●毒素（エンテロトキシン）は加熱分解しない	●75℃1分間以上の加熱 ●手指の洗浄・消毒を十分に ●化膿傷がある場合は食品を触らない ●食品は低温（10℃以下）保存 ●冷まして包装 ●調理後はできるだけ早く喫食
ボツリヌス菌	●発酵食品・ビン詰め・真空パック… ●レトルト類似食品	●嫌気性：酸素がない食品中で増加 ●死亡率が高い ●芽胞が発芽・増殖して毒素産生 ●熱に極めて強い	●真空パック・缶詰が膨張していたら食べない
腸炎ビブリオ	●魚介類の生食料理（寿司・さしみ…）	●最低発育温度12℃ ●海水温度が高い（20℃以上）夏場に発生 ●海水程度の塩分（3％）で増殖 ●加熱に弱い	●75℃1分間以上の加熱 ●真水でよく洗う ●調理機器は使い分け、生食専用に
腸管出血性大腸菌	●肉・レバーなどの生or加熱不十分 ●生野菜 ●食品及び飲用水 →加熱不十分な肉・よく洗っていない野菜…	●死に至ることもあり ●ベロ毒素を産生→強い病原性	●75℃1分間以上の加熱 ●二次汚染に注意 ●肉の生食は避ける→特に高齢者・幼小児 ●取り箸は分ける
ウェルシュ菌	●カレー・シチュー・スープなどの煮込み料理→粘性が高い	●嫌気性：大量の加熱調理食品に注意 ●大量に加熱調理し、43〜47℃に下がると芽胞が急激に増殖 ●熱に強い	●前日調理は避ける ●冷却は素早く・再加熱は十分に ●室温で放置せず、早めに食べきる
カンピロバクター	●鶏料理・レバーなどの生食・加熱不十分 ●生野菜→食肉からの二次汚染	●少量の菌で発症 ●加熱で死滅	●75℃1分間以上の加熱 ●生肉と調理済みは別々に保存 ●調理器具は十分に洗浄・熱湯消毒・乾燥
セレウス菌	●米・小麦を原料とした料理（チャーハン・パスタ…）	●芽胞を形成 ●加熱に強い（90℃60分で死滅せず） ●産生される毒素→121℃90分でも失活しない	●作り置きしない ●調理後は8℃以下・55℃以上で保存
ノロウイルス	●汚染された食品・二枚貝 ●汚染された調理器具・感染者からの二次汚染 ●汚染された水道水・井戸水…	●冬季に流行 ●ヒトの腸管内のみで増殖 ●感染力が強い・エタノールで不活化されにくい	●食品の加熱調理→85〜90℃90秒以上の加熱 ●徹底した手洗い→洗う・拭く・消毒する ●調理従事者の健康管理→うがい・手洗い ●調理器具・環境の洗浄→200ppm次亜塩素酸ナトリウムでの消毒・熱湯で1分間以上加熱

また、学校や家庭菜園などで栽培されたジャガイモを喫食したことによる**ソラニン類食中毒**が毎年報告されている。吐き気、腹痛などの症状を発症する植物性の自然毒食中毒で、ジャガイモの芽や皮の緑色の部分に天然毒素のソラニンやチャコニンが多く含まれているため、食中毒を防止するための対策の周知徹底について、学校関係者に対し、厚生労働省よる通知が発出されている（**表 5-14**）。

表5-14 ジャガイモの喫食によるソラニン類食中毒への対策

1. 小学校内や家庭菜園等で栽培された未成熟で小さいジャガイモは、全体にソラニン類が多く含まれていることもあるため喫食しないこと。
2. ジャガイモの芽や日光に当たって緑化した部分はソラニン類が多く含まれるため、これらの部分を十分に取り除き、調理を行うこと。
3. ジャガイモは、日光が当たる場所を避け、冷暗所に保管すること。

（資料：厚生労働省 医薬食品局食品安全部監視安全課長通知 2009（平成 21）年 8 月 10 日）

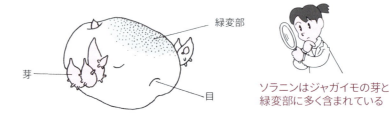

ソラニンはジャガイモの芽と緑変部に多く含まれている

❷ 食中毒の予防

食中毒には、細菌を原因とするものが多い。食中毒を予防するための三原則は、「菌をつけない」「菌を増やさない」「菌を殺す」である。

菌をつけない - 清潔 -

食材は新鮮なものを使用し、十分に洗浄する。給食施設・設備は清潔に保ち、「汚染作業区域」、「非汚染作業区域」を明確に区分し、作業動線は多方向に入り乱れないよう、一方通行（ワンウェイ）を基本とする。

二次汚染＊を防止するため、調理器具は食材別だけでなく、作業工程の用途別でも分別する。使用した調理機器・器具及び食器類は、確実に洗浄・消毒・乾燥する。

食中毒菌によって、食材が汚染されないよう、調理従事者は作業を開始する際や作業を変更するごとに、手指の手洗い・消毒を励行する。また、食材に直接触れる際には、必ず衛生手袋を着用する。

＊ **二次汚染**：食中毒の原因物質（細菌・ウイルスなど）に汚染された手指、調理器具などから食材や調理済み食品に細菌などが付着すること。

菌を増やさない - 温度管理 -

　食中毒菌の増殖には、栄養・水分・温度・時間が関わっている。細菌にとっての栄養源を絶つためには、人だけでなく、食材、調理施設・器具類の清潔を保つ。食材の購入は計画的に行い、「先入れ先出し」＊を励行する。

> ＊ **先入れ先出し**：先に購入したものから使用することを原則とする。保管の際は期限表示の短いものを手前に置き、手前から取り出して、使用すること。

　細菌の発育温度帯（20～50℃）をできるだけ避けて、低温域もしくは高温域にて食材を管理する。調理は時間をかけず、迅速に行い、できる限り喫食までの時間を短くする。原材料だけでなく、調理済み食品の温度管理にも注意する。

　給食施設は室温や湿度が高くなりやすいため、施設や機器の温度管理を徹底する。

菌を殺す - 加熱・消毒 -

　食材を加熱することで、細菌を死滅させる。加熱する場合は、食材の中心部にまで十分に熱が達していることが重要であり、中心温度が75℃以上1分以上加熱されているかを、中心温度計などで確認して記録、保管する（ノロウイルスは85～90℃以上90秒以上加熱）。

　食材を加熱せずに生食する場合は、次亜塩素酸ナトリウムなどの薬剤による食材の洗浄・消毒を行う。

　調理従事者の手洗いには、逆性石鹸やエタノール製剤などによる洗浄・殺菌を行い、調理器具類にはエタノール製剤や塩素系・酵素系除菌漂白剤などを使用して、食中毒菌を殺菌する。

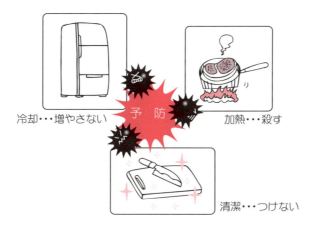

❸ 食中毒発生時の対応

　万が一、食中毒が発生した場合、給食管理責任者は発生状況を把握し、速やかに保健所に届け出なければならない。食中毒の広域への拡大を防止し、原因を究明しなければならない（**表5-15**）。初期対応が重要であるため、管理栄養士・栄養士として、迅速に対応できるための対処法を十分に認識しておく必要がある。

表5-15 食中毒発生時の対処法

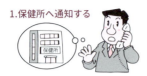

1. 保健所へ通知する

食中毒の発生状況について、速やかに所轄の保健所に届け出る（食中毒患者を検診した医師は、保健所に届け出なければならない）。

4. 給食従事者の健康状態を把握し報告する

給食従事者の健康状態を確認し、検便の実施状況及び結果を保健所へ報告する。同様の症状がみられた場合は、速やかに就業を停止し、検診・検便を実施する。

2. 患者の状況を把握する

食中毒患者の数、発病状況、症状（初期症状、下痢状況及び回数、嘔吐回数及び症状の程度）、喫食状況を調査する。

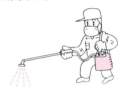

5. 施設の消毒をする

3. 保存食、献立表、納入状況、提供時間などの記録を提出する

汚染経路を解明するため、保存食、献立表、食材の納入業者一覧表、検収記録簿、温度管理表、調理作業工程表、調理担当者表などを提出する。また、食材の保管状況、調理・供食時刻についても報告し、食材入手から食事提供（喫食）までの全過程を調査して、食中毒発生の原因を究明する。

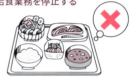

6. 給食業務を停止する

保健所からの指示があるまで、業務は一時停止とする

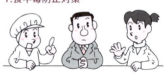

7. 食中毒防止対策

食中毒発生の原因を究明し、安全な給食を提供するための改善策を講じる。

（2）異物混入

　調理室内の業務は、限られた時間内でいかに安全で安心できるものを提供できるかが重要である。そのためには調理従事者１人ひとりが安全・衛生意識を持ち、そのことにおける責任感が根付いていなければならない。食材の管理については、異物混入の危険性があることを調理従事者全員が理解した上で、食品の取扱いには十分気を付けることが大切である。調理室内にその危険性があるものは持ち込まないなどの注意も必要である。下記に過去の事例と対策をまとめた。

異物混入事例

❶ キャベツの洗浄後、切込みを行っているときに虫の混入に気が付いた。
　対策　キャベツなどの葉物野菜の洗浄時は葉の中まで確認できるように4つ割りなどに切って洗浄し、目視の確認を行う。

❷ いつものように個人衛生チェックを行い、調理業務を行おうとしたら、ピアスを装着したままであることを指摘された。
　対策　個人衛生チェック後、責任者に報告し確認してもらうことを徹底する。

❸ 鍋が焦げ付いていたので金たわしを使用し、そのあと金ザルも金たわしで洗ったところ、ザルに金たわしの銅がザルに付着した。
　対策　金たわしの使用は避ける。

❹ 調理室内の棚に作業書類をクリップにまとめて置いていたところ、落下し調理台の食材の上に落ちてしまった。
　対策　調理室内に事務用品を持ち込まない。

❺ 輪ゴムを備品として調理内に置いていたが、野菜の中に輪ゴムが入っていることに気が付いた。
　対策　輪ゴムを調理室内に置かない。

❻ ビニール袋に入った豚肉のこま切れを、鍋に入れるとき、手で破き入れたため、鍋の中にビニール片が入ってしまった。
　対策　肉などは専用容器に入れる。また、ビニールに入った食材を容器に移す時も、ハサミを使用し、切り離さずビニール片が残っていることが確認できるようにしておく。

調理室内は常に整理整頓を保ち、不用品の持ち込みは避ける。また、事務用品なども異物混入の恐れがあるので、置かないほうが望ましい。調理従事者においても、清潔を保ち、アクセサリーなどうっかりつけたまま入ることのないよう指導を徹底する。けがをした場合は必ず報告をさせ化膿創があった場合は、調理に従事させない。食品の管理においても、検収を行った後の管理も食品の異物混入がないかなど目視の徹底を行うことが必要である（**表5-16**）。

表5-16 異物になる危険性のあるもの（例）

食品	虫、砂、カビ、ビニール片、石
人	髪の毛、※アクセサリー、創テープ、指サック
什器、機器	金たわし、金属片、釘、木屑、たわし
事務用品	ホッチキス、クリップ、紙
その他	輪ゴム、段ボール留め金

※アクセサリーの装着は禁止されているが、うっかりつけたままで気が付かなかったなどの事例はあるので十分気を付ける必要がある。

（3）誤配膳

　誤配膳のリスク対策として、アレルギーの有無の確認などを実施した上で、調理従事者などが二重、三重のチェックを行うことが必要である。また、高齢者施設での食事提供の課題の１つに複雑な食事形態があげられる。高齢者の食事対応は、個人の病態に合わせるだけではなく、特殊食器やアレルギー対応、加えて個人の要望にできるだけ応えることが主流となっているため、対応が煩雑で多様な食事形態になってきていることが誤配膳の原因にあげられる。誤配膳を防ぐためには、個別に状態を把握し、食札（図5-9）に色分けするなどして誰が見ても判断できるよう工夫する必要がある。

例❶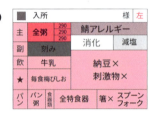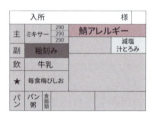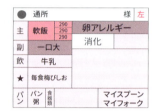

① 早出し（7時25分）の場合のみ 緑■ で印
② 主食の色分け（全粥：赤、軟飯：オレンジ、常食・ミキサー：白）と朝・昼・夕の主食のg数量
③ 副食の色分け（刻み：青、粗刻み：緑、一口大：黄）
④ 飲み物（朝食）記入欄
⑤ その他の食事対応記入欄
⑥ パン食の場合の対応記入
⑦ 左利きの場合、赤文字で記入
⑧ アレルギーの場合、黄色で塗りつぶし
⑨ 消化に悪いもの禁止の場合は白地に青文字、減塩の場合は薄ブルーで塗りつぶし
⑩ 個別対応の禁止食品（アレルギー以外）
⑪ 食器対応記入例
⑫ 食札全体の色分け（糖尿病：ピンク、脂質異常症：グリーン、カリウム制限：ベージュ）

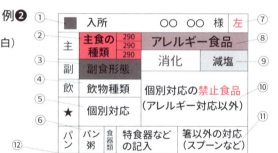

図5-9　食札

　表5-17は、高齢者施設の食事形態表である。利用者各人の食事形態を一覧にまとめた上で、配膳時の食札（食事提供時のトレイにのせる札、図5-9）を色分けするなどして、だれが見ても一目でわかるように工夫することで誤配膳を防ぐことが必要である。

表5-17 高齢者施設の入所者の食事形態配膳一覧表（例）

No	お名前	副食	主食(朝・昼・夕別g数)	食種	減塩・汁トロミ	飲物	早出し	個人対応 禁止	パン	特殊対応	消化	特食器	箸・スプーン類	左利き	アレルギー
1		粗刻み	軟飯 240g/190g/190g	一般	汁トロミ	牛乳			禁止	果物のみ一口大			スプーン		
2		刻み	軟飯 240g/190g/190g	一般	汁トロミ	ヨーグルト	■		禁止	1日1回麺類付ける			スプーン 箸×		青魚
3		一口大	ご飯 140g/100g/100g	一般		リンゴジュース		牛乳×ひじき×チーズ×青魚×					スプーン		
4		一口大	軟飯 240g/190g/190g	一般		牛乳				肉刻み			スプーン		
5		常食	軟飯 240g/190g/190g	一般		牛乳	■	納豆×	禁止				スプーン		
6		常食	ご飯(朝パン) パン140g/140g	一般		牛乳				副食2/3の量	消化	汁特食器・空の小鉢特食器を付ける	スプーン 箸×		青魚
7		粗刻み	全粥 390g/390g/390g	粥		ヤクルト		納豆×	禁止				スプーン		
8		刻み	全粥 190g/190g/190g	粥		牛乳	■			副食2/3の量	消化	汁特食器・空の小鉢特食器を付ける	スプーン 箸×		
9		一口大	軟飯 290g/190g/190g	一般		リンゴジュース		温泉卵×乳・乳製品×生魚×					スプーン		

（4）食物アレルギー対応

　飽食の時代において食物アレルギー対応の小児アレルギーの増加による対応が必要になってきている。2012（平成24）年、食物アレルギーを有する児童が、学校給食終了後にアナフィラキシーショックの疑いで亡くなるという事故が発生した。こうした事故を二度と起こさないよう、「**学校給食における食物アレルギー対応指針**」が2015（平成27）年に文部科学省から、「**保育所におけるアレルギー対応ガイドライン**」が2019（平成31）年に厚生労働省から出され、食物アレルギー対応に関する危機管理が示されている。

　食物アレルギー対応の基本は、献立表や加工食品の原材料表を確認することである。

　学校や保育所では、原因食物を「完全除去」するか否か（原因食物を一切提供しないか、ほかの児童・生徒と同じ給食を提供するか）の二者択一を原則としている。

　また、食物アレルギー対応の考え方は、安全性の高い給食提供が求められるため、完全除去による除去食または代替食が推奨されている。

❶ 学校給食における食物アレルギー対応について

対応の大原則として、食物アレルギーを有する児童生徒にも、給食を提供し、安全性を最優先とする。安全性確保のため、原因物質の完全除去対応（提供するかしないか）を原則とする。学校及び調理場の施設設備、人員などを鑑み無理な（過度に複雑な）対応は行わない。食物アレルギー対応委員会などにより組織的に行う。「学校のアレルギー疾患に対する取組みガイドライン」に基づき、医師の診断による**学校生活管理指導表**の提出を必須とする、など掲げられている（第1章 図1-8 参照）。

表5-18 は、2015（平成27）年3月に文部科学省から提出された学校給食における食物アレルギー対応指針である。

表5-18　学校給食における食物アレルギー対応指針

学校給食における食物アレルギー対応指針	□ 設置の趣旨・委員構成 □ 給食対応の基本方針の決定 □ 面談における確認事項 □ 対応の決定と周知 □ 事故及びヒヤリハットの情報共有と改善策の検討 □ 委員会の年間計画
対応申請の確認から対応開始まで	□ 対応申請の確認（申請時期と食物アレルギー対応の説明と調査） □ 対応開始前の面談の実施 □ 面談調書・個別の取組プラン案の作成 □ 調理場における対応実施の決定 □ 個別の取組プランの情報の共有 □ 教育委員会等における対応内容の把握 □ 対応の開始 □ 評価・見直し・個別指導
献立の作成と検討	□ 献立作成における食物アレルギー対応基本方針の作成 □ 安全性の確保を目的とした学校給食提供の考え方 □ 食品選定のための委員会との連携 □ 実施献立の共有 □ 問題への対応を報告する体制の整備
給食提供、体制づくり	□ 食物アレルギー対応を行う児童生徒の情報共有（単独調理場と共同調理場） □ 調理器具、食材の管理 □ 調理担当者の区別化 □ 調理作業の区別化 □ 確認作業の方法、タイミング □ 調理場における対応の評価
給食提供、調理作業	□ 実施献立・調理手順等の確認 □ 対応食の調理手順 □ 調理済みの食品管理 □ 適時チェック作業 □ 実施における問題の報告 □ 児童生徒や保護者との連携
教室での対応	□ 給食の時間における配慮 □ 食材・食物を扱う活動 □ 食物アレルギーを有する児童生徒及び学級での指導 □ 実施における問題の報告 □ 緊急時対応の確認

（資料：文部科学省、学校給食における食物アレルギー対応指針 平成27年3月）

❷ 関係各所との連携

医療機関との連携

医療関係者との連携は、学校関係者と医療関係者双方にとって、ガイドラインや学校生活管理指導の適切な運用に向けて重要であることから、都道府県・市区町村教育委員会などや学校は、医療関係者との適切な連携体制を構築する必要がある。また、連携事項の例として、疾病やエピペンの取扱いについて各種研修会などへの協力体制や、アレルギー専門医などへのアクセス情報の整備が必要である。

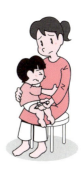

消防機関との連携

消防機関との連携は、緊急時に適切な対応をするために重要である。また、連携事項の例としてエピペン保持者に関する情報共有や緊急時対応に関する情報共有、相談や指導助言、緊急時蘇生法の指導や AED 実習などへの協力などがある。

2 危機管理対策；インシデント、アクシデント管理の意義

危機管理とは、起こり得る危機を予測・分析し、危機が発生した場合、的確な対応策などを作成して、危機を回避、もしくは、被害を最小とするための管理を指す。給食施設では、食中毒、異物混入などに衛生管理に関係する事故や、火災、地震などの災害への対策や訓練、災害時のマニュアルの作成など、万が一の事故に備えるために、危機管理体制を整えておく必要がある。また、**インシデント・アクシデントレポート**として報告された事例の分析を行い、事故の発生要因を検討し、予防策をたて、事故をできる限り発生させないよう努める。

(1) インシデント管理

インシデントとは、事故を未然に防ぐことができたものの、いわゆる"ヒヤリ"としたり、"ハット"したりした出来事のことである。言い換えると、アクシデントに至る危険性はあったが、実際には事故に至らなかった事例である。一方、アクシデントとは、予測しない事故、予定外のことが行われた事例である。**インシデント管理（ヒヤリハット*管理）**の考え方は、大事故が起こるには、軽度の事故が複数存在し、さらに多数のインシデントが潜んでいるというものであり、できる限り、不安要素をなくすことにより、重大事故の発生を低減することができ、給食施設においても、衛生管理に関する事故の防止対策として、導入されている。

> * ヒヤリハット
> ハインリッヒの「1：29：300」の法則を指す。「1件の重大事故（死亡・重傷）が発生する背景には、29件の軽症事故と300件のヒヤリハットがある」という警告。

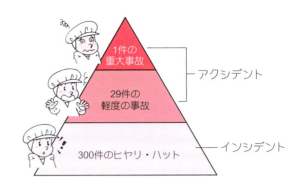

● インシデント・アクシデントレポート

　事故やインシデントに対して個人の責任を追及するのではなく、インシデントが起こった原因を分析・把握し、問題点を解決して、欠陥を補正し、同じ事故をくり返さないことが大切である。インシデント事例から、危機管理のポイントを具体的にみることができるため、調理従事者の意識向上に繋がる。

1. 事故や事故に繋がる事例を体験した場合は、レポートを提出する（表5-19）。
2. 事故の事実のみを簡潔に報告する。
3. インシデントレポートの目的についてまとめる。
4. インシデントレポートは、インシデント（誤った作業や、ミスにつながるできごと）を把握、分析する報告書である。
5. インシデントレポートを実施する目的は、事故を未然に防ぐことや再発防止である。インシデントが発生した根本的な原因を施設全体に共有することは対策を講じる上でも重要である。
6. レポートにまとめることで、発生状況や原因を、主観ではなく客観的に理解することができる。インシデントを起こしてしまった際は、今後の改善、対策を考えていくことがなにより大切である。
7. 事故が起こってしまった場合は、「インシデント」ではなく「アクシデント」となるため、事故が起きた場合は、アクシデントリポートを作成する必要がある。
8. アクシデントの場合もレポートにまとめ、今後の改善、対策を考えていくことはいうまでもなく、とても大切なことである。

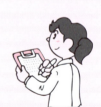

表5-19 インシデントレポートの例

内　容	夕食の誤配膳		
発生日時	2024年6月20日 18時02分		
利用者情報	年齢75歳　男性	発見者	報告者本人
発生場所	3F　305号室	報告者	常勤管理栄養士　勤続1年
事案の具体的内容	鯖アレルギーの利用者に塩鯖が主菜でトレイが準備されていた。鯖を白身魚に変えてムニエルとして、提供するようにし、利用者にはすぐにお詫び連絡をし、承諾を得た。結果15分遅れの提供となったが、利用者は特に怒った様子ではなかった。		
事案の発生の経過	常勤の管理栄養士が、利用者への配膳直前の配膳車の確認を行った際に発見した。すぐに厨房に連絡し、代替食品の確認をおこなったところ、白身魚の料理で対応できるとのことであった。昨日入所された利用者の情報共有が上手くできておらず、鯖アレルギーであることが周知されていなかった。		
事案の対応	調理員がたまたまベテランスタッフだったため、機転を利かせ対応することができたが、食事間違いの中でも食事アレルギーの対応ミスは重大なアクシデントになりかねないので、すぐに管理栄養士と調理員で話し合い、新しく食札を作った。		
今後の対策	新しく入所した利用者の情報共有を迅速に行い、（朝礼、昼礼などで伝え紙面に残すなど）、食札もアレルギーや減塩、脂質制限など色分けし一目で分かるようにした。また、食札と配膳があっているのか確認を複数人ですることも引き続き徹底させる。		
その他	利用者の状態は良好であったが、改めて今回のお待たせしてしまった事をお詫びした。		

3 災害時の給食の役割と対策の意義

　災害は給食施設と給食業務に甚大な被害をもたらす可能性がある。そのような状況下においても管理栄養士・栄養士は、入院患者や高齢者施設入居者に対する食事の供給を中止することができない。食事は栄養補給や治療の一環であり、災害時における給食は、「食」を介して被災者の「生命」を支える役割を担う。したがって、災害時においても給食の提供が継続できるよう、万一に備えて日頃からの準備や対策が必要である。以下に、給食施設における災害時対策を示す。

(1) 平常時の対策

❶ 災害対応マニュアルの作成・周知及び災害発生を想定した訓練の実施

　代表的なマニュアルの内容を以下に示す。
　マニュアルは、**ライフライン**（水、ガス、電気、通信設備、物流など）が遮断された場合を想定して作成する必要があり、対策計画は、フェイズ0（発生から24時間以内）、フェイズ1（72時間以内）、フェイズ2（4日目〜1カ月）、フェイズ3（1カ月以降）に分けて立てる。マニュアルを有効に利用するためにも、マニュアルを活用した災害想定訓練を繰り返し実施し、定期的に内容を見直すことが重要である。

- 災害発生時の対応チェックリスト、フローチャート
- 緊急時の仕事分担を示した関係職員の緊急連絡網
- 避難経路（施設内外）
- 災害発生時の対応体制図
- 非常食及び非常用食器、器具（使い捨て）リスト
- 水源マップ
- 衛生管理のポイント、支援物資の管理方法
- 災害時の献立
- 外部との連携体制及び連絡先
- 災害時対応の記録方法（チェックリストなど）
- （該当がある場合）避難場所施設利用に関する協定書

また、施設が近隣住民の避難所となるケースを想定し、日本栄養士会の情報「【JDA-DAT】災害支援活動に係る情報や資料・様式等の関連リンク」などをもとに、平常時から対応を検討しておく（図5-10）。感染症などの集団発生を回避するために、避難者にはマスク、体温計、消毒薬、上履き（スリッパ、靴下など）、ゴミ袋の持参を促し、受付では発熱、咳など、避難者の健康状態を確認する。これらの避難所における感染症対策情報は内閣府のWEBサイトで公開されている（https://www.bousai.go.jp/tsuchi.html）。

フェイズ		フェイズ0	フェイズ1	フェイズ2	フェイズ3
		震災発生から24時間以内	72時間以内	4日目～1か月	1か月以降
栄養補給		高エネルギー食品の提供 →		たんぱく質不足への対応 → ビタミン、ミネラルの不足への対応 →	
被災者への対応		主食（パン類、おにぎり）を中心 水分補給 ※代替食の検討 ・乳児院 ・高齢者（嚥下困難など） ・食事制限のある慢性疾患患者 　糖尿病、腎臓病、心臓病 　肝臓病、高血圧、アレルギー	炊き出し → 巡回栄養相談 →	弁当支給 → 栄養教育（食事づくりの指導など） → 仮設住宅入居前・入居後 被災住宅入居後	
場所	炊き出し	避難所	避難所、給食施設	避難所、給食施設	避難所、給食施設
	栄養相談		避難所、被災住宅	避難所、被災住宅	避難所、被災住宅、仮設住宅

図5-10 災害時の食事や栄養補給活動のながれ
（資料：国立健康・栄養研究所、日本栄養士会「災害時の栄養・食生活支援マニュアル」）

❷ 備蓄の管理

　被災者の特性（乳幼児、高齢者、慢性疾患、食物アレルギー、宗教上の禁止食品などの要配慮者など）や施設の条件に合わせ、施設利用者だけでなく職員や近隣住民の受け入れも想定し、3～7日分程度の食料（非常食）、飲料水、使い捨て食器・器具、ラップ、耐熱袋、消毒用アルコール、熱源（自家発電装置、ガスボンベ）などを備蓄しておく。形態調整食提供の想定も必要である。そのままの状態で食べることが可能な食品を用意することが重要である。

　備蓄品の保管場所は、非常時においても取り出しやすく、担当者以外の職員にもわかるように保管しておく。また、備蓄品は保存期限を把握し、毎年１回は災害食の日を設けるなどして計画的に更新する。

❸ 外部との連携体制整備

　市町村災害対策本部、ボランティアセンター、保健所、系列施設、近隣施設などの連絡先リストを作成し、明確にしておく。施設により支援物資の到着時期、被災状況がさまざまであり、近隣施設だけでなく、各地区の施設との連携体制も大切ある。また、**代行保証制度**（何らかの事故が生じ給食の提供が困難となった場合に、給食業務全般または一部を代行する制度）などの保証サービスを導入しておく。

（2）災害発生時の対策

❶ 給食提供時に必要な資源の確認と状況把握

- 利用者、施設職員、委託職員の安否（人数と状態）確認及び職員招集
- ライフラインの確認（水道水の濁り・断水、停電、ガス供給、物流・交通網）
- 備蓄品の状況
- 施設や調理設備の被害状況及び安全確認（ガスボンベの転倒、異臭有無など）
- 食事の提供ルート（通路）の確認
- 電話、FAX、パソコンなどの通信設備の確認
- 市町村災害対策本部の設置状況の確認

❷ 施設の災害対策本部への報告

- 施設職員、委託職員の状態
- 設備の状態
- 可能な給食提供の質、量
- 応援要請（人的支援、食材料、物品の支援）の是非

❸ 食事の提供

- マニュアルを参考に使用可能な資源を用いて提供可能な献立を作成する
（飲み込みやすさを含めた嗜好性に配慮した献立を心がける）
- 震災の場合は余震などのリスクがあるため、エレベーターの使用は極力控え、いつでも避難できるよう注意を払う
- 利用者への心理的負担を軽減するため、通常の食事提供の早期開始に努める
- 食中毒予防のため、利用者に対しても食事の前の手洗いやアルコール消毒、原則として提供後2時間以内の喫食を周知する

4 災害時のための貯蔵と献立

　前述のとおり被災状況は同じ市町村でも各施設で大きく異なるが、災害時の対策は最悪の場合を想定して検討する必要がある。ライフラインがすべて遮断した場合や多くの支援物資が届いた場合の備蓄品管理も視野に入れて対策を考える必要がある。

(1) 貯蔵

　1日3食を提供する施設においては、少なくとも3日間程度（フェイズ1まで）の食事提供ができるように計画する必要がある。備蓄食品は、常温で長期間保存が可能な、個別包装されたものが適している。備蓄量においては、前述の「【JDA-DAT】災害支援活動に係る情報や資料・様式等の関連リンク」に掲載されている「大規模災害時に備えた栄養に配慮した食料備蓄量の算出のための簡易シミュレーター」などを参考に検討する。備蓄食品の貯蔵ポイントを以下に示す。

- ライフラインがすべて遮断した場合、調理室が使用できない場合を想定し、水、電気、ガスを使用せずに提供できるもの（缶詰パン、缶詰、瓶詰、レトルト食品）を備蓄する
- 利用者の特性（乳幼児、高齢者、慢性疾患、食物アレルギー、宗教上の禁止食品などの要配慮者など）に対応できる形態調整果実、形態調整惣菜缶などを備蓄する
- 消費期限が過ぎないように、年に数回の災害訓練時に備蓄食品を使用した災害給食を提供する
- 備蓄食品の貯蔵庫は多くの支援物資が届くことを想定してスペースを確保し、担当者以外でも視覚的に物資が把握できるように整理する

(2) 献立

ライフラインがすべて遮断した場合の献立例を**表 5-20** に示す。災害直後は炭水化物の多い食品の提供に偏る傾向があり、たんぱく質やミネラル、ビタミンが不足しやすい。災害時においても主食・主菜・副菜がそろった献立が望ましいが、熱源、水が使用できない場合は、使用できる備蓄食品も限定される。また、災害時は、生活用水の確保に時間を要し献立を立てる時間も短い可能性がある。したがって、災害対応マニュアルにさまざまな場面を想定した献立を記載しておくことが重要である。

表5-20 ライフラインがすべて遮断した場合の献立例

区 分	食事回数	備蓄食品
一般食	1 食目	パン（缶）、ソーセージ（缶）、ミネストローネ（缶）、ロングライフミルク（紙パック）、フルーツ（缶）
	2 食目	白粥（缶）、のり（パック）、さばみそ煮（缶）、肉大和煮（缶）、野菜ジュース（缶）、フルーツ（缶）
	3 食目	白粥（缶）、やきとり（缶）、クラムチャウダー（缶）、緑茶（缶）、フルーツ（缶）
	間 食	栄養補助ゼリー、せんべい、ミネラルウォーター

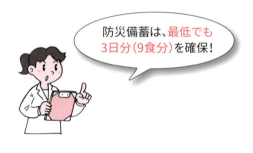

防災備蓄は、最低でも3日分（9食分）を確保！

熊本地震

　2016年の熊本地震は、4月14日に最大震度7、2日後の4月16日に最大震度6強を観測し、避難所数はフェイズ0の4月16日時点で855カ所、避難者数は183,882人となった。熊本地震の管理栄養士業務と住人サービスに及ぼした影響を調査した結果、電気、生活用品は地震直後（4/14～16）から使用可能だった施設はおよそ7割である一方、水は4割未満であり、4/19の段階でおよそ5割の施設が水の使用が不可能だった。水の不足は、地震後の管理栄養士・栄養士業務への影響が大きく、水を確保するために水汲みや他県への買い出しを実施した施設も散見された。災害時において不衛生と汚染水の使用によって健康問題が生じることから、断水の復旧後も衛生上、水質検査の早期実施が必要であると考えられた。

　対象施設のおよそ6割が入院患者（入居者）数20～99人規模の施設であり、およそ5割が1施設に常勤管理栄養士数1人の配置だった。災害時に専門職として冷静に対応できるよう、災害時にいずれの職種も活用することができるマニュアルを作成するとともに、マニュアルを活用した災害に関する研修会、訓練を定期的に実施する必要がある。

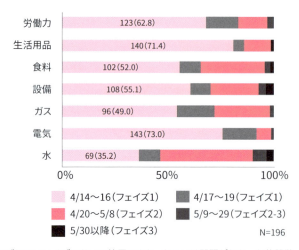

図の数値は、それぞれのフェイズにおいて使用できた、あるいは問題がなかった施設数（割合）を示す。

図5-11 地震後の施設状況

資料：南ら「熊本地震後の管理栄養士・栄養士活動に関する調査研究結果報告」
熊本県栄養士会「熊本地震における支援活動記録」）

第5章 ○×問題

1. 検収は、準清潔作業区域で行う。
2. フードカッターは、80℃で5分間以上の加熱で殺菌する。
3. 施設設備の衛生管理として、使用水の遊離残留塩素を0.1 mg/L以上とする。
4. 手指に化膿創がある調理従事者は、手袋を着用して調理作業に従事する。
5. 保存食を採取の際、出来上がりの料理は、配膳後の状態のものとする。
6. 厨房のドライシステム化により、主調理室の湿度が低下する。
7. 排水中の油分を除去するためには、グレーチングを設置する。
8. ノロウイルスによる食中毒が多く発生する時期は、夏季である。
9. 調理室の清掃中、床に髪の毛を発見したのは、インシデントである。
10. 災害時の備蓄食品として、常温保存可能な食品を購入する。

※解答は巻末資料に。

巻末資料

1 健康増進法（抜粋）

(平成 14 年 8 月 2 日法律第 103 号)
(最終改正：平成 30 年 7 月 25 日法律第 78 号)

第 5 章　特定給食施設等

第 1 節　特定給食施設における栄養管理

(特定給食施設の届出)

第 20 条　特定給食施設（特定かつ多数の者に対して継続的に食事を供給する施設のうち栄養管理が必要なものとして厚生労働省令で定めるものをいう。以下同じ。）を設置した者は、その事業の開始の日から 1 月以内に、その施設の所在地の都道府県知事に、厚生労働省令で定める事項を届け出なければならない。

②　前項の規定による届出をした者は、同項の厚生労働省令で定める事項に変更を生じたときは、変更の日から 1 月以内に、その旨を当該都道府県知事に届け出なければならない。その事業を休止し、又は廃止したときも、同様とする。

(特定給食施設における栄養管理)

第 21 条　特定給食施設であって特別の栄養管理が必要なものとして厚生労働省令で定めるところにより都道府県知事が指定するものの設置者は、当該特定給食施設に管理栄養士を置かなければならない。

②　前項に規定する特定給食施設以外の特定給食施設の設置者は、厚生労働省令で定めるところにより、当該特定給食施設に栄養士又は管理栄養士を置くように努めなければならない。

③　特定給食施設の設置者は、前 2 項に定めるもののほか、厚生労働省令で定める基準に従って、適切な栄養管理を行わなければならない。

(指導及び助言)

第 22 条　都道府県知事は、特定給食施設の設置者に対し、前条第 1 項又は第 3 項の規定による栄養管理の実施を確保するため必要があると認めるときは、当該栄養管理の実施に関し必要な指導及び助言をすることができる。

(勧告及び命令)

第 23 条　都道府県知事は、第 21 条第 1 項の規定に違反して管理栄養士を置かず、若しくは同条第 3 項の規定に違反して適切な栄養管理を行わず、又は正当な理由がなくて前条の栄養管理をしない特定給食施設の設置者があるときは、当該特定給食施設の設置者に対し、管理栄養士を置き、又は適切な栄養管理を行うよう勧告をすることができる。

② 都道府県知事は、前項に規定する勧告を受けた特定給食施設の設置者が、正当な理由がなくてその勧告に係る措置をとらなかったときは、当該特定給食施設の設置者に対し、その勧告に係る措置をとるべきことを命ずることができる。

(立入検査等)

第 24 条 都道府県知事は、第 21 条第 1 項又は第 3 項の規定による栄養管理の実施を確保するため必要があると認めるときは、特定給食施設の設置者若しくは管理者に対し、その業務に関し報告をさせ、又は栄養指導員に、当該施設に立ち入り、業務の状況若しくは帳簿、書類その他の物件を検査させ、若しくは関係者に質問させることができる。

② 前項の規定により立入検査又は質問をする栄養指導員は、その身分を示す証明書を携帯し、関係者に提示しなければならない。

③ 第 1 項の規定による権限は、犯罪捜査のために認められたものと解釈してはならない。

2 健康増進法施行規則（抜粋）

（平成 15 年 4 月 30 日厚生労働省令第 86 号）
（最終改正：平成 31 年 2 月 22 日厚生労働省令第 17 号）

　健康増進法（平成 14 年法律第 103 号）第 11 条第 1 項、第 12 条第 2 項、第 15 条、第 20 条第 1 項、第 21 条、第 26 条第 1 項、同条第 2 項及び第 5 項（第 29 条第 2 項において準用する場合を含む。）並びに第 31 条第 1 項並びに第 2 項第 2 号及び第 3 号の規定に基づき、並びに同法を実施するため、健康増進法施行規則を次のように定める。

（国民健康・栄養調査の調査事項）

第 1 条　健康増進法（平成 14 年法律第 103 号。以下「法」という。）第 10 条第 1 項に規定する国民健康・栄養調査は、身体状況、栄養摂取状況及び生活習慣の調査とする。

② 前項に規定する身体状況の調査は、国民健康・栄養調査に関する事務に従事する公務員又は国民健康・栄養調査員（以下「調査従事者」という。）が、次に掲げる事項について測定し、若しくは診断し、その結果を厚生労働大臣の定める調査票に記入すること又は被調査者ごとに、当該調査票を配布し、次に掲げる事項が記入された調査票の提出を受けることによって行う。

　　1　身長
　　2　体重
　　3　血圧
　　4　その他身体状況に関する事項

③ 第一項に規定する栄養摂取状況の調査は、調査従事者が、調査世帯ごとに、厚生労働大臣の定める調査票を配布し、次に掲げる事項が記入された調査票の提出を受けることによって行う。

　　1　世帯及び世帯員の状況
　　2　食事の状況
　　3　食事の料理名並びに食品の名称及びその摂取量
　　4　その他栄養摂取状況に関する事項

④ 第一項に規定する生活習慣の調査は、調査従事者が、被調査者ごとに、厚生労働大臣の定める調査票を配布し、次に掲げる事項が記入された調査票の提出を受けることによって行う。

　　1　食習慣の状況
　　2　運動習慣の状況
　　3　休養習慣の状況
　　4　喫煙習慣の状況
　　5　飲酒習慣の状況
　　6　歯の健康保持習慣の状況
　　7　その他生活習慣の状況に関する事項

（調査世帯の選定）

第2条 法第11条第1項の規定による対象の選定は、無作為抽出法によるものとする。

② 都道府県知事（保健所を設置する市又は特別区にあっては、市長又は区長。以下同じ。）は、法第11条第1項の規定により調査世帯を指定したときは、その旨を当該世帯の世帯主に通知しなければならない。

（国民健康・栄養調査員）

第3条 国民健康・栄養調査員は、医師、管理栄養士、保健師その他の者のうちから、毎年、都道府県知事が任命する。

② 国民健康・栄養調査員は、非常勤とする。

（国民健康・栄養調査員の身分を示す証票）

第4条 国民健康・栄養調査員は、その職務を行う場合には、その身分を示す証票を携行し、かつ、関係者の請求があるときには、これを提示しなければならない。

② 前項に規定する国民健康・栄養調査員の身分を示す証票は、別記様式第1号による。

（市町村による健康増進事業の実施）

第4条の2 法第19条の2の厚生労働省令で定める事業は、次の各号に掲げるものとする。

1 歯周疾患検診
2 骨粗鬆症検診
3 肝炎ウイルス検診
4 40歳以上74歳以下の者であって高齢者の医療の確保に関する法律（昭和57年法律第80号）第20条の特定健康診査の対象とならない者（特定健康診査及び特定保健指導の実施に関する基準第1条第1項の規定に基づき厚生労働大臣が定める者（平成20年厚生労働省告示第3号）に規定する者を除く。次号において「特定健康診査非対象者」という。）及び75歳以上の者であって同法第51条第1号又は第2号に規定する者に対する健康診査
5 特定健康診査非対象者に対する保健指導
6 がん検診

（特定給食施設）

第5条 法第20条第1項の厚生労働省令で定める施設は、継続的に1回100食以上又は1日250食以上の食事を供給する施設とする。

（特定給食施設の届出事項）

第6条 法第20条第1項の厚生労働省令で定める事項は、次のとおりとする。

1 給食施設の名称及び所在地
2 給食施設の設置者の氏名及び住所（法人にあっては、給食施設の設置者の名称、主たる事務所の所在地及び代表者の氏名）

3　給食施設の種類
4　給食の開始日又は開始予定日
5　一日の予定給食数及び各食ごとの予定給食数
6　管理栄養士及び栄養士の員数

(特別の栄養管理が必要な給食施設の指定)
第 7 条　法第 21 条第 1 項の規定により都道府県知事が指定する施設は、次のとおりとする。
1　医学的な管理を必要とする者に食事を供給する特定給食施設であって、継続的に 1 回 300 食以上又は 1 日 750 食以上の食事を供給するもの
2　前号に掲げる特定給食施設以外の管理栄養士による特別な栄養管理を必要とする特定給食施設であって、継続的に 1 回 500 食以上又は 1 日 1,500 食以上の食事を供給するもの

(特定給食施設における栄養士等)
第 8 条　法第 21 条第 2 項の規定により栄養士又は管理栄養士を置くように努めなければならない特定給食施設のうち、1 回 300 食又は 1 日 750 食以上の食事を供給するものの設置者は、当該施設に置かれる栄養士のうち少なくとも 1 人は管理栄養士であるように努めなければならない。

(栄養管理の基準)
第 9 条　法第 21 条第 3 項の厚生労働省令で定める基準は、次のとおりとする。
1　当該特定給食施設を利用して食事の供給を受ける者(以下「利用者」という。)の身体の状況、栄養状態、生活習慣等(以下「身体の状況等」という。)を定期的に把握し、これらに基づき、適当な熱量及び栄養素の量を満たす食事の提供及びその品質管理を行うとともに、これらの評価を行うよう努めること。
2　食事の献立は、身体の状況等のほか、利用者の日常の食事の摂取量、嗜好等に配慮して作成するよう努めること。
3　献立表の掲示並びに熱量及びたんぱく質、脂質、食塩等の主な栄養成分の表示等により、利用者に対して、栄養に関する情報の提供を行うこと。
4　献立表その他必要な帳簿等を適正に作成し、当該施設に備え付けること。
5　衛生の管理については、食品衛生法(昭和 22 年法律第 223 号)その他関係法令の定めるところによること。

(栄養指導員の身分を証す証票)
第 10 条　法第 24 条第 2 項に規定する栄養指導員の身分を示す証明書は、別記様式第 2 号による。

(法第 30 条の 2 第 2 項第 2 号の厚生労働省令で定める栄養素)

第 11 条 法第 30 条の 2 第 2 項第 2 号イの厚生労働省令で定める栄養素は、次のとおりとする。

1 たんぱく質
2 n–6 系脂肪酸及び n–3 系脂肪酸
3 炭水化物及び食物繊維
4 ビタミン A、ビタミン D、ビタミン E、ビタミン K、ビタミン B_1、ビタミン B_2、ナイアシン、ビタミン B_6、ビタミン B_{12}、葉酸、パントテン酸、ビオチン及びビタミン C
5 カリウム、カルシウム、マグネシウム、リン、鉄、亜鉛、銅、マンガン、ヨウ素、セレン、クロム及びモリブデン

② 法第 30 条の 2 第 2 項第 2 号ロの厚生労働省令で定める栄養素は、次のとおりとする。

1 脂質、飽和脂肪酸及びコレステロール
2 糖類（単糖類又は 2 糖類であって、糖アルコールでないものに限る。）
3 ナトリウム

3 大量調理施設衛生管理マニュアル（抜粋）

（平成9年3月24日付け衛食第85号別添）
（最終改正：平成29年6月16日付け生食発0616第1号）

Ⅰ 趣旨

　本マニュアルは、集団給食施設等における食中毒を予防するために、HACCPの概念に基づき、調理過程における重要管理事項として、
　① 原材料受入れ及び下処理段階における管理を徹底すること。
　② 加熱調理食品については、中心部まで十分加熱し、食中毒菌等（ウイルスを含む。以下同じ。）を死滅させること。
　③ 加熱調理後の食品及び非加熱調理食品の二次汚染防止を徹底すること。
　④ 食中毒菌が付着した場合に菌の増殖を防ぐため、原材料及び調理後の食品の温度管理を徹底すること。
等を示したものである。
　集団給食施設等においては、衛生管理体制を確立し、これらの重要管理事項について、点検・記録を行うとともに、必要な改善措置を講じる必要がある。また、これを遵守するため、更なる衛生知識の普及啓発に努める必要がある。
　なお、本マニュアルは同一メニューを1回300食以上又は1日750食以上を提供する調理施設に適用する。

Ⅱ 重要管理事項

1. 原材料の受入れ・下処理段階における管理

(1)　原材料については、品名、仕入元の名称及び所在地、生産者（製造又は加工者を含む。）の名称及び所在地、ロットが確認可能な情報（年月日表示又はロット番号）並びに仕入れ年月日を記録し、1年間保管すること。

(2) 原材料について納入業者が定期的に実施する微生物及び理化学検査の結果を提出させること。その結果については、保健所に相談するなどして、原材料として不適と判断した場合には、納入業者の変更等適切な措置を講じること。検査結果については、1年間保管すること。

(3) 加熱せずに喫食する食品（牛乳、発酵乳、プリン等容器包装に入れられ、かつ、殺菌された食品を除く。）については、乾物や摂取量が少ない食品も含め、製造加工業者の衛生管理の体制について保健所の監視票、食品等事業者の自主管理記録票等により確認するとともに、製造加工業者が従事者の健康状態の確認等ノロウイルス対策を適切に行っているかを確認すること。

(4) 原材料の納入に際しては調理従事者等が必ず立ち合い、検収場で品質、鮮度、品温（納入業

者が運搬の際、別添 1 に従い、適切な温度管理を行っていたかどうかを含む。）、異物の混入等につき、点検を行い、その結果を記録すること。
(5) 原材料の納入に際しては、缶詰、乾物、調味料等常温保存可能なものを除き、食肉類、魚介類、野菜類等の生鮮食品については 1 回で使い切る量を調理当日に仕入れるようにすること。
(6) 野菜及び果物を加熱せずに供する場合には、別添 2 に従い、流水（食品製造用水として用いるもの。以下同じ。）で十分洗浄し、必要に応じて次亜塩素酸ナトリウム等で殺菌した後、流水で十分すすぎ洗いを行うこと。特に高齢者、若齢者及び抵抗力の弱い者を対象とした食事を提供する施設で、加熱せずに供する場合（表皮を除去する場合を除く。）には、殺菌を行うこと。

2. 加熱調理食品の加熱温度管理

加熱調理食品は、別添 2 に従い、中心部温度計を用いるなどにより、中心部が 75℃で 1 分間以上（二枚貝等ノロウイルス汚染のおそれのある食品の場合は 85 〜 90℃で 90 秒間以上）又はこれと同等以上まで加熱されていることを確認するとともに、温度と時間の記録を行うこと。

3. 二次汚染の防止

(1) 調理従事者等（食品の盛付け・配膳等、食品に接触する可能性のある者及び臨時職員を含む。以下同じ。）は、次に定める場合には、別添 2 に従い、必ず流水・石けんによる手洗いによりしっかりと 2 回（その他の時には丁寧に 1 回）手指の洗浄及び消毒を行うこと。なお、使い捨て手袋を使用する場合にも、原則として次に定める場合に交換を行うこと。
　① 作業開始前及び用便後
　② 汚染作業区域から非汚染作業区域に移動する場合
　③ 食品に直接触れる作業にあたる直前
　④ 生の食肉類、魚介類、卵殻等微生物の汚染源となるおそれのある食品等に触れた後、他の食品や器具等に触れる場合
　⑤ 配膳の前
(2) 原材料は、隔壁等で他の場所から区分された専用の保管場に保管設備を設け、食肉類、魚介類、野菜類等、食材の分類ごとに区分して保管すること。この場合、専用の衛生的なふた付き容器に入れ替えるなどにより、原材料の包装の汚染を保管設備に持ち込まないようにするとともに、原材料の相互汚染を防ぐこと。
(3) 下処理は汚染作業区域で確実に行い、非汚染作業区域を汚染しないようにすること。
(4) 包丁、まな板などの器具、容器等は用途別及び食品別（下処理用にあっては、魚介類用、食肉類用、野菜類用の別、調理用にあっては、加熱調理済み食品用、生食野菜用、生食魚介類用の別）にそれぞれ専用のものを用意し、混同しないようにして使用すること。
(5) 器具、容器等の使用後は、別添 2 に従い、全面を流水（飲用適のもの。以下同じ。）で洗浄し、さらに 80℃、5 分間以上又はこれと同等の効果を有する方法で十分殺菌した後、乾燥させ、清潔な保管庫を用いるなどして衛生的に保管すること。

なお、調理場内における器具、容器等の使用後の洗浄・殺菌は、原則として全ての食品が調理場から搬出された後に行うこと。

また、器具、容器等の使用中も必要に応じ、同様の方法で熱湯殺菌を行うなど、衛生的に使用
　　すること。この場合、洗浄水等が飛散しないように行うこと。なお、原材料用に使用した器具、
　　容器等をそのまま調理後の食品用に使用するようなことは、けっして行わないこと。
(6)　まな板、ざる、木製の器具は汚染が残存する可能性が高いので、特に十分な殺菌に留意すること。
　　なお、木製の器具は極力使用を控えることが望ましい。
(7)　フードカッター、野菜切り機等の調理機械は、最低1日1回以上、分解して洗浄・殺菌した後、
　　乾燥させること。
(8)　シンクは原則として用途別に相互汚染しないように設置すること。特に、加熱調理用食材、
　　非加熱調理用食材、器具の洗浄等に用いるシンクを必ず別に設置すること。また、二次汚染を
　　防止するため、洗浄・殺菌し、清潔に保つこと。
(9)　食品並びに移動性の器具及び容器の取り扱いは、床面からの跳ね水等による汚染を防止する
　　ため、床面から60cm以上の場所で行うこと。ただし、跳ね水等からの直接汚染が防止できる
　　食缶等で食品を取り扱う場合には、30cm以上の台にのせて行うこと。
(10)　加熱調理後の食品の冷却、非加熱調理食品の下処理後における調理場等での一時保管等は、
　　他からの二次汚染を防止するため、清潔な場所で行うこと。
(11)　調理終了後の食品は衛生的な容器にふたをして保存し、他からの二次汚染を防止すること。
(12)　使用水は飲用適の水を用いること。また、使用水は、色、濁り、におい、異物のほか、貯水
　　槽を設置している場合や井戸水等を殺菌・ろ過して使用する場合には、遊離残留塩素が0.1mg/L
　　以上であることを始業前及び調理作業終了後に毎日検査し、記録すること。

4. 原材料及び調理済み食品の温度管理

(1)　原材料は、別添1に従い、戸棚、冷凍又は冷蔵設備に適切な温度で保存すること。また、原
　　材料搬入時の時刻、室温及び冷凍又は冷蔵設備内温度を記録すること。
(2)　冷凍又は冷蔵設備から出した原材料は、速やかに下処理、調理を行うこと。非加熱で供され
　　る食品については、下処理後速やかに調理に移行すること。
(3)　調理後直ちに提供される食品以外の食品は、食中毒菌の増殖を抑制するために、10℃以下又
　　は65℃以上で管理することが必要である。
　① 　加熱調理後、食品を冷却する場合には、食中毒菌の発育至適温度帯（約20℃～50℃）の
　　　時間を可能な限り短くするため、冷却機を用いたり、清潔な場所で衛生的な容器に小分けするな
　　　どして、30分以内に中心温度を20℃付近（又は60分以内に中心温度を10℃付近）まで下げ
　　　るよう工夫すること。
　　　　この場合、冷却開始時刻、冷却終了時刻を記録すること。
　② 　調理が終了した食品は速やかに提供できるよう工夫すること。調理終了後30分以内に提供で
　　　きるものについては、調理終了時刻を記録すること。また、調理終了後提供まで30分以上を要
　　　する場合は次のア及びイによること。
　　　ア　温かい状態で提供される食品については、調理終了後速やかに保温食缶等に移し保存する
　　　　こと。この場合、食缶等へ移し替えた時刻を記録すること。
　　　イ　その他の食品については、調理終了後提供まで10℃以下で保存すること。
　　　　この場合、保冷設備への搬入時刻、保冷設備内温度及び保冷設備からの搬出時刻を記録
　　　　すること。

③　配送過程においては保冷又は保温設備のある運搬車を用いるなど、10 ℃以下又は 65 ℃以上の適切な温度管理を行い配送し、配送時刻の記録を行うこと。また、65 ℃以上で提供される食品以外の食品については、保冷設備への搬入時刻及び保冷設備内温度の記録を行うこと。

④　共同調理施設等で調理された食品を受け入れ、提供する施設においても、温かい状態で提供される食品以外の食品であって、提供まで 30 分以上を要する場合は提供まで 10℃以下で保存すること。

この場合、保冷設備への搬入時刻、保冷設備内温度及び保冷設備からの搬出時刻を記録すること。

(4) 調理後の食品は、調理終了後から 2 時間以内に喫食することが望ましい。

5. その他
(1) 施設設備の構造

①　隔壁等により、汚水溜、動物飼育場、廃棄物集積場等不潔な場所から完全に区別されていること。

②　施設の出入口及び窓は極力閉めておくとともに、外部に開放される部分には網戸、エアカーテン、自動ドア等を設置し、ねずみや昆虫の侵入を防止すること。

③　食品の各調理過程ごとに、汚染作業区域（検収場、原材料の保管場、下処理場）、非汚染作業区域（さらに準清潔作業区域（調理場）と清潔作業区域（放冷・調製場、製品の保管場）に区分される。）を明確に区別すること。なお、各区域を固定し、それぞれを壁で区画する、床面を色別する、境界にテープをはる等により明確に区画することが望ましい。

④　手洗い設備、履き物の消毒設備（履き物の交換が困難な場合に限る。）は、各作業区域の入り口手前に設置すること。

なお、手洗い設備は、感知式の設備等で、コック、ハンドル等を直接手で操作しない構造のものが望ましい。

⑤　器具、容器等は、作業動線を考慮し、予め適切な場所に適切な数を配置しておくこと。

⑥　床面に水を使用する部分にあっては、適当な勾配（100 分の 2 程度）及び排水溝（100 分の 2 から 4 程度の勾配を有するもの）を設けるなど排水が容易に行える構造であること。

⑦　シンク等の排水口は排水が飛散しない構造であること。

⑧　全ての移動性の器具、容器等を衛生的に保管するため、外部から汚染されない構造の保管設備を設けること。

⑨　便所等

ア　便所、休憩室及び更衣室は、隔壁により食品を取り扱う場所と必ず区分されていること。なお、調理場等から 3 m 以上離れた場所に設けられていることが望ましい。

イ　便所には、専用の手洗い設備、専用の履き物が備えられていること。また、便所は、調理従事者等専用のものが設けられていることが望ましい。

⑩　その他

施設は、ドライシステム化を積極的に図ることが望ましい。

(2) 施設設備の管理
① 施設・設備は必要に応じて補修を行い、施設の床面（排水溝を含む。）、内壁のうち床面から1mまでの部分及び手指の触れる場所は1日に1回以上、施設の天井及び内壁のうち床面から1m以上の部分は1月に1回以上清掃し、必要に応じて、洗浄・消毒を行うこと。施設の清掃は全ての食品が調理場内から完全に搬出された後に行うこと。
② 施設におけるねずみ、昆虫等の発生状況を1月に1回以上巡回点検するとともに、ねずみ、昆虫の駆除を半年に1回以上（発生を確認した時にはその都度）実施し、その実施記録を1年間保管すること。また、施設及びその周囲は、維持管理を適切に行うことにより、常に良好な状態に保ち、ねずみや昆虫の繁殖場所の排除に努めること。
　なお、殺そ剤又は殺虫剤を使用する場合には、食品を汚染しないようその取扱いに十分注意すること。
③ 施設は、衛生的な管理に努め、みだりに部外者を立ち入らせたり、調理作業に不必要な物品等を置いたりしないこと。
④ 原材料を配送用包装のまま非汚染作業区域に持ち込まないこと。
⑤ 施設は十分な換気を行い、高温多湿を避けること。調理場は湿度80％以下、温度は25℃以下に保つことが望ましい。
⑥ 手洗い設備には、手洗いに適当な石けん、爪ブラシ、ペーパータオル、殺菌液等を定期的に補充し、常に使用できる状態にしておくこと。
⑦ 水道事業により供給される水以外の井戸水等の水を使用する場合には、公的検査機関、厚生労働大臣の登録検査機関等に依頼して、年2回以上水質検査を行うこと。検査の結果、飲用不適とされた場合は、直ちに保健所長の指示を受け、適切な措置を講じること。なお、検査結果は1年間保管すること。
⑧ 貯水槽は清潔を保持するため、専門の業者に委託して、年1回以上清掃すること。
　なお、清掃した証明書は1年間保管すること。
⑨ 便所については、業務開始前、業務中及び業務終了後等定期的に清掃及び殺菌剤による消毒を行って衛生的に保つこと注。
⑩ 施設（客席等の飲食施設、ロビー等の共用施設を含む。）において利用者等が嘔吐した場合には、殺菌剤を用いて迅速かつ適切に嘔吐物の処理を行うこと注により、利用者及び調理従事者等へのノロウイルス感染及び施設の汚染防止に努めること。
　　注：ノロウイルスに関するQ&A（厚生労働省）を参照のこと。

(3) 検食の保存
　検食は、原材料及び調理済み食品を食品ごとに50g程度ずつ清潔な容器（ビニール袋等）に入れ、密封し、−20℃以下で2週間以上保存すること。
　なお、原材料は、特に、洗浄・殺菌等を行わず、購入した状態、調理済み食品は配膳後の状態で保存すること。

(4) 調理従事者等の衛生管理

① 調理従事者等は、便所及び風呂等における衛生的な生活環境を確保すること。また、ノロウイルスの流行期には十分に加熱された食品を摂取する等により感染防止に努め、徹底した手洗いの励行を行うなど自らが施設や食品の汚染の原因とならないように措置するとともに、体調に留意し、健康な状態を保つように努めること。

② 調理従事者等は、毎日作業開始前に、自らの健康状態を衛生管理者に報告し、衛生管理者はその結果を記録すること。

③ 調理従事者等は臨時職員も含め、定期的な健康診断及び月に1回以上の検便を受けること。検便検査には、腸管出血性大腸菌の検査を含めることとし、10月から3月までの間には月に1回以上又は必要に応じてノロウイルスの検便検査に努めること。

④ ノロウイルスの無症状病原体保有者であることが判明した調理従事者等は、検便検査においてノロウイルスを保有していないことが確認されるまでの間、食品に直接触れる調理作業を控えるなど適切な措置をとることが望ましいこと。

⑤ 調理従事者等は下痢、嘔吐、発熱などの症状があった時、手指等に化膿創があった時は調理作業に従事しないこと。

⑥ 下痢又は嘔吐等の症状がある調理従事者等については、直ちに医療機関を受診し、感染性疾患の有無を確認すること。ノロウイルスを原因とする感染性疾患による症状と診断された調理従事者等は、検便検査においてノロウイルスを保有していないことが確認されるまでの間、食品に直接触れる調理作業を控えるなど適切な処置をとることが望ましいこと。

⑦ 調理従事者等が着用する帽子、外衣は毎日専用で清潔なものに交換すること。

⑧ 下処理場から調理場への移動の際には、外衣、履き物の交換等を行うこと。（履き物の交換が困難な場合には履き物の消毒を必ず行うこと。）

⑨ 便所には、調理作業時に着用する外衣、帽子、履き物のまま入らないこと。

⑩ 調理、点検に従事しない者が、やむを得ず、調理施設に立ち入る場合には、専用の清潔な帽子、外衣及び履き物を着用させ、手洗い及び手指の消毒を行わせること。

⑪ 食中毒が発生した時の原因究明を確実に行うため、原則として、調理従事者等は当該施設で調理された食品を喫食しないこと。
　　ただし、原因究明に支障を来さないための措置が講じられている場合はこの限りでない。（試食担当者を限定すること等）

(5) その他

① 加熱調理食品にトッピングする非加熱調理食品は、直接喫食する非加熱調理食品と同様の衛生管理を行い、トッピングする時期は提供までの時間が極力短くなるようにすること。

② 廃棄物（調理施設内で生じた廃棄物及び返却された残渣をいう。）の管理は、次のように行うこと。
　　ア　廃棄物容器は、汚臭、汚液がもれないように管理するとともに、作業終了後は速やかに清掃し、衛生上支障のないように保持すること。
　　イ　返却された残渣は非汚染作業区域に持ち込まないこと。
　　ウ　廃棄物は、適宜集積場に搬出し、作業場に放置しないこと。
　　エ　廃棄物集積場は、廃棄物の搬出後清掃するなど、周囲の環境に悪影響を及ぼさないよう管理すること。

Ⅲ　衛生管理体制

1．衛生管理体制の確立

(1) 調理施設の経営者又は学校長等施設の運営管理責任者（以下「責任者」という。）は、施設の衛生管理に関する責任者（以下「衛生管理者」という。）を指名すること。
　なお、共同調理施設等で調理された食品を受け入れ、提供する施設においても、衛生管理者を指名すること。
(2) 責任者は、日頃から食材の納入業者についての情報の収集に努め、品質管理の確かな業者から食材を購入すること。また、継続的に購入する場合は、配送中の保存温度の徹底を指示するほか、納入業者が定期的に行う原材料の微生物検査等の結果の提出を求めること。
(3) 責任者は、衛生管理者に別紙点検表に基づく点検作業を行わせるとともに、そのつど点検結果を報告させ、適切に点検が行われたことを確認すること。点検結果については、1年間保管すること。
(4) 責任者は、点検の結果、衛生管理者から改善不能な異常の発生の報告を受けた場合、食材の返品、メニューの一部削除、調理済み食品の回収等必要な措置を講ずること。
(5) 責任者は、点検の結果、改善に時間を要する事態が生じた場合、必要な応急処置を講じるとともに、計画的に改善を行うこと。
(6) 責任者は、衛生管理者及び調理従事者等に対して衛生管理及び食中毒防止に関する研修に参加させるなど必要な知識・技術の周知徹底を図ること。
(7) 責任者は、調理従事者等を含め職員の健康管理及び健康状態の確認を組織的・継続的に行い、調理従事者等の感染及び調理従事者等からの施設汚染の防止に努めること。
(8) 責任者は、衛生管理者に毎日作業開始前に、各調理従事者等の健康状態を確認させ、その結果を記録させること。
(9) 責任者は、調理従事者等に定期的な健康診断及び月に1回以上の検便を受けさせること。検便検査には、腸管出血性大腸菌の検査を含めることとし、10月から3月までの間には月に1回以上又は必要に応じてノロウイルスの検便検査を受けさせるよう努めること。
(10) 責任者は、ノロウイルスの無症状病原体保有者であることが判明した調理従事者等を、検便検査においてノロウイルスを保有していないことが確認されるまでの間、食品に直接触れる調理作業を控えさせるなど適切な措置をとることが望ましいこと。
(11) 責任者は、調理従事者等が下痢、嘔吐、発熱などの症状があった時、手指等に化膿創があった時は調理作業に従事させないこと。
(12) 責任者は、下痢又は嘔吐等の症状がある調理従事者等について、直ちに医療機関を受診させ、感染性疾患の有無を確認すること。ノロウイルスを原因とする感染性疾患による症状と診断された調理従事者等は、検便検査においてノロウイルスを保有していないことが確認されるまでの間、食品に直接触れる調理作業を控えさせるなど適切な処置をとることが望ましいこと。
(13) 責任者は、調理従事者等について、ノロウイルスにより発症した調理従事者等と一緒に感染の原因と考えられる食事を喫食するなど、同一の感染機会があった可能性がある調理従事者等について速やかにノロウイルスの検便検査を実施し、検査の結果ノロウイルスを保有していな

いことが確認されるまでの間、調理に直接従事することを控えさせる等の手段を講じることが望ましいこと。
(14) 献立の作成に当たっては、施設の人員等の能力に余裕を持った献立作成を行うこと。
(15) 献立ごとの調理工程表の作成に当たっては、次の事項に留意すること。

　　ア　調理従事者等の汚染作業区域から非汚染作業区域への移動を極力行わないようにすること。
　　イ　調理従事者等の一日ごとの作業の分業化を図ることが望ましいこと。
　　ウ　調理終了後速やかに喫食されるよう工夫すること。

　　また、衛生管理者は調理工程表に基づき、調理従事者等と作業分担等について事前に十分な打合せを行うこと。
(16) 施設の衛生管理全般について、専門的な知識を有する者から定期的な指導、助言を受けることが望ましい。また、従事者の健康管理については、労働安全衛生法等関係法令に基づき産業医等から定期的な指導、助言を受けること。
(17) 高齢者や乳幼児が利用する施設等においては、平常時から施設長を責任者とする危機管理体制を整備し、感染拡大防止のための組織対応を文書化するとともに、具体的な対応訓練を行っておくことが望ましいこと。また、従業員あるいは利用者において下痢・嘔吐等の発生を迅速に把握するために、定常的に有症状者数を調査・監視することが望ましいこと。

（別添2）標準作業書

（手洗いマニュアル）

1. 水で手をぬらし石けんをつける。
2. 指、腕を洗う。特に、指の間、指先をよく洗う。（30秒程度）
3. 石けんをよく洗い流す。（20秒程度）
4. 使い捨てペーパータオル等でふく。（タオル等の共用はしないこと。）
5. 消毒用のアルコールをかけて手指によくすりこむ。

（本文のⅡ3（1）で定める場合には、1から3までの手順を2回以上実施する。）

（器具等の洗浄・殺菌マニュアル）

1. 調理機械
① 機械本体・部品を分解する。なお、分解した部品は床にじか置きしないようにする。
② 飲用適の水（40℃程度の微温水が望ましい。）で3回水洗いする。
③ スポンジタワシに中性洗剤又は弱アルカリ性洗剤をつけてよく洗浄する。
④ 飲用適の水（40℃程度の微温水が望ましい。）でよく洗剤を洗い流す。
⑤ 部品は80℃で5分間以上又はこれと同等の効果を有する方法で殺菌を行う。
⑥ よく乾燥させる。
⑦ 機械本体・部品を組み立てる。
⑧ 作業開始前に70％アルコール噴霧又はこれと同等の効果を有する方法で殺菌を行う。

2. 調理台
   ① 調理台周辺の片づけを行う。
   ② 飲用適の水（40℃程度の微温水が望ましい。）で3回水洗いする。
   ③ スポンジタワシに中性洗剤又は弱アルカリ性洗剤をつけてよく洗浄する。
   ④ 飲用適の水（40℃程度の微温水が望ましい。）でよく洗剤を洗い流す。
   ⑤ よく乾燥させる。
   ⑥ 70％アルコール噴霧又はこれと同等の効果を有する方法で殺菌を行う。
   ⑦ 作業開始前に⑥と同様の方法で殺菌を行う。

3. まな板、包丁、へら等
   ① 飲用適の水（40℃程度の微温水が望ましい。）で3回水洗いする。
   ② スポンジタワシに中性洗剤又は弱アルカリ性洗剤をつけてよく洗浄する。
   ③ 飲用適の水（40℃程度の微温水が望ましい。）でよく洗剤を洗い流す。
   ④ 80℃で5分間以上又はこれと同等の効果を有する方法で殺菌を行う。
   ⑤ よく乾燥させる。
   ⑥ 清潔な保管庫にて保管する。

4. ふきん、タオル等
   ① 飲用適の水（40℃程度の微温水が望ましい。）で3回水洗いする。
   ② 中性洗剤又は弱アルカリ性洗剤をつけてよく洗浄する。
   ③ 飲用適の水（40℃程度の微温水が望ましい。）でよく洗剤を洗い流す。
   ④ 100℃で5分間以上煮沸殺菌を行う。
   ⑤ 清潔な場所で乾燥、保管する。

（原材料等の保管管理マニュアル）

1. 野菜・果物
   ① 衛生害虫、異物混入、腐敗・異臭等がないか点検する。異常品は返品又は使用禁止とする。
   ② 各材料ごとに、50g程度ずつ清潔な容器（ビニール袋等）に密封して入れ、−20℃以下で2週間以上保存する。（検食用）
   ③ 専用の清潔な容器に入れ替えるなどして、10℃前後で保存する。（冷凍野菜は−15℃以下）
   ④ 流水で3回以上水洗いする。
   ⑤ 中性洗剤で洗う。
   ⑥ 流水で十分すすぎ洗いする。
   ⑦ 必要に応じて、次亜塩素酸ナトリウム等注2で殺菌注3した後、流水で十分すすぎ洗いする。
   ⑧ 水切りする。
   ⑨ 専用のまな板、包丁でカットする。
   ⑩ 清潔な容器に入れる。
   ⑪ 清潔なシートで覆い（容器がふた付きの場合を除く）、調理まで30分以上を要する場合には、10℃以下で冷蔵保存する。

注1：表面の汚れが除去され、分割・細切されずに皮付きで提供されるみかん等の果物にあっては、③から⑧までを省略して差し支えない。

注2：次亜塩素酸ナトリウム溶液（200mg/Lで5分間又は100mg/Lで10分間）又はこれと同等の効果を有する亜塩素酸水（きのこ類を除く。）、亜塩素酸ナトリウム溶液（生食用野菜に限る。）、次亜塩素酸水並びに食品添加物として使用できる有機酸溶液

注3：高齢者、若齢者及び抵抗力の弱い者を対象とした食事を提供する施設で、加熱せずに供する場合（表皮を除去する場合を除く。）には、殺菌を行うこと。

2．魚介類、食肉類
① 衛生害虫、異物混入、腐敗・異臭等がないか点検する。異常品は返品又は使用禁止とする。
② 各材料ごとに、50g程度ずつ清潔な容器（ビニール袋等）に密閉して入れ、－20℃以下で2週間以上保存する。（検食用）
③ 専用の清潔な容器に入れ替えるなどして、食肉類については10℃以下、魚介類については5℃以下で保存する（冷凍で保存するものは－15℃以下）。
④ 専用のまな板、包丁でカットする。
⑤ 速やかに調理へ移行させる。

（加熱調理食品の中心温度及び加熱時間の記録マニュアル）

1．揚げ物
① 油温が設定した温度以上になったことを確認する。
② 調理を開始した時間を記録する。
③ 調理の途中で適当な時間を見はからって食品の中心温度を校正された温度計で3点以上測定し、全ての点において75℃以上に達していた場合には、それぞれの中心温度を記録するとともに、その時点からさらに1分以上加熱を続ける（二枚貝等ノロウイルス汚染のおそれのある食品の場合は85～90℃で90秒間以上）。
④ 最終的な加熱処理時間を記録する。
⑤ なお、複数回同一の作業を繰り返す場合には、油温が設定した温度以上であることを確認・記録し、①～④で設定した条件に基づき、加熱処理を行う。油温が設定した温度以上に達していない場合には、油温を上昇させるため必要な措置を講ずる。

2．焼き物及び蒸し物
① 調理を開始した時間を記録する。
② 調理の途中で適当な時間を見はからって食品の中心温度を校正された温度計で3点以上測定し、全ての点において75℃以上に達していた場合には、それぞれの中心温度を記録するとともに、その時点からさらに1分以上加熱を続ける（二枚貝等ノロウイルス汚染のおそれのある食品の場合は85～90℃で90秒間以上）。
③ 最終的な加熱処理時間を記録する。
④ なお、複数回同一の作業を繰り返す場合には、①～③で設定した条件に基づき、加熱処理を行う。この場合、中心温度の測定は、最も熱が通りにくいと考えられる場所の一点のみでもよい。

3. 煮物及び炒め物

　　　調理の順序は食肉類の加熱を優先すること。食肉類、魚介類、野菜類の冷凍品を使用する場合には、十分解凍してから調理を行うこと。

① 　調理の途中で適当な時間を見はからって、最も熱が通りにくい具材を選び、食品の中心温度を校正された温度計で3点以上（煮物の場合は1点以上）測定し、全ての点において75℃以上に達していた場合には、それぞれの中心温度を記録するとともに、その時点からさらに1分以上加熱を続ける（二枚貝等ノロウイルス汚染のおそれのある食品の場合は85〜90℃で90秒間以上）。

　　　なお、中心温度を測定できるような具材がない場合には、調理釜の中心付近の温度を3点以上（煮物の場合は1点以上）測定する。

② 　複数回同一の作業を繰り返す場合にも、同様に点検・記録を行う。

4 入院時食事療養費に係る食事療養及び入院時生活療養費に係る生活療養の実施上の留意事項について

（保医発 0305 第 14　令和 6 年 3 月 5 日）

厚生労働省保健局医療課長

1．一般的事項

(1) 食事は医療の一環として提供されるべきものであり、それぞれ患者の病状に応じて必要とする栄養量が与えられ、食事の質の向上と患者サービスの改善をめざして行われるべきものである。
　　また、生活療養の温度、照明及び給水に関する療養環境は医療の一環として形成されるべきものであり、それぞれの患者の病状に応じて適切に行われるべきものである。

(2) 食事の提供に関する業務は保険医療機関自らが行うことが望ましいが、保険医療機関の管理者が業務遂行上必要な注意を果たし得るような体制と契約内容により、食事療養の質が確保される場合には、保険医療機関の最終的責任の下で第三者に委託することができる。なお、業務の委託にあたっては、医療法（昭和 23 年法律第 205 号）及び医療法施行規則（昭和 23 年厚生省令第 50 号）の規定によること。食事提供業務の第三者への一部委託については「医療法の一部を改正する法律の一部の施行について」（平成 5 年 2 月 15 日健政発第 98 号厚生省健康政策局長通知）の第 3 及び「病院診療所等の業務委託について」（平成 5 年 2 月 15 日指第 14 号厚生省健康政策局指導課長通知）に基づき行うこと。

(3) 患者への食事提供については病棟関連部門と食事療養部門との連絡が十分とられていることが必要である。

(4) 入院患者の栄養補給量は、本来、性、年齢、体位、身体活動レベル、病状等によって個々に適正量が算定されるべき性質のものである。従って、一般食を提供している患者の栄養補給量についても、患者個々に算定された医師の食事箋による栄養補給量又は栄養管理計画に基づく栄養補給量を用いることを原則とするが、これらによらない場合には、次により算定するものとする。なお、医師の食事箋とは、医師の署名又は記名・押印がされたものを原則とするが、オーダリングシステム等により、医師本人の指示によるものであることが確認できるものについても認めるものとする。

　　ア　一般食患者の推定エネルギー必要量及び栄養素（脂質、たんぱく質、ビタミン A、ビタミン B_1、ビタミン B_2、ビタミン C、カルシウム、鉄、ナトリウム（食塩）及び食物繊維）の食事摂取基準については、健康増進法（平成 14 年法律第 103 号）第 16 条の2に基づき定められた食事摂取基準の数値を適切に用いるものとすること。
　　　　なお、患者の体位、病状、身体活動レベル等を考慮すること。
　　　　また、推定エネルギー必要量は治療方針にそって身体活動レベルや体重の増減等を考慮して適宜増減することが望ましいこと。
　　イ　アに示した食事摂取基準についてはあくまでも献立作成の目安であるが、食事の提供に際しては、病状、身体活動レベル、アレルギー等個々の患者の特性について十分考慮すること。

(5) 調理方法、味付け、盛り付け、配膳等について患者の嗜好を配慮した食事が提供されており、嗜好品以外の飲食物の摂取（補食）は原則として認められないこと。

　　なお、果物類、菓子類等病状に影響しない程度の嗜好品を適当量摂取することは差し支えないこと。

(6) 当該保険医療機関における療養の実態、当該地域における日常の生活サイクル、患者の希望等を総合的に勘案し、適切な時刻に食事提供が行われていること。

(7) 適切な温度の食事が提供されていること。

(8) 食事療養に伴う衛生は、医療法及び医療法施行規則の基準並びに食品衛生法（昭和22年法律第233号）に定める基準以上のものであること。

　　なお、食事の提供に使用する食器等の消毒も適正に行われていること。

(9) 食事療養の内容については、当該保険医療機関の医師を含む会議において検討が加えられていること。

(10) 入院時食事療養及び入院時生活療養の食事の提供たる療養は1食単位で評価するものであることから、食事提供数は、入院患者ごとに実際に提供された食数を記録していること。

(11) 患者から食事療養標準負担額又は生活療養標準負担額（入院時生活療養の食事の提供たる療養に係るものに限る。以下同じ。）を超える費用を徴収する場合は、あらかじめ食事の内容及び特別の料金が患者に説明され、患者の同意を得て行っていること。

(12) 実際に患者に食事を提供した場合に1食単位で、1日につき3食を限度として算定するものであること。

(13) 1日の必要量を数回に分けて提供した場合は、提供された回数に相当する食数として算定して差し支えないこと（ただし、食事時間外に提供されたおやつを除き、1日に3食を限度とする。）

２．入院時食事療養又は入院時生活療養

(1) 入院時食事療養（Ⅰ）又は入院時生活療養（Ⅰ）の届出を行っている保険医療機関においては、下記の点に留意する。

　① 医師、管理栄養士又は栄養士による検食が毎食行われ、その所見が検食簿に記入されている。

　② 普通食（常食）患者年齢構成表及び給与栄養目標量については、必要に応じて見直しを行っていること。

　③ 食事の提供に当たっては、喫食調査等を踏まえて、また必要に応じて食事箋、献立表、患者入退院簿及び食料品消費日計表等の食事療養関係帳簿を使用して食事の質の向上に努めること。

　④ 患者の病状等により、特別食を必要とする患者については、医師の発行する食事箋に基づき、適切な特別食が提供されていること。

　⑤ 適時の食事の提供に関しては、実際に病棟で患者に夕食が配膳される時間が、原則として午後6時以降とする。ただし、当該保険医療機関の施設構造上、厨房から病棟への配膳に時間を要する場合には、午後6時を中心として各病棟で若干のばらつきを生じることはやむを得ない。この場合においても、最初に病棟において患者に夕食が配膳される時間は午後5時30分より後である必要がある。

　⑥ 保温食器等を用いた適温の食事の提供については、中央配膳に限らず、病棟において盛り付け

を行っている場合であっても差し支えない。
⑦ 医師の指示の下、医療の一環として、患者に十分な栄養指導を行うこと。

(2)「流動食のみを経管栄養法により提供したとき」とは、当該食事療養又は当該食事の提供たる療養として食事の大半を経管栄養法による流動食（市販されているものに限る。以下この項において同じ。）により提供した場合を指すものであり、栄養管理が概ね経管栄養法による流動食によって行われている患者に対し、流動食とは別に又は流動食と混合して、少量の食品又は飲料を提供した場合（経口摂取か経管栄養の別を問わない。）を含むものである。

3．特別食加算

(1) 特別食加算は、入院時食事療養（Ⅰ）又は入院時生活療養（Ⅰ）の届出を行った保険医療機関において、患者の病状等に対応して医師の発行する食事箋に基づき、「入院時食事療養及び入院時生活療養の食事の提供たる療養の基準等」（平成6年厚生省告示第238号）の第2号に示された特別食が提供された場合に、1食単位で1日3食を限度として算定する。ただし、流動食（市販されているものに限る。）のみを経管栄養法により提供したときは、算定しない。なお、当該加算を行う場合は、特別食の献立表が作成されている必要がある。

(2) 加算の対象となる特別食は、疾病治療の直接手段として、医師の発行する食事箋に基づいて提供される患者の年齢、病状等に対応した栄養量及び内容を有する治療食、無菌食及び特別な場合の検査食をいうものであり、治療乳を除く乳児の人工栄養のための調乳、離乳食、幼児食等並びに治療食のうちで単なる流動食及び軟食は除かれる。

(3) 治療食とは、腎臓食、肝臓食、糖尿食、胃潰瘍食、貧血食、膵臓食、脂質異常症食、痛風食、てんかん食、フェニールケトン尿症食、楓糖尿症食、ホモシスチン尿症食、ガラクトース血症食及び治療乳をいうが、胃潰瘍食については流動食を除くものである。また治療乳とは、いわゆる乳児栄養障害（離乳を終らない者の栄養障害）に対する直接調製する治療乳をいい、治療乳既製品（プレミルク等）を用いる場合及び添加含水炭素の選定使用等は含まない。

　ここでは努めて一般的な名称を用いたが、各医療機関での呼称が異なっていてもその実質内容が告示したものと同等である場合は加算の対象となる。ただし、混乱を避けるため、できる限り告示の名称を用いることが望ましい。

(4) 心臓疾患、妊娠高血圧症候群等に対して減塩食療法を行う場合は、腎臓食に準じて取り扱うことができるものである。なお、高血圧症に対して減塩食療法を行う場合は、このような取扱いは認められない。

(5) 腎臓食に準じて取り扱うことができる心臓疾患等の減塩食については、食塩相当量が総量（1日量）6g未満の減塩食をいう。ただし、妊娠高血圧症候群の減塩食の場合は、日本高血圧学会、日本妊娠高血圧学会等の基準に準じていること。

(6) 肝臓食とは、肝庇護食、肝炎食、肝硬変食、閉鎖性黄疸食（胆石症及び胆嚢炎による閉鎖性黄疸の場合も含む。）等をいう。

(7) 十二指腸潰瘍の場合も胃潰瘍食として取り扱って差し支えない。手術前後に与える高カロリー食は加算の対象としないが、侵襲の大きな消化管手術の術後において胃潰瘍食に準ずる食事を提供する場合は、特別食の加算が認められる。また、クローン病、潰瘍性大腸炎等により腸管の機能が低下している患者に対する低残渣食については、特別食として取り扱って差し支えない。

(8) 高度肥満症（肥満度が＋70％以上又はＢＭＩが35以上）に対して食事療法を行う場合は、脂質異常症食に準じて取り扱うことができる。

(9) 特別な場合の検査食とは、潜血食をいう。

(10) 大腸Ｘ線検査・大腸内視鏡検査のために特に残渣の少ない調理済食品を使用した場合は、「特別な場合の検査食」として取り扱って差し支えない。ただし、外来患者に提供した場合は、保険給付の対象外である。

(11) てんかん食とは、難治性てんかん（外傷性のものを含む。）の患者に対し、グルコースに代わりケトン体を熱量源として供給することを目的に炭水化物量の制限及び脂質量の増加が厳格に行われた治療食をいう。ただし、グルコーストランスポーター１欠損症又はミトコンドリア脳筋症の患者に対し、治療食として当該食事を提供した場合は、「てんかん食」として取り扱って差し支えない。

(12) 特別食として提供される脂質異常症食の対象となる患者は、空腹時定常状態におけるLDL-コレステロール値が140mg/dL以上である者又はHDL-コレステロール値が40mg/dL未満である者若しくは中性脂肪値が150mg/dL以上である者である。

(13) 特別食として提供される貧血食の対象となる患者は、血中ヘモグロビン濃度が10g/dL以下であり、その原因が鉄分の欠乏に由来する患者である。

(14) 特別食として提供される無菌食の対象となる患者は、無菌治療室管理加算を算定している患者である。

(15) 経管栄養であっても、特別食加算の対象となる食事として提供される場合は、当該特別食に準じて算定することができる。

(16) 薬物療法や食事療法等により、血液検査等の数値が改善された場合でも、医師が疾病治療の直接手段として特別食に係る食事箋の発行の必要性を認めなくなるまで算定することができる。

４．食堂加算

(1) 食堂加算は、入院時食事療養（Ⅰ）又は入院時生活療養（Ⅰ）の届出を行っている保険医療機関であって、(2)の要件を満たす食堂を備えている病棟又は診療所に入院している患者（療養病棟に入院している患者を除く。）について、食事の提供が行われた時に１日につき、病棟又は診療所単位で算定する。

(2) 他の病棟に入院する患者との共用、談話室等との兼用は差し支えない。ただし、当該加算の算定に該当する食堂の床面積は、内法で当該食堂を利用する病棟又は診療所に係る病床１床当たり0.5平方メートル以上とする。

(3) 診療所療養病床療養環境加算、精神療養病棟入院料等の食堂の設置が要件の一つとなっている点数を算定している場合は、食堂加算をあわせて算定することはできない。

(4) 食堂加算を算定する病棟を有する保険医療機関は、当該病棟に入院している患者のうち、食堂における食事が可能な患者については、食堂において食事を提供するように努めること。

５．鼻腔栄養との関係

(1) 患者が経口摂取不能のために鼻腔栄養を行った場合は下記のとおり算定する。

　ア　薬価基準に収載されている高カロリー薬を経鼻経管的に投与した場合は、診療報酬の算定方法（平成20年厚生労働省告示第59号）医科診療報酬点数表区分番号「J120」鼻腔栄養の手技料及び薬剤料を算定し、食事療養に係る費用又は生活療養の食事の提供たる療養に係る費用及び投薬料は別に算定しない。

　イ　薬価基準に収載されていない流動食を提供した場合は、区分番号「J120」鼻腔栄養の手技料及び食事療養に係る費用又は生活療養の食事の提供たる療養に係る費用を算定する。
　　イの場合において、流動食（市販されているものを除く。）が特別食の算定要件を満たしているときは特別食の加算を算定して差し支えない。薬価基準に収載されている高カロリー薬及び薬価基準に収載されていない流動食を併せて投与及び提供した場合は、ア又はイのいずれかのみにより算定する。

(2) 食道癌を手術した後、胃瘻より流動食を点滴注入した場合は、鼻腔栄養に準じて取り扱う。

６．特別料金の支払を受けることによる食事の提供

　　入院患者に提供される食事に関して多様なニーズがあることに対応して、患者から特別の料金の支払を受ける特別メニューの食事（以下「特別メニューの食事」という。）を別に用意し、提供した場合は、下記の要件を満たした場合に妥当な範囲内の患者の負担は差し支えない。

(1) 特別メニューの食事の提供に際しては、患者への十分な情報提供を行い、患者の自由な選択と同意に基づいて行われる必要があり、患者の意に反して特別メニューの食事が提供されることのないようにしなければならないものであり、患者の同意がない場合は食事療養標準負担額及び生活療養標準負担額の支払を受けることによる食事（以下「標準食」という。）を提供しなければならない。また、あらかじめ提示した金額以上に患者から徴収してはならない。なお、同意書による同意の確認を行う場合の様式は、各医療機関で定めたもので差し支えない。

(2) 患者の選択に資するために、各病棟内等の見やすい場所に特別メニューの食事のメニュー及び料金を掲示するとともに、文書を交付し、わかりやすく説明するなど、患者が自己の選択に基づき特定の日にあらかじめ特別のメニューの食事を選択できるようにする。

(3) 特別メニューの食事は、通常の入院時食事療養又は入院時生活療養の食事の提供たる療養の費用では提供が困難な高価な材料を使用し特別な調理を行う場合や標準食の材料と同程度の価格であるが、異なる材料を用いるため別途費用が掛かる場合などであって、その内容が入院時食事療養又は入院時生活療養の食事の提供たる療養の費用の額を超える特別の料金の支払を受けるのにふさわしいものでなければならない。また、特別メニューの食事を提供する場合は、当該患者

の療養上支障がないことについて、当該患者の診療を担う保険医の確認を得る必要がある。なお、複数メニューの選択については、あらかじめ決められた基本となるメニューと患者の選択により代替可能なメニューのうち、患者が後者を選択した場合に限り、基本メニュー以外のメニューを準備するためにかかる追加的な費用として、1食あたり17円を標準として社会的に妥当な額の支払を受けることができること。この場合においても、入院時食事療養又は入院時生活療養の食事の提供たる療養に当たる部分については、入院時食事療養費及び入院時生活療養費が支給されること。

(4) 当該保険医療機関は、特別メニューの食事を提供することにより、それ以外の食事の内容及び質を損なうことがないように配慮する。

(5) 栄養補給量については、当該保険医療機関においては、患者ごとに栄養記録を作成し、医師との連携の下に管理栄養士又は栄養士により個別的な医学的・栄養学的管理が行われることが望ましい。また、食堂の設置、食器への配慮等食事の提供を行う環境の整備についてもあわせて配慮がなされていることが望ましい。

(6) 特別メニューの食事の提供を行っている保険医療機関は、毎年8月1日現在で、その内容及び料金などを入院時食事療養及び入院時生活療養に関する報告とあわせて地方厚生(支)局長に報告する。

7．掲示

特別のメニューの食事を提供している保険医療機関は、各々次に掲げる事項を病棟内等の患者に見えやすい場所に掲示するとともに、原則として、ウェブサイトに掲載するものとする。ウェブサイトへの掲載について、保険医療機関が自ら管理するホームページ等を有しない場合はこの限りではない。なお、ウェブサイトへの掲載について、令和7年5月31日までの間、経過措置を設けている。

(1) 当該保険医療機関においては毎日、又は予め定められた日に、予め患者に提示したメニューから、患者の自己負担により特別メニューの食事を患者の希望により選択できること。

(2) 特別メニューの食事の内容及び特別料金具体的には、例えば1週間分の食事のメニューの一覧表(複数メニューを含む特別のメニューの食事については、基本メニューと区分して、特別料金を示したもの等)。あわせて、文書等を交付しわかりやすく説明すること。

8．その他

(1) 一般病床と療養病床を有する保険医療機関において、一般病床から療養病床に転床した日は、療養病棟入院基本料等を算定し、生活療養を受けることとなることから、転床前の食事も含め、全ての食事について入院時生活療養費(食事の提供たる療養に係るもの)が支給され、食事の提供たる療養に係る生活療養標準負担額(患者負担額)を徴収する。一方、療養病床から一般病床に転床した日は、転床前の食事も含め、全ての食事について入院時食事療養費が支給され、食事

療養標準負担額（患者負担額）を徴収する。

(2) 転床した場合の入院時生活療養に係る生活療養（温度、照明及び給水に関する適切な療養環境の提供たる療養に係るもの）の支給は次のとおりとする。

　　ア　一般病床から療養病床へ転床した日は、療養病棟入院基本料等を算定することとなることから、入院時生活療養に係る生活療養（温度、照明及び給水に関する適切な療養環境の提供たる療養に係るもの）が支給され、温度、照明及び給水に関する適切な療養環境の提供たる療養に係る生活療養標準負担額（患者負担額）を徴収する。

　　イ　療養病床から一般病床へ転床した日は、一般病棟入院基本料等を算定することとなることから、入院時生活療養に係る生活療養（温度、照明及び給水に関する適切な療養環境の提供たる療養に係るもの）は支給されず、温度、照明及び給水に関する適切な療養環境の提供たる療養に係る生活療養標準負担額（患者負担額）は徴収しない。

○×問題の解答

【第1章】
❶ ○ ❷ ×：午後5時 → **午後6時以降** ❸ ○ ❹ ○ ❺ ×：通所サービス → **施設サービス**
❻ ○ ❼ ×：児童福祉法 → **学校給食法** ❽ ○ ❾ ○ ❿ ○

【第2章】
❶ ○ ❷ ×：実働作業システム → **支援システム** ❸ ラインアンドスタッフ組織 → **ライン組織**
❹ ○ ❺ ○ ❻ ×：人件費 → **経費** ❼ ○ ❽ ×：変動費 → **固定費** ❾ ○
❿ ×：OJT（on the job training）→ **Off-JT（off the job training）**

【第3章】
❶ ○ ❷ ○ ❸ ×：30％を下回らないようにする → **20〜30％とする**
❹ ×：出来上がり重量 → **残菜量** ❺ ○ ❻ ×：栄養管理報告書 → **食品群別荷重平均成分表**
❼ ○ ❽ ○ ❾ ○ ❿ ×：省略できる → **省略できない**

【第4章】
❶ ×：品質マネジメントシステム → **環境マネジメントシステム** ❷ ○ ❸ ○
❹ ×：少ない → **しやすい** ❺ ○ ❻ ×：納入容器のまま → **給食施設の専用容器に入れ替えて**
❼ ○ ❽ ×：不定期 → **定期的に** ❾ ○ ❿ ○
⓫ ×：レディフードシステム → **コンベンショナルシステム** ⓬ ○
⓭ ×：低い → **高くなる** ⓮ ○ ⓯ ○

【第5章】
❶ ×：準清潔作業区域 → **汚染作業区域** ❷ ○ ❸ ○
❹ ×：手袋を着用して調理作業に従事する → **食品を扱わない** ❺ ○ ❻ ○
❼ ×：グレーチング → **グリストラップ** ❽ ×：夏季 → **冬季** ❾ ○ ❿ ○

- 食品衛生法（最終改正：平成17年7月26日法律第87号）
- 食品安全基本法(平成15年5月23日法律第48号)
- 大量調理施設衛生管理マニュアル（最終改正：平成29年6月16日生食発0616第1号）
- 厚生労働省「保育所における調理業務の委託について」平成10年2月
- 厚生労働省「日本人の食事摂取基準（2025年版）」
- 文部科学省「学校給食業務の運営の合理化について」 昭和60年1月
- 文部科学省スポーツ・青少年局学校健康教育課「学校給食調理従事者研修マニュアル」2015
- 文部科学省「学校給食における食物アレルギー対応指針」平成27年3月
- 公益財団法人日本学校保健会「学校のアレルギー疾患に対する取り組みガイドライン（令和元年度改訂）」
- 食事摂取基準の実践・運用を考える会「日本人の食事摂取基準（2020年版）の実践・運用 特定給食施設における栄養・食事管理」、第一出版、2020
- 香川昭夫「八訂 食品成分表2023」、女子栄養大出版部、2023
- 井川聡子ほか「管理栄養士養成課程『栄養管理と生命科学シリーズ』給食経営と管理の科学」、理工図書、2022
- 吉田勉ほか「食物と栄養学基礎シリーズ12 給食経営管理論 第3版」、学文社、2022
- 片山直美ほか「管理栄養士養成テキストブック 給食経営管理論 第3版」、みらい、2023
- 逸見幾代ほか「Nブックス 改訂給食の運営－栄養管理・経営管理－」、建帛社、2022
- 玉川和子ほか「臨床調理 第7版」、医歯薬出版、2022
- 中嶋加代子ほか「調理学の基本 第5版 - おいしさと健康を目指す -」、同文書院、2020
- 高城孝助ほか「テキストブックシリーズ 実践 給食マネジメント論」、第一出版、2016
- 幸林友男ほか「栄養科学シリーズNEXT 給食経営管理論」、講談社、2019
- 岩井達ほか「Nブックス 新版給食経営管理論」、建帛社、2020
- 三好恵子ほか「テキストブックシリーズ 給食経営管理論」、第一出版、2023
- 日本給食経営管理学会「給食経営管理用語辞典」、第一出版、2021
- 韓順子、大中佳子「サクセス管理栄養士・栄養士養成講座第7版給食経営管理論」、第一出版、2019
- 三好恵子、山部秀子「テキストブックシリーズ給食経営管理論第5版」、第一出版、2023
- 中山玲子、小切間美保「新食品・栄養科学シリーズ給食経営管理論第5版」、化学同人、2021
- 「七訂大量調理施設衛生管理のポイント -HACCPの考え方に基づく衛生管理手法」、中央法規、2021
- 南久則、吉村英一、中嶋名菜、脇田和、守田真里子、秋吉澄子、中村允俊、江口尚美、田中純麗、中川夏美「熊本地震後の管理栄養士・栄養士活動に関する調査研究結果報告」、2017
- 熊本県栄養士会「熊本地震における支援活動記録」、2017

索引

アルファベット

A
ABC 分析　74, 82, 144
AI　95
ATP ふき取り検査法　174

B
BMI　90

C
CCP　149, 160
CS　57, 72

D
DG　95

E
EAR　95
ES　72

H
HACCP　55, 120, 160, 167

I
ISO　120

J
JIS　120

N
NST　17, 62

O
O157　165
Off-JT（off the job training）　85
OJT（on the job training）　85

P
PDCA サイクル　6, 56, 88, 111, 119
PL 法　120
PP　161
PPM 分析　73
PPN　96

Q
QC　118
QCD　145

R
RDA　95
R 構造　181

S
STP 戦略　68
SWOT 分析　73

T
TPN　96
T-T・T　141

U
UL　96

かな

あ
相見積方式　137
アウトソーシング　62
アクシデント　148
アクシデントレポート　201
アッセンブリーサーブシステム　55, 145
アニサキス　191

い
委員会　17, 61
委託方式　62
一汁三菜　106
一般管理費　80
一般競争入札方式　137
一般治療食　19
一般的衛生管理プログラム　161
イニシャルコスト　152
医療施設　14
医療法　9, 14, 176
院外調理　18
インシデント　148
インシデント管理　201
インシデントレポート　202

う
ウェットシステム　180
ウェルシュ菌　193
ウォーマーテーブル　188
ウォンツ　67

え
衛生管理者　168
栄養アセスメント　88
栄養アセスメント加算　27
栄養改善加算　27, 35
栄養管理体制　15
栄養管理体制加算　27

237

索引

栄養管理報告書　97
栄養・給食管理システム　55
栄養教諭　10, 45
栄養ケア・マネジメントの未実施　25
栄養サポートチーム　17, 62
栄養士配置加算　36
栄養士法　5
栄養食事指導　15
栄養出納表　112
栄養スクリーニング加算　35
栄養成分別栄養管理　19
栄養補給法　88
栄養マネジメント加算　25, 36
栄養マネジメント強化加算　25, 27

お

黄色ブドウ球菌　166, 193
汚染作業区域　150, 162, 164, 166, 171, 178, 180, 194
親子方式　41
卸売物価指数　144

か

介護医療院　23
介護報酬　25
介護保険施設　23
介護保険法　10, 23
介護老人福祉施設　23
介護老人保健施設　23
回転釜　130, 187
学校栄養職員　39
学校給食　37, 65, 177
学校給食衛生管理基準　38, 160
学校給食栄養管理者　39
学校給食実施基準　38, 43, 176
学校給食摂取基準　43
学校給食費　42
学校給食法　10, 38, 40, 176
学校生活管理指導表　44, 200
カフェテリア方式　49, 97, 109, 153
カミサリーシステム　55, 137, 145
間接費　80
官能検査　124, 141
カンピロバクター　191, 193
管理会計　75
管理費契約　63

き

危害分析重要管理点　160
きざみ食　28
基礎代謝量基準値　91
キャッシュ・フロー計算書　75
給食委員会　49
給食システム　52
給食日誌　112
給与栄養目標量　88
行事食　107
共同調理場　40, 177
共同調理場方式　41
居宅系サービス　25
居宅サービス　23
居宅療養管理指導　26

く

クックサーブシステム　55, 146
クックチルシステム　55, 146
クックフリーズシステム　55, 146
倉出し係数　138
グリストラップ　183
グリスフィルター　184
グレーチング　183

け

経営管理　54
経営計画　56
経営資源　54, 74
経営戦略　57
経営組織満足　72
経営理念　57
経管栄養法　96

経口移行加算　27, 36
経口維持加算　27, 36
経口栄養法　96
経静脈栄養法　96
経腸栄養法　96
経費　79
決算書　75
原価管理　79
原価計算　80
減価償却費　78
健康診断　165, 168
健康増進法　5, 7, 14, 46
健康増進法施行規則　5, 8
健康日本21（第三次）　2
検査食　21
検収　140, 169, 175, 178
検収室　140, 164
検収簿　140, 169
検食簿　112, 122, 155
検便　165, 168

こ

5S　162
5W2H　67
口腔・栄養スクリーニング加算　27
工程表　148
高齢者施設　23
コールドチェーン　135, 146
コールドテーブル　188
顧客満足　57, 72
国民皆保険制度　15
固定費　81
誤配膳　198
個別相談指導　45
献立　97, 105, 207
献立作成基準　6, 97
献立表　106
コンビニエンスシステム　146
コンベンショナルシステム　145

さ

災害　203

細菌学的検査 141
細菌性食中毒 191
サイクルメニュー 108, 124
再入所時栄養連携加算 26
財務会計 75
財務諸表 75
材料費 79
先入れ先出し 142, 195
作業指示書 148
作業動線図 148, 150
サブシステム 52
サルモネラ 193
残菜調査 113, 123
残食調査 155

し
次亜塩素酸ナトリウム溶液 164, 170
支援システム 52
自覚的症状調査 155
事業所給食 46, 66
事業部制組織 60
嗜好調査 113, 155
自校方式 41
自己啓発 85
施設系サービス 25
施設サービス 23
施設入所サービス 35
実施献立表 109
実働作業システム 52
児童心理治療施設 9
児童福祉施設 30
児童福祉法 9, 30
児童養護施設 9, 31, 32
指名競争入札方式 137
従業員満足 72
重要管理点 149
主作業 151
主体作業 151
障害者総合支援法 34
障害者福祉施設 33
消化管瘻栄養法 96
消費者物価指数 144
食育 33, 38

食育基本法 38
食材管理システム 55
食材料管理 53, 131
食材料費日計表 143
食札 198
食事基準 19
食事せん 19
食事提供体制加算 35
食単価契約 63
食中毒 38, 164, 167, 172, 191, 195
食堂加算 20
食品受払簿 142
食品衛生法 175
食品群別荷重平均食品成分表 97
食品食品群別荷重平均食品成分表 101
食品構成表 97, 100
食品リサイクル法 154
食物アレルギー 44, 110, 199
助産施設 32
食器洗浄機 188
真空調理システム 55, 146
人事管理 53, 55, 63, 83
診療報酬 15

す
随意契約方式 137
推奨量 95
推定平均必要量 90, 95
スチームコンベクションオーブン 130, 187
スマートミール 50

せ
生活の質（QOL） 4
生活療養 20
生産計画 148
清算システム 146
製造間接費 80
製造原価 80
製造物責任法 120
セグメンテーション 70

設計品質 118
セルフサービス 153
セレウス菌 193
センター方式 41
セントラルキッチンシステム 55, 145
洗米機 130, 187
専門化の原則 59, 60

そ
総原価 81
総合品質 118
ゾーニング 175, 178
ソラニン類食中毒 194
損益計算書 75
損益分岐点 81

た
ターゲティング 70
代行保証制度 205
退所時栄養情報連携加算 26
耐容上限量 90, 96
大量調理 127
大量調理施設衛生管理マニュアル 147, 160, 167, 174, 181
棚卸し 143
棚卸減耗費 143
単一定食方式 49, 97, 109
単価契約方式 137
短期貯蔵食品 132
単独校調理場 40, 177
単独校方式 41
タンブルチラー 188

ち
中心静脈栄養法 96
腸炎ビブリオ 193
腸管出血性大腸菌 165, 193
長期貯蔵食品 132
調味パーセント 124
調理工程 126
直営方式 62
直接費 80
治療食 21

索引

つ
貸借対照表 75

つ
通所系サービス 25, 35

て
手洗いマニュアル 166
低温障害 142
提供管理 152
定食方式 49, 109
適温供食システム 146
適合（製造）品質 118

と
トータルシステム 52
特定給食施設 5, 110
特別食加算 20
特別治療食 19
特別養護老人ホーム 9, 23
ドライシステム 180
ドリップ 164
トレイセット方式 153
トレーサビリティシステム 135, 146

な
7M 74, 145
軟食 28

に
ニーズ 67
二次汚染 162, 166, 171, 180, 185, 194
日本食品標準成分表 97
日本人の食事摂取基準 6, 43, 89
入院基本料 15
入院時食事療養 20
入院時食事療養制度 20
入院時食事療養費 15
入院時生活療養費制度 20
ニュークックチルシステム 146
乳児院 9, 32

の
ノロウイルス 165, 168, 170, 191, 193, 195

は
ハーフサービス 153
廃棄物 154
廃棄率 128, 138
バイキング方式 109, 153
配食作業 152
配膳 152
発注 139
発注係数 138
販売経費 80

ひ
ピーラー 130, 187
非汚染作業区域 150, 162, 165, 166, 171, 178, 180, 194
鼻腔栄養法 96
非経口栄養法 96
備蓄 205
ヒヤリハット管理 201
ヒューマンエラー 190
標準化 124, 185
病態別栄養管理 19
品質管理 118
品質保証システム 120

ふ
ファンクショナル組織（機能組織・職能組織）60
フードカッター 171, 187
フードスタンプ法 174
フードスライサー 130, 187
複数献立方式 109
複数定食方式 49, 97
付随作業 151
付帯作業 151
付着水 128
普通食 28
フライヤー 130, 187
ブラストチラー 130, 172, 188
フリーズドライ食品 134
フルサービス 153
プロジェクト組織 61

へ
ペースト食 28
弁当外注方式 41
変動費 81

ほ
保育所 31, 64
法令遵守（コンプライアンス）11
ポジショニング 70
母子生活支援施設 32
ボツリヌス菌 193

ま
マーケティング 67
マーケティングコンセプト 74
マーケティングの4C 69
マーケティングの4P 68
マーケティングプラン 70
マーケティングミックス 68
マーケティングリサーチ 69
マーチャンダイジング 70
末梢静脈栄養法 96
マトリックス組織 61
マニュアル 124
満足度調査 113, 123

み
ミキサー食 28

む
ムース食 28
無菌食 21

め
命令一元化 59, 60
目安量 90, 95

索 引

も
目標量　90, 95
モチベーション　84
モラール　84

や
約束食事せん　19

ゆ
遊離残留塩素　165, 172
油分分離阻集器　183

よ
予定献立表　108

ら
ライフライン　203
ラインアンドスタッフ組織　60
ライン組織（直系組織）　60
ランニングコスト　152

り
利害関係者満足　72
理化学的検査　141
療養食加算　27, 36
倫理綱領　11

れ
レイアウト　175, 178
レシピ　148

ら
レディフードシステム　55, 145
レトルト食品　134

ろ
老人福祉法　9, 23
労働安全衛生規則　46, 176
労働安全衛生法　9, 46
労働基準法　9, 46
労働生産性　83, 151
労務管理　56, 83
労務費　79

イラスト 給食経営管理論 ── 第3版 ──	ISBN 978-4-8082-6099-6

2014年 4月 1日 初版発行	著者代表 ⓒ 近 江 雅 代
2015年 4月 1日 2版発行	発 行 者　鳥 飼 正 樹
2025年 4月 1日 3版発行	印　刷 製　本　三美印刷株式会社

発行所 株式会社 東京教学社 	郵便番号　112-0002 住　　所　東京都文京区小石川 3-10-5 電　　話　03（3868）2405 Ｆ Ａ Ｘ　03（3868）0673 https://www.tokyokyogakusha.com

・ JCOPY ＜出版者著作権管理機構 委託出版物＞

本書の無断複製は著作権法上での例外を除き禁じられています．複製される場合は，
そのつど事前に，出版者著作権管理機構（電話 03-5244-5088, FAX 03-5244-5089, e-mail:
info@jcopy.or.jp）の許諾を得てください．